太極黃金分割

四季十二時辰養生法

／改版

吳奇

醫學博士教授／美國加州中醫藥大學副校長
1993年入選英國劍橋世界名人錄

目錄

—春季篇—

—夏季篇—

—春季篇—

——夏季篇——

—秋季篇—

—冬季篇—

【推薦序】

長生養生證無生

洪啓嵩

長生是人類普遍的願望。能長生不老，又沒有病痛，長壽體康健，遊山玩水去，更是許多人所追求的。

從人類的長生願望，落實到現實人生，再加上不同的文化背景與最終需求，就產生了各宗各派的養生思想與方法。簡略而言，一般人以飲食、健身養生；儒者以仁義、天命養生；道者以服氣、煉丹養生；而佛家則以慈悲、智慧養生。

養生的目的是長養自身，使自已的身心性命達於圓滿的境地。因此其消極原則是清淨寡欲、齊心養神，以保天賦所有，使之減少損耗；而就積極面而言，乃是增進內心與身體之修為，以擴充吾等原所具有的天賦能力。

此外，個人、社會、生命界，乃至於整個宇宙，實具有不可分割的關係，如果只是著力於自我身心的長養，而忽略了整個外在的世界，這樣的養生之學是不完整的。

就現象界觀察，人是依於人類全體生存，人類全體則依於生命界而存在，而生命又依於全體宇宙存在。就佛法的究竟義觀察，一切眾生與我等同一體，一切現象無六自外於法界者。無論自哪一個觀點觀察，都只有全體法界的進化與淨化，才是養生的究竟。《黃帝內經》所提到「法天則地」的觀念，顯現出人無法任性妄為，當順應天地軌則，與宇宙和諧共處，方為養生之道。

在佛教中認為，無論是個人乃至宇宙萬相，皆是由：地、水、火、風、空五大元素所組成，因此，個人的內五大與宇宙外五大，是息息相關的。

地大有堅固的特質，如我們身體的骨骼、肌肉即屬地大。水大為濕潤的特質，我們體內的液體即屬水大。火大為暖熱的特質，我們體溫即屬火大。風大為流動的特質，我們的呼吸即屬風大。空大簡而言之則是指空間。

在《佛醫經》中，認為人體百病是由於地、水、火、風四大不調所引起的，而有所謂「四百四病」的說法：「人身中本有四病：一者地，二者水，三者火，四者風。風增氣起，火增熱起，水增寒起，土增力盛……地大不調，舉身沉重，水大不調，舉身涼腫，火大不調，舉身蒸熱，風大不調，舉身掘強，百節痛苦。」

除了對病相的了知外，經典中也記載了對治的方法：「若風病者，當用油脂治，熱病者當用酥治，水病者，當用蜜治，雜病者，當盡用上三種藥治。」

在佛教密法的修持中，日本空海大師引述其師惠果阿闍離的「即身成佛義」中，「六大無礙常瑜伽」（五大加上識大），說明六大之間和諧無礙，與道相應。我在禪觀的教學中，也提出以「心、氣、脈、身、境」來統攝從自身到外境的修身修心之道，以

「心如、氣鬆、脈柔、身空、境幻」總攝為修持口訣。

可見在各宗的修心、養生之學，身與境的和諧統一都是十分重要的。

《黃帝內經》所云之「治已病」和「治未病」的觀念，和佛教的醫學觀亦有著冥合之處。佛家認為，一切萬法皆因緣所成，疾病亦然。當疾病發生時已是「果」的形成，雖能加以治療，但根本之道還是應從「因」上來斷除。這也就是為何在經典中處處可見佛陀對個人身心衛生、公共衛生如此重視的原因。

例如，在《梵網經》中記載大乘比丘隨身攜帶的十八種物品當中，就有所謂的「楊枝」，這是古代印度人的天然牙刷，用以清潔口腔。這和現代人飯後刷牙的道理是相同的。佛陀在當時甚至還曾講授《溫室洗浴眾僧經》，教導僧團大眾如何以溫泉 SPA 養生。

從個人對生命的喜愛，欲使之長生，而注意到養生的方法與思想。從長養自己的身心性命，進而發現到自己與整個宇宙的不可分割關係；從內省中發覺本具的慈悲心，使之擴充、提升，並以智慧為導，從長養自身到長養他身，而至整個法界的究竟進化，臻至圓滿大覺，世間成為光明無染的樂土，這才是養生的完全。

吳奇醫師懸壺濟世數十載，除了病者所稱道的仁心仁術之外，更深研中國傳統醫學寶藏，積極地將其發揚光大。一九九七年，他與父親吳連勝先生合譯中醫寶典《黃帝內經．靈樞．素問》英漢對照版，為傳統中國醫學思想的弘揚，跨出了革命性的一步。更特別的是，由於吳醫師旅居美國矽谷，來問診者除了華人之外，還包含各種族的人，讓中醫的理論更廣泛地運用，並擴大累積了大量不同種族的臨床經驗。現在，他的大作《太極黃金分割四季十二時辰養生法》一書即將出版，將中國傳統醫學，人與宇宙和諧運作的重要性，甚至更深層所激發的能量，以醫學的臨床證明，發表出令人驚歎的成果！

個人感到十分歡喜，也期待著中醫博大精深的智慧，隨著吳醫師的卓越成就，讓世界更多民族受惠，救度更多生命遠離病苦。願一切眾生身病及心病完全消除，吉祥安康，臻至圓滿的生命境界，願世界早日成為光明喜樂的淨土！

本文作者為地球禪者

【推薦序】

尊重自己的身體與天地

林富元

吳奇醫師是我信任的中醫，也是我敬佩的好友。

簡單地說，我從小都是樂觀豁達的人。我父親是外科醫生，我們住在台北的家就是一個小型的醫院，樓下是診所，有一段時間還設有病房，樓上則是住家。所以我從小就經常看到血淋淋的受傷者，或者呼天搶地的意外車禍病患，甚至還經常有打鬥兇殺的太保流氓，半夜背著浴血同夥來敲門求救。我一方面覺得醫療這個行業真是辛苦，另一方面又無知般地樂觀覺得好像這些傷患都是別人的事，似乎與自己無關，也不會發生在自己身上。

中年以後自己開始有了各種大小毛病，才開始瞭解，原來上天真是非常公平的。祂給每個人一副身軀，要大家自己將之好好照顧，否則每個人都一樣會遭遇病痛苦疾。我再怎麼樂觀進取，再怎麼自信，或許我是個百毒不侵、百病不入的幸運者，但其實身體都一直在打拚事業的努力中不知不覺地消耗磨損著。

有一天我發現自己的氣喘已經十分嚴重，連上電視接受訪問都會喘個不停，才體會原來人生前一段數十年在事業上打拚，後一段就得在身體上繳回我所積欠的身體稅，一分一毛都跑不了。

中西醫萬流歸宗

我的氣喘應該是屬於慢性病，年輕的時候根本不在乎，喘一喘好像也沒怎樣，不會影響工作與生活。沒想到問題一直負載在身上，年紀越大，它變得越嚴重。過去它的負面影響有限，但是後來我在創投業界經常應邀演講、受訪，以及出版了幾本暢銷書之後，在那樣重要的場合，自己的氣喘以及「喘不過氣」就成了十分不便的毛病。

記得第一次為了這個毛病去看一位女西醫。她聽也沒聽多仔細，就很快斬釘截鐵地說，我這毛病只是自己工作壓力太大造成的。然後就用接下來寶貴的十餘分鐘治療時間，動嘴皮給了我一場語言教訓，告訴我要如何放下，不要再花費太多精神在商場上。當時那位女醫師給我的感覺，就是她根本不知道我，對我完全不瞭解，卻如此驕傲以及自以為是地滔滔不絕數落我，而且越說自己越得意。將每個人的問題都歸罪於工作壓力以及為事業奮鬥，似乎是晚近流行的說辭，是一種既安全又錯不到哪裡去的 cliche。這位跟我只見面五分鐘的醫師，站在擁有光環的高位上，竟可以自由心證，隨意從上對下教訓，還說得頭頭是道？因為對那位醫師的失望，以及為了那位醫師在一瞬間帶來的反面效果，我以後的十幾年沒再為自己的氣喘求助於任何人，任憑氣喘在工作與生活之間繼續逐漸惡化。

如此過了許多年，有一天實在對自己的喘氣厭煩了，才再度恢復就醫。我從過敏科看到鼻科，從肺部檢查到心臟，從西醫看到中醫，又來回反覆；許多年來做了多少檢查與測試，除了基本上確定有氣喘（我的正常呼吸與噴藥以後的呼吸，肺活量相差幾乎20％。聽說只要相差超過12％就是氣喘），實際效果並非十分顯彰。不過後來遇見的醫師，大多是謙遜客氣，願意耐心聆聽的好醫師，而且在不知道詳情之前，都不會隨便遽下斷論。

吳奇醫師這本《太極黃金分割四季十二時辰養生法》寶典，在我正為了氣喘這長期毛病而有所困擾的時刻出現，帶給了我很大的啟發。原來，無論是西醫或中醫，都無法帶給你完全與徹底的治療。

有許多身體的問題，中西醫可以部分幫助治療，但是要完全康復得像孩子時代般地健康，則必須靠身體自己的協調來解決。

中西醫最終的目的，也都是希望我們能夠瞭解，吃藥打針以外，每個人也有責任為自己的身體耕耘努力。不管你選擇「排毒」或「減肥」，不管你進行「氣功」或「甩手」，不管你找西醫動手術或找中醫針灸推拿，最終身體還是你的，只有你才能再建自己的健康。

譬如我的氣喘，自己清楚起因於從小就有鼻塞、鼻子不通的小毛病，或許是天生，或許是環境造成，總之它是從身體之中的某種大小問題產生的。長大以後這個問題演變成呼吸不順、氣喘，甚至以為是肺部或心臟問題，長期吃藥打針都只能緩解短期與部分的症狀，無法得回完整的健康。讀了吳奇大夫的這本書，我覺得自己得到了新啟示，可以從不同的新方向來嘗試尋回健康。

尊重自己的廟堂

我們每個人都會愛護呵護自己的東西或周邊的飾物。小時候對玩具，長大後對房子車子，大部分人對珍珠寶貝，有些人對自己的工作與事業更是忘情投入。我們對喜愛的外物始終愛不釋手，當寶貝般地擦擦洗洗，呵護有加，弄得乾淨漂亮。可是，大部分的我們，在成長的漫長過程中，常常會忽略另外一個更好更重要的寶貝，就是我們自己的身體。

就拿我自己來說吧，年輕的時候，不論追求學業、或追逐異性、或出道在社會上工作，都自以為快意恩仇，大口吃肉大口喝酒，爽快之至。後來努力建立事業，真的是無怨無悔地忘情投入，每天想到的都只是如何成功立業、如何出人頭地，幾乎是廢寢忘食。偶爾在感冒生病時，才會忽然間想起還有身體健康這件事。但是在吃藥打針以後，又快速地忘記身體健康這件事了。等到過了所謂巔峰時期，就開始感覺病痛不適，然後又一致地後悔來不及。

因為自以為一直都會有身體健康，以為身體反正是自己的，別人拿不走，就相對的不重視它。寧可大太陽下用半天的時間洗車，卻不知道用更短的時間來照顧自己的身體。很多人在家中擺有祭祀拜拜的佛堂或佛桌，每天都曉得要擦拭乾淨，維持它的明亮與整齊。殊不知，身體正是自己最重要的廟堂，才更需要好好的每天擦拭乾淨，維持平衡整齊。

吳奇醫師在本書中所說的關鍵即是，「怎樣設法為身體創造或獲得一個最好的內環境」，正是最一針見血的，在為所有健康問題破題的基礎。如何讓自己最重要的廟堂健全乾淨，如何給自己身體一個最好的環境，就是我讀了吳奇醫師本書之後所獲得最有意義的收穫。

同時，在讀吳奇醫師本書之前，我以為過了大半輩子，現在才來再建自己的健康，是否為時已晚？所以開始時我只是半信半疑地研讀。可是越進入吳醫師的書中境界，我對自己就感覺越來越有信心。雖然吳奇醫師的學說博大精深，我無法窺其全貌。但是以一個完全無知又外行的讀者來說，我還是可以學習以及跟隨吳奇醫師的思維——我們要照顧自己的身體廟堂，並不需要作太多額外的事情，而只要簡單的法天則地，只要「不違背」天地給我們的正常規矩，只要不為求一時之快而去做傷害自己的事，我們就可以回歸健康長壽。

尊重自己的廟堂，尊重自己的身體，自然健康長壽。

尊重自己的天地

按照我研讀吳奇醫師這本書粗淺學習的心得，「天地」，就是環境。不用將「天地」想得太偉大，你的「天地」，就從你周遭環境開始。

「天地」正好是特別有原則的。「天地」的原則，都是數百億萬年貫穿亙古以來就運轉不息的原則。我們人類的身體，也不過就是憑藉著這些亙古以來就生生不息存在的原則，聚合一些沙粒元素而轉變成型的。人類的歷史，也不過就是宇宙歷史時鐘上的秒針，移動還不到一秒鐘的部分吧？

天地運轉，巧妙地安排白天與黑夜，叫你日出而作日入而息，完全合情合理。可是人類認為自己比天地聰明，於是非得要違逆天地之道不可。我們為任何理由熬夜，我們在夜裡拚命工作或盡情享受，我們習慣性地顛倒晝夜，還自以為這樣子就比別人過癮，比別人超前。我們的身體健康就這樣在如此濫用中磨損倒退。

天地運轉，給我們從頭到腳設計了一套可以與環境並存的身體機構與機能，說是很複雜，也可以說是很簡單。可是人類認為我們可以創造更高的效率或成績，於是應該緩慢進食的機能變成大量塞進速食或化學添加料，應該從容不迫過日的心情變成永遠在與時間賽跑。我們的身體就這樣泛濫在垃圾油渣與毒素之中。

吳奇醫師教我們「法天則地」，並非僅止適用在生病之後的治療，而是希望我們能體會與瞭解「法天則地」的大原則，是每個人在任何時候都可以學習使用的。我雖然沒有光靠研讀本書而學成穴道或經絡專業的能力，但是我以及任何人都絕對可以體認最根本的天地四季，體認十二時辰，體認環境與我們身體的平衡諧調。

通常我們的身體都是在經年累月的濫用之後才逐漸磨損破壞，所以理論上也不可能忽然間一下子因為吃了什麼仙丹靈藥，而立刻恢復生龍活虎活蹦亂跳。吳奇醫師的《太極黃金分割四季十二時辰養生法》不是在提供便捷的技巧，而是以最基本的天地運轉原則，提供我們一套面對生活與投入生命的新概念。這個新概念恰恰又是與天地環境調和的。

以謙遜的心情來接受「法天則地」的觀念，用開闊寬廣的態度來閱讀吳奇醫師這本寶貴的書，相信所有讀者都可以獲益良多，並且經由它的潛移默化，而開始在每日每時的生活裡尋回自己的健康，最終得到有意義與有價值的長壽。

本文作者爲多元創投董事長、
遠盟康健董事長、羅特斯教育基金會董事長

【推薦序】

以宇宙自然法則為大法的養生術

孫外主

《素問．四氣調神大論》曰：「陰陽四時者，萬物之終始也，死生之本也，逆之則災害生，從之則苛疾不起，是謂得道。」

此「道」，大而言之，謂天地之道；具體言之，即養生之道也。

養生，唯中醫學所崇尚，是中華傳統文化中敬重生命、珍愛生命理念的體現。養生的最高水準，謂之「道生」。此道，即「法天則地」——以宇宙自然法則為大法的養生術。

中醫養生學之所以重視「陰陽四時」的時序特徵，正是因為時間不僅是宇宙自然生命的軌跡，也是記錄人體生命的歷程。「陰陽四時」是與萬物生、長、壯、老、已的同步性自然規律。「人以天地之氣、四時之法成」，正是在陰陽四時的大自然環境和時間過程中，才誕生了生命。因此，也當然需要順應「陰陽四時」的規律，使人體生命必養必和，維持健壯的生命力。

《素問．氣交變大論》曰：「善言天者，必應於人；善言古者，必驗於今；善言氣者，必彰於物。」中醫學遵循古訓，實踐臨床，即行天道、人道之大理，用於人體生命健康的維護和疾病的診治。

吳奇教授，素來遵經崇道，與先父歷數年之久、夜以繼日、字斟句酌，共譯了中醫學經典著作《黃帝內經》，澤溢美歐；又能與時俱進，開展專題研究，有發掘、有創新，積數十年臨床經驗與心得，將古奧艱澀的古義，用現代語言表述的清白流暢，簡明扼要，其著作頗豐。他還能團結同人，共同振興傳統醫藥與文化，深得同道尊敬，因之享譽醫壇。

《法天則地、長生久視》一書摘引《內經》珠璣為名，彰顯《內經》養生大法為目，可謂養生之道的經典之作。講解攝生，有理、有論、有法、有驗，讀來實實在在、心領神會、可行可為，確為精心之作。

《素問．四氣調神大論》有一段非常精闢的結束語，原文說：「夫病已成而後藥之，亂已成而後治之，譬猶渴而穿井，斗而鑄錐，不亦晚乎！」

養生是健康的守護神，是樂享生命的起點，是防病保健的必由之路。祝願本書倡行之道、之法，惠及人間大眾！不使、少使人們病已成而後藥之！

感謝台灣商周出版，使我得以先期惠覽大作，恭敬之念，欣然為序。

本文作者爲世界中醫藥聯合會教育指導委員會委員
香港中文大學客座教授、博士生導師、主任醫師

【推薦序】

通過正確的養生，可以獲得健康長壽

張維波

幾乎是一口氣讀完了吳奇醫生的《太極黃金分割四季十二時養生法》，書中娓娓道來的一個個鮮活的病例，讓我欲放書而不能，直看到眼睛痠脹。作為一名中醫研究者，書中的幾個觀點我非常贊同；第一，是環境決定健康。我們的DNA序列是無法改變的，但人體的內環境通過努力是可以改變的，而內環境可以在很大程度上決定人的健康和壽命。這也是我剛剛出版的《經絡與健康》一書的觀點。幾千年來，中國人一直在探索健康延壽的理論和方法，用大量的事實證明健康和壽命不是一成不變的，通過正確的養生，可以獲得健康長壽。

第二，吳醫生在書中談到了一個重要的發現，即天地（外環境）以太極共振的方式影響作用於人體的內環境，而人體經絡上的一些重要穴位正是處於太極共振的黃金分割的範圍之內。我研究中醫經絡多年，從內環境角度考慮經絡與健康的關係較多，而中醫所說的「天人合一」，「天」如何影響人，沒有太好的思路。

吳醫生的一個巨大優勢就是有大量的臨床實踐，而他又對中醫的五運六氣非常精熟，獲得這一發現，當不在意料之外。

人體氣血運行受天體運行的影響，這是一個大膽的猜測。雖然目前我們還難以用已知的物理學來精確地闡述這一機制，但在臨床上，人體疾病與治療效果隨時空變化的規律已經為我們提出了這樣的科學命題。「共振」是物理學的一個概念，運用到養生上就賦予了嶄新的內涵，即我們通過與天地運行的和諧共振（提挈天地），獲得大自然的能量，使自身的正氣得以增加，從而抵禦疾病，改善健康。

吳奇醫生是早年出國開中醫診所的人中，為數不多的中醫科班出身，在那個年代，有機會出國的多數是西醫。吳醫生用他精湛的醫術，使中醫在美國的西海岸紮下了根，為中醫在海外的普及做出了貢獻。適者生存，吳醫生的海外成功實踐，再一次證明了中醫是先進的醫學，證明針灸不僅僅能治胳膊疼、腿疼，而是對包括癌症在內的複雜疾病都有療效的高級醫術，這一臨床事實的背後，一定隱藏著重要的、尚未被人們所認識的科學道理。

我兩次拜訪吳醫生在加州的中醫診所，感受到診所濃厚的中國文化氛圍，這種感覺在中國國內都很難找到，吳醫生對中醫和中國文化的執著追求令我敬佩。他同時又是一個不保守、並非常願意吸收現代科學思想和新技術的人，喜歡博覽群書、廣交朋友。我的砭石拔罐新技術就是吳醫生在美國最先用起來的。

吳醫生現已年過六旬，仍然精力旺盛，這本深入淺出，既有創新學說，又有豐富實操方法的中醫養生著作是吳醫生多年臨床和養生實踐的結晶，我願意隆重地向您推薦本書，相信它定能帶給您健康！

本文作者爲中國中醫科學院研究員、博士生導師、學科帶頭人
中國針灸學會砭石與刮痧專業委員會副主任委員兼秘書長

【推薦序】

醫者父母心

龔玲慧

與吳奇醫師相識，伴隨著一段有趣的因緣。二〇〇五年，我隨從洪啟嵩老師至矽谷講學。由於吳醫師馳名矽谷灣區，主辦人也相當熱切地安排會面。吳醫師與洪老師一見如故，聊天中談及他專長的頭皮針時，吳醫師提到以小腦新區治療時的一些方法及效果。由於早期我曾發生過嚴重的車禍，當時腦震盪的後遺症還在，於是我就依洪老師曾教授過「心針」的觀想法，再依照吳醫師所說的部位，以心針為自己針灸。

由於多年修學禪觀的力量，我能清楚地觀想心針扎入穴道，果不其然，一針下去，相對部分就產生了吳醫師所說的反應，由於我看起來只是靜靜地在一旁，吳醫師並不知道我在做什麼。只是，當我開始產生嚴重「暈針」的現象時，只好很抱歉地打斷吳醫師，向他請教這種情況。

吳醫師十分驚訝，一方面是我運用禪觀的力量所扎的心針，竟然產生了和實際扎針一樣的效果；另一方面我依著他的方法所扎的穴，也產生了他所說的反應；這令他十分振奮。之後，我隨同洪老師到矽谷時，吳醫師都經常與我討論扎針時氣與脈的走法。

洪啟嵩老師多次赴美演講、教學、主禪，行程都極為緊湊，經常是一下飛機，連調整時差的時間都沒有，就要開始講課。吳醫師非常貼心，看我和洪老師旅途勞累，即以針灸為我們調理肝氣，而在扎針的同時，我即感受到肝臟飽起來，亮起來。偶有風寒，當吳醫師一下針，我即感覺到一股涼氣從腳下竄出。出國時飲食不調也是常有的問題，這時吳醫師就會以針灸為我們調理胃氣，胃舒暢了，飲食無礙，才有好體力。

從「治已病」的仁心仁術，到「治未病」的養生防護，從幼時不忍哥哥病痛而發憤學醫，到今天為了更多眾生身心的康健，吳醫師不斷深入鑽研中醫整體醫學，也有了耀眼的成果。他的患者不乏重症及各種疑難雜症患者，在他的妙手下，不少患者都重拾健康身心，吳醫師將中醫及道家許多養生的方法結合，例如吳醫師診所的診療房，皆依八卦方位安立，不同的病人，不同的看診時間，應該在哪一間診療室，面對太陽或背對太陽等等，皆有不同的安排。此外，吳醫師個人的修為，練氣養生的技巧也一併發揮在他的醫術中，導入天地正氣來為患者治病。

由於吳醫師的醫術遠近馳名，慕名而來者讓他忙碌異常，雖然他工作超時，身心非常疲累，但是他因為慈憫患者，經常是自己頭上扎著針，繼續為病人看診。這種體貼病者之心，不會因為時空而轉變。身為一個虔誠的基督徒，吳醫師對各宗派的神職人員來求診，都是免費的義診，可見其心胸之平等與開放。

記得二〇〇八年，洪啟嵩老師帶領大眾至印度聖地禪修，吳醫師夫婦也參與了這趟旅程。吳醫師夫婦不僅自動自發地擔任了照顧團員健康的隨隊醫生，更有附近的印度人都風聞而來，在禪堂外頭等待看診的奇景。而每個看診回去的人，也都成了「天線寶寶」——頭上扎了針，心滿意足地回去了。當時還有一段小插曲，我的妹妹詠涵和女兒依慈也一起同行，吳醫師對依慈非常疼愛，覺得她是可教之材，有機會時，就會教她在一旁看，並教她感受被扎針的人此刻身心的感受，看著他教依慈，更讓我感受到吳醫師的仁心仁術。

吳醫師本著與病者同體感受的悲憫之心，讓他在百忙之中，對每一位病人同樣照護有加，並在中醫的領域上，不斷地精益求精。這種精神，不禁讓人思及所謂「醫者父母心」，一位仁醫面對病人的心情，就如同父母照顧孩子一般，就像千手觀音隨眾生所求，具足各種方便，無微不至的守護。

欣聞吳醫師的新著即將出版，在本書中，吳醫師將中醫「法天則地」的精神更加發揚光大，創發了「太極黃金分割四季十二時辰養生法」。在此也祝福更多病者遠離疾苦，有緣的讀者們皆能獲致健康長壽，福壽綿延！

本文作者爲覺性地球協會會長

【自序】

法天則地、長生久視

吳奇

《黃帝內經》上講，不論是治病或養生，最高的原則是「法天則地」，即是強調人的各種客觀生命規律及生命的運動，都與天地的法則相關，而且引申出不論是診治疾病與養生延壽，都要瞭解並遵從天地特定的法則。本書即是我在多年研習《黃帝內經》及大量的臨床實踐中，體會到醫生治病要法天則地，個人養生長壽也要法天則地。所謂「法天則地」就是先要瞭解天地運轉的法則，再瞭解人體的「氣化」、陰陽經絡的根本來源離不開天地的法則。在此基礎上，再按《黃帝內經》上說的「提挈天地，把握陰陽」、「法於陰陽，合於術數」、「法天則地」以這個思路與方法來指導養生，就會事半功倍，有效的幫助大家「長生久視」。

尋求健康長壽，可能是古今中外每一個跨進中老年行列的人，發自心底深處的追求。相信你可能已經看過許多有關中醫養生保健的書。當你看到這本書的標題時，也許會暗自想，「算了吧！東抄西湊，這可能又是一本老生常談吧！」但是我要誠懇地講，擺在你面前的這本書，與世面上其他的保健養生書都不一樣，它會告訴你一些比較奇特、與天文地理有關、比較有趣但同時非常有效的方法。而這本書的寫成也有它的「緣起」。

說起「緣起」，真的是很奇怪。追憶往事，就好像天上有一隻無形的大手，推著、拉著我這個本來不想當醫生，從小熱衷體育、音樂、物理、文學的人，一步一步走上學中醫，並行醫、教學的道路。而且「東學西漸」，在二十四年前移居海外，到美國加州矽谷當中醫，教中醫。

一九八八年應美國加州舊金山中醫針灸大學的聘請，我帶著夫人和孩子，全家移民到了美國。一九八九年考取加州中醫執照，開始了在異國他鄉——美國加州矽谷——用中醫治病救人，教書育人長達二十多年的生涯。在長期的大量臨床實踐和讀書當中，因為本人的強烈好奇心和對病人深切的同情，總是試圖為被西醫乃至一般中醫宣布為無解的病，比如紅斑性狼瘡、乾燥綜合症、類風濕關節炎乃至癌症等等，找到解答的方案，想盡一切辦法，救助病人。

日復一日，年復一年，就在臨床與讀書中，逐漸研習領悟出了這一套系列理論與方法，並在臨床中加以驗證及修訂。先是研究領悟出「天、地、人太極中醫」體系，一九九六年在美國出版了《中醫太極觀》一書；同年又由中國科技出版社出版了，由先父吳連勝先生與本人合譯的，世界上第一次全文漢英對照的中醫頭號經典《黃帝內經・靈樞・素問》。之後在《中醫太極觀》的基礎上，經過幾年研究，又與我的老師——六大頭皮針體系代表人物之一、上海的林學儉教授合寫了《頭皮針小腦新區與疑難病瓶頸之突破》，於二〇〇〇年在美國出版。位於頭部的新穴位組群「小腦新區」是我的老師林學儉教授，在大量臨床實踐中發現的，治療疑難疾病一個極為有效的針灸區域；而我則用中醫太極理論將其完善化。這本書將人體太極結構剪切點，由原先的一個神闕穴發展為兩個，即神闕穴區與小腦新區。

以後在長期的臨床體悟與研究中，又將研究向前推進了一步，發現天地與人的黃金分割資訊場，和太極能量資訊場是渾然一體、密不可分的。並且首次發現了人體各種黃金分割結構、節律形成的根本原因，實際上是與太陽、地球相互運動有密切關係。而且人體黃金分割結構及節律，並不只是按數學公式推導出來的、簡單的0.618這樣一個固定的點，而是波動於0.6到0.7的一個區間。同時也許是在針灸醫學史上，首次發現了人體上許多臨床重要的、最常用的穴位的排列位置規律，竟然大多與黃金分割結構比例有關。從臨床驗證、推理發現，包括針灸重要穴位位置在內的人體各種太極黃金分割結構，都是天地——太陽、地球、月球——相互運動所形成的巨大的太極黃金分割資訊能場，打在人體上的特殊印記。

本人使用「太極黃金分割天人相應共振扶正」針灸理論體系與方法，在臨床上救治了許多相當難治的疾病，比如帕金森氏綜合症、早期老人癡呆、視網膜剝離、視神經萎縮、青光眼、嚴重的憂鬱症、精神病、腦源性疾病、類風濕、紅斑性狼瘡乃至癌症等等，並取得了較西方醫學與一般傳統中醫學治療方法好得多的療效。正因為對這些已經傷及人體「深層次」的疾病有良好的療效，也就是能夠「治已病」，本人才有信心、順理成章地想要把這些方法，「深入淺出」變成大眾可以自我操作的方法，有效的用之於「淺層次」的「治未病」的養生與保健，並且經過多人實踐驗證有效。《黃帝內經》將治療分為「治已病」和「治未病」。

《黃帝內經》說：「人之情莫不惡死而樂生。」就是講人之常情，都希望活得好，活得長，古今中外，概莫能外。國外對於老年學及健康長壽的研究也日新月異，有大量的論文出現。但是國外許多學者遵照達爾文進化論、基因學說的原理，他們得出「抗衰老基本上是不可能的」結論。

達爾文學說認為，DNA 決定了一切。所以如果一個人患了腫瘤、或其他腦源性疾病，或類風濕、腎功能衰竭等與免疫系統相關的疾病、或肝腎等臟器嚴重損害的疾病，從現代醫學來講，原則上是無法治癒的，只能對症治療。

但是二〇一〇年一月的美國《時代》雜誌，刊出一篇介紹表觀遺傳學（Epigenetics）的文章「為什麼基因並不能決定命運」，其結論是：在適當環境變化下，基因可能在當代或一、兩代就會變化了。基因結構雖然沒變，但表達的方式與方向則取決於所處生命體內環境的變化。

另一個最新細胞學的研究結果顯示，決定細胞生命變化的不是 DNA 本身，而是細胞膜。過去所認為已成定論的「DNA首先」，現在應該讓位於「環境首先」。

中醫傳統扶正對於很多疾病有效果，但有時由於病情過於複雜，所以對於極難疾病，有時效果也不十分理想。很多患了中老年慢性疾病、或同時患有多種痼疾的人，有時會陷入「求醫無門、久醫無效」的困境，處在這種困境下，有沒有什麼特殊而有效的辦法？如果想養生保健、想從疾病的「泥潭沼澤地」脫身的話，有沒有一個行之有效的方法，而且在理論上能說得通呢？

從最新表觀遺傳學與細胞學研究成果環境比基因更重要的角度來看，之所以出現上述「求醫無門、久醫無效」的問題，就是因為目前許多相應的醫學手段，不能有效的控制與改變局面。而想要控制局面，就是要改變環境，關鍵的第一步是，人體的內環境失調後，如何使其由失調改為調順。現在最大的問題就是，在應用現有相應各種醫學手段，仍然無法突破疑難病瓶頸，無法改變內環境的情況下，是否能夠找到一種辦法，使失調的頻率重新復常，從整體上使偏離常軌的內環境變為最優環境。這就要從「共振」下手，因為中醫認為人體是一個整體。所謂正氣，就是在千變萬化的複雜環境當中，人體一種調整內環境的能力，或者是一種不斷維繫機體功能正常運轉的，不斷有序化的能力。這即是中醫所說的「正氣」，但如果「正氣」已經衰弱了，正常頻率失常了，無法使其恢復到最恰當的環境頻率或者信號頻率，在這個時候，能否找到一個最好的辦法？

在《史記・扁鵲倉公列傳》就講到了神醫扁鵲的感嘆：「使聖人預知微，能使良醫得早從事，則疾可已，身可活也；人之所病，病疾多，而醫之所病，則病道少。」用現代語言來解讀扁鵲的話，就是在病人早期患病的時候，即人體處於亞健康狀態和疾病萌芽狀態的時候，如果能早期發現，並能及早創造一個良好的體內環境，改變病人的體質，使病人由病態趨向健康，這是最好的方法。普羅大眾擔心人體可能發生疾病的種類太多，威脅太大，防不勝防；而做為醫生則擔憂防病、治病的方法不夠多、不夠完善。醫生本身也是人，不是神仙，他本身也可能生病，特別是面對眾多危重病人的「病氣能量場」時，所以無論是醫生自我保健防病，或是為患者著想，那麼上策最好是「治未病」，「見微知著」防患於未然。關鍵問題就是怎麼樣能夠預防，而關鍵的關鍵即是怎樣設法為身體創造或獲得一個最好的內環境。而這個結論就與表觀遺傳學的結論「環境首先」不謀而合了，不但是「古今」，而且是「中外」，異曲同工，奇妙之極。

積四十餘年的中醫臨床、教學及研究經驗，我覺得在眾多防病治病、保健養生之道中，在「治未病」乃至「治已病」的諸多方法中，這個天人相應、法天則地「太極黃金分割共振扶正」理論體系與方法，是相當有效的「道」與辦法，而且是「大道至簡」。正如同孔夫子所說：「君子務本，本立而道生。」我們人體的「本」、「本源」是什麼？我們人體的本源，按中醫的講法是「人法天地，天人相應」，其實應該從人體本身的固有頻率、固有結構的本源「天地」，也就是太陽系中的地球、太陽、月球，乃至五大行星相互運動當中去尋找。中醫的陰陽五行、整體觀念乃至五運六氣，臟腑經絡的理論，都是從研究天地日月的運行中才找到發現的，所以在《黃帝內經》中有「四氣調神大論」、「生氣通天論」、「陰陽應象大論」等許多專文，論述人體與天地規律的相互關係。結合荀子在《勸學篇》中最推崇「君子善假於物」哲學思想的具體體現，也就是如何找到本源，找到人和天地之間的關係，並加以巧妙的運用。

有的讀者可能會問，你找到這種關係了嗎？你怎麼巧妙運用？讓我來講個小故事，這個故事給我一個極深的印象。我從一九六七年開始跟老師學中醫，就開始給人治病，一直到一九八六年悟出了這套天人相應的太極共振的原理，我就準備寫書，但是總覺得信心不夠充足，雖然在中國也試著結合針灸中藥用這套方法治過一些病，取得一些成績，但是有時想，這可能就是針灸、或針灸加中藥的效果，不一定和天地有關係。但是這一次這個病人的治療經過，使我感到信心大振，也讓我看到了人體深層的正氣在復甦的時候，如何能夠使人體長期、嚴重失調的氣血重新復常。

我有一個病人，是德國人，大概在一九九〇年的時候，那時我剛在美國行醫不久，但是已經開始小有名氣。她來找我看病時，捲起她的褲腳給我看，說：「醫師，你看我的腿很粗，其實我沒有什麼病，但是我這個腿已經腫了四十多年。」她看上去只有五十多歲，不到六十歲，怎麼會腿腫了這麼多年呢？原來她十歲的時候，那時是一九四五年，蘇聯軍隊快要戰勝希特勒，蘇軍包圍了德國柏林等城市，城裡很多人因為沒有糧食吃而餓死。她父親與叔父眼看全家人都要餓死，最後找到一個關係，全家逃到瑞士的姑姑家。由於很多天沒有吃到很好的食物，在德國都是吃一些像草根、野菜之類的東西，於是她喝了很多牛奶、乳酪、麵包和牛肉，大吃大喝了兩天。十歲的小孩子，長期饑餓以後，突然大量的狼吞虎嚥，兩天以後腿就開始腫起來，而且這一腫就是四十多年。當時及之後都找過很多西醫，都治不好，也查不清楚是什麼原因。

現在推測可能是當時營養極度不良，身體代謝產生很大的失調，突然又吃進很豐富的食物以後，身體失調一下子就偏到另外一個方向去，所以才會發生無法查明原因的腿腫。照中醫的講法，脾不能健運，水濕內停，她的腎臟也查不出什麼異常原因。她也照樣結婚，生了兩個孩子，身體沒有任何不適，就是嚴重腿腫，像大象粗腿一樣，始終治不好。因為聽別人介紹說我的醫術很好，她就來看我。

我給她針灸，按中醫常規，健脾利濕，用實脾飲、真武湯等等。兩個月當中，我用了諸如補氣、利水、健脾、補腎、通絡等各種所能知道的辦法，都沒有明顯的效果。畢竟我在教學醫院的急診室也做了好幾年，所以治起病來，往往一計不成，再來一計，一般都有效；但是這一次，我的「三十六計」幾乎都用光了，但到最後還是不好，我真的有點黔驢技窮了，不知道怎麼辦了！臨床多年，這種讓我不知所措的局面和狀況，實在很少碰到，這位德國太太的腿腫狀況，好像有一點減輕，但是效果並不讓人滿意。

古代兵法說過：「兵置之死地而後生。」我在努力思索應該怎麼辦的時候，突然靈光乍現，想起荀子在《天論》裡所說：「從天而頌之，孰若制天命而用之。」《勸學篇》

裡說：「君子生非異也，善假於物也。」我經常對學生講這兩句話。在遇到這個讓我束手無策的病人時，何妨利用我所發現的「人法天地的太極共振」呢？利用太陽、地球的大太極場跟人的小太極場共振的時候，有可能會產生巨大的扶正效應，激活自我修復系統，啟動深層次的自我修復系統能力。

抱著姑且一試的想法，我就用這個思路，讓她躺在診床的時候，**上午來看病是背對太陽，下午來看病的時候，就是面對太陽**。選用跟以前差不多一樣的穴位跟中藥。

治了三次之後，她回來復診，很高興的對我說：「我的腿腫消下去了！」

我看到她的腿真的明顯變細了，我覺得好高興，她也好激動，跟我擁抱。我那年是四十歲出頭，她就像老大姊，又像阿姨一樣的，對我感激不盡，後來介紹了很多美國及德裔美國病人來看我。

兩年後在史丹佛大學（我的診所離史丹佛大學不遠，開車大約二十多分鐘）那邊也聽到我的名聲，史丹佛醫學院有一個研究針灸的研究班，特別請我去講課。我就帶了幾個美國學生，那時我在舊金山中醫針灸大學教書帶碩士生。我也邀請了這位德國太太，那時她的腿腫已完全消了，只是每隔一、兩個月來找我調養身體。在史丹佛大學講完課後，我請她講看中醫的過程和對中醫的看法。

她講得繪聲繪色，而且非常激動和開心，直說中醫太神奇了！史丹佛大學醫學院的學生聽了也非常好奇，學生問我，「你怎麼知道應該要扎這個穴，還是那個穴？她那麼難治的病，你怎麼給她治好的呢？」

我跟他們說了有關中醫法天則地太極共振扶正的道理，他們也覺得很玄妙。中醫具體的機理，從學西醫的醫生或醫學院學生的角度來看，他們覺得既奇妙又不太好理解；但是對從事中醫臨床及教學多年的我，意義就不同了。俗話講「外行看熱鬧，內行看門道」，我覺得這個成功病例的「門道」是什麼呢？如果從良好的療效，倒過來推理，雖然一開始，我用了各種中醫傳統扶正的方法，扶到一定程度和力度，可是還不能夠力挽狂瀾，扭轉局面，把她失調的機能再匡復回來。但是後來由於我利用了法天則地的太極大場，善假於物，借天地與人的太極能場的共振，把人體失調的太極結構重新進行再調整，把深層次的自我修復系統激活以後，她的腿腫就終於完全消失。

《黃帝內經．靈樞．九針十二原》裡還特別提到，一個人生了重病就好像身體上扎了刺，好像繩子打了結，好像道路堵了，好像牆髒了，治病就好像「拔刺、解結、雪污、決閉」，「言不可治者，非其說也，未得其術也。」意思是說，有些很難治的病，某某醫生說這個病治不好，不可能治了，其實不一定不能治，而是沒找到方法，如果找到正確的方法，很多病都可以治好。

上面我說的德國太太故事，實際上是借法天則地太極「共振扶正」的力量，把她處於「冬眠」狀態的深層次、潛在的自我修復系統激活了。我在美國行醫二十四年，類似的故事還很多，我用各種不同的方法，包括近幾年研究出來的法天則地太極黃金分割共振扶正針灸等，治好了很多疑難病患者。

我講一個最近的故事，是一位六十多歲的猶太人患者，他在二〇〇八年初被醫生診斷為胰腺癌跟膽囊癌，當時的症狀就是腹脹、乏力、腿腫，食慾很差，這該怎麼治呢？開始是按胃病治，因為吃不下，腹滿。按一般方法越治病情越重，極度乏力、消瘦、腿腫，肝區、脾區痛，而且他的癌症指數（CA19-9）最高時竟然達到一萬三千，正常應該在三十七以下。當時西醫跟他太太說，他只能再活三到六個月。但是我用太極黃金分割的共振扶正給他綜合治療。從二〇〇八年的二月到現在已經是四年半了，他現在的狀況很好，而且他已經有六個月沒有做化療。他的癌症指數就停留在一百四十，這個指數雖然還高於正常值，但西醫說他只要低於一千，就不考慮化療。他現在的症狀都比較輕微，也能吃，脹氣少了很多，精神上有時累一點，體重也恢復正常了。

二〇一〇年八月八日，中國北京中央電視台第四頻道華人世界節目，播出我的專訪——「中醫伴我闖天下」，裡面有他的現身說法，他說：「開始時，我的腫瘤醫生對我決定去扎針灸，感到很遲疑，但是幾個月後，看到我的狀況，腫瘤醫生對我說，你一定要好好跟著這個醫生，讓他繼續治療，他治得很好，我們治不到這個樣子。」我臨床類似的案例還很多。

所以我是從良好的效果倒過來推導，就是說，這一種法天則地扶正的針灸方法，有它很獨特的內涵及效果。把這套方法再拿來指導養生長壽，就可以設法調動、喚醒人體深藏的自我修復系統，即深藏的正氣。《黃帝內經》說：「正氣存內，邪不可干，邪之所湊，其氣必虛。」希望這套辦法，不但是有益我的病人，也能有益於廣大民眾。

上面講的兩個故事，其實就是要說明我的一些與現代各種養生書籍的流行觀念，不太類同的新觀點。我要通過這本書，試著用比較通俗易懂的文字，讓大家瞭解，通過我四十多年的讀書、臨床與思考所悟出的，在一般書裡看不到的、卻行之有效的道理，諸如太極與太極黃金分割的真正來源和涵義、共振、人體自我修復系統、人體內環境比DNA更重要，人與天地的關係等等。一般的養生書都是從衣食住行上講一些細節，很少涉及人體與太陽系、地球等宇宙天地能量場的關係。我所要講的重點是，在清楚了人體的各種太極黃金分割結構、節律，在客觀上如何法天則地。在這個基礎上，下一步就是要在主觀上，借助天地巨大的「太極黃金分割能量資訊場」的力量，設法使人體小的太極黃金分割結構與天地巨大的太極黃金分割能量資訊場，產生天人相應共振，法天則地，從而調動人體深層次的自我修復系統。比傳統中醫講的「正氣」或「扶正」，更提高了一個層級。其本質上，即是設法創造一個最適宜生命運轉變化的內環境。

這個理論與方法在臨床當中，經過大量病歷的反覆實踐和驗證，被證明是行之有效的辦法，所以用它做為指導，轉過來設計出一套方法，用來為病人及有志於養生長壽的人，做預防保健。從理論上講，它是一定會產生效果的，同時經過許多人的實踐也證明確實有效。本人相信，相對於世面上流傳的各種不同保健方法，這套體系與方法效果更好，力量更大，更容易為大眾所接受。同時，在目前提倡綠色環保、節省能源的時候，這種辦法也可能給大至國家，小至家庭，節省大量的資源與金錢。

我最近看了相當多的癌症病人，就是用這種辦法做為指導，為他們「保駕」，腫瘤醫生給他們的時間大部分都不超過一年，但是一年過去了，兩年過去了，他們大部分的人都還健在，有的還在上班。如果對於類似癌症這樣嚴重的疾病，都有可能通過法天則地太極黃金分割共振扶正，激發人體深層正氣，使它轉危為安，那麼對於其他較輕的疾病，使用這套理論與方法去指導養生長壽，從理論上講，就一定會有很好的效果。但要點是你不能三天打魚、二天曬網，必須要「持之以恆」。

本書是以二〇〇九年四月及十月，本人在中國江蘇電視台講的夏季養生、秋季養生、冬季養生系列的講座為基礎，以上述文稿做為藍本，再加上春季養生及總論而成書。在總論當中，就會對大家所關心的或本人要闡發的問題做詳細論述，在春季養生篇裡，同時把在夏、秋、冬季會論及而令讀者困擾的問題做一些先行的技術性細節解釋。比如說針灸常識、經絡運行、陰陽五行、五俞穴及其他特定穴位功用的簡單介紹，太極黃金分割理論的各個細節，如何用這個尺度來衡量針灸經絡當中的穴位及重要穴位的位置，以及太極黃金分割天人相應共振扶正的一些機理。

希望這本書能夠造福天下飽受疾病折磨的病家。作為行醫超過四十年的醫生，我深切體會到治癒造福一個重病纏身的人，也就是造福了他的所有家庭成員及親友；也希望這本書能造福有志於養生的中老年朋友。本人最大的願望是希望本書能夠造福更多的眾生。本人悟出些許養生之道，不忍私秘，願與大家共享。本人認為「天下大同」，是從人人健康開始。祝願這本書能夠對諸位父老兄弟姊妹有益，希望大家能夠善用這套方法，人人乃至家家都能達到「春秋度百歲乃去」，享有健康快樂、幸福和諧的人生，共同組建和諧健康社會。

總論

善用太極黃金分割養生法，無病超天年

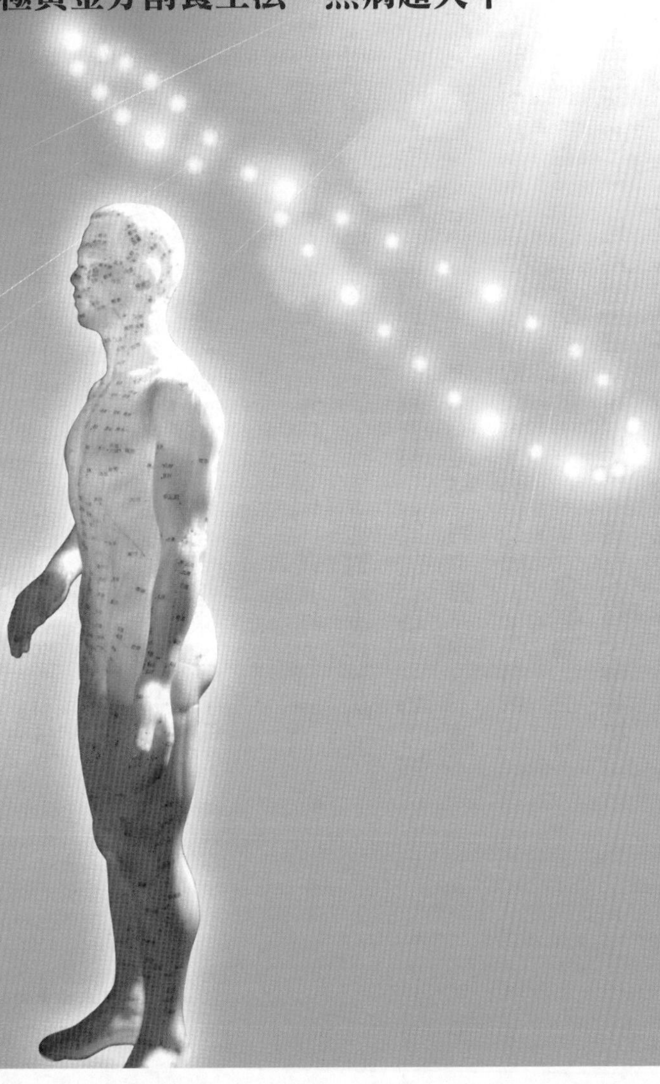

追求健康長壽是人類最高的理想

自從有文字記載以來，我們可以在很多地方找到古人嚮往健康長壽強烈願望的印記。「君不見黃河之水天上來，奔流到海不復回；君不見高堂明鏡悲白髮，朝如青絲暮成雪。」

小時候只覺得李白這首詩意境很美，直到現在我過了六十歲，才真正能理解「高堂明鏡悲白髮，朝如青絲暮成雪」的意境和心情。很多年過五十歲的讀者都有過相似的心境，在早上梳頭照鏡子時，忽然發現增添了許多白頭髮，明明頭腦還很清醒，可是身體已經覺得腰痠背痛，精力不濟，讓人有一種很無奈的感覺；所以更從心底深處產生一種想要追求健康長壽的強烈願望。

宋代大文豪蘇東坡在他著名的《前赤壁賦》中寫到：「哀吾生之須臾，羨長江之無窮；挾飛仙以遨遊，抱明月以長終，知不可乎驟得，託遺響於悲風。」表達了他對健康長壽的追求。王勃在《滕王閣序》裡寫了一個千古流傳的佳句：「落霞與孤鶩齊飛，秋水共長天一色。」表達了他對人生美好境界的追求。而另一佳句，「天高地迥，覺宇宙之無窮；興盡悲來，識盈虛之有數。」則是他慨嘆宇宙與人生相對比，生命的無常和短暫。王勃只活了二十七歲。

一代英雄魏武帝，即三國時期的曹操，也是追求養生長壽的人，他在「龜雖壽」一詩中，也道出他對長壽的追求，及對老去的不甘心。他寫道：「神龜雖壽，猶有竟時；騰蛇乘霧，終為土灰。」神龜和騰蛇都是古代傳說中非常長壽的動物，但是最後也會死亡，變成土灰。「老驥伏櫪，志在千里；烈士暮年，壯心不已。」就是說雖然身體衰老了，但是他的雄心並沒有因此而衰減。在這首詩裡他也提到了比王勃、蘇東坡更為樂觀積極的境界，他說：「盈縮之期，不但在天，養怡之福，可得永年。」與王勃「識盈虛之有數」及蘇東坡「哀吾生之須臾」的悲觀論點相比，他有更積極的想法。當然他活得比劉備、諸葛亮都久，諸葛亮只活了五十四歲，劉備活了六十三歲，曹操活到了六十四歲。在三國戰亂時期，曹操日理萬機，身心過勞，他活到六十四歲已經很不簡單了。

對於現代人，活到了六十、七十歲，是否就真的會變成一個耳聾眼花、步履艱難、思想遲鈍的老朽呢？

大腦不會老化，而是越用越好用

美國國家心理研究院的老化研究中心的首任主任吉恩．柯翰博士，是美國非常著名的老年學家，在其最新的著作《熟年大腦的無限潛能》（*The Mature Mind The Positive*）一書中，就透過大量的研究與實證，反駁了「大腦會隨著年齡衰退」的迷思，提出「熟年大腦」的新理念。他佐證三千人的訪談觀察，獨創「發展智商」的概念，證明人的潛能會一輩子持續發展；並認為年齡愈成熟，人的認知、情緒、判斷、社交、自我意識能力也更加圓融，有創意。柯翰博士認為，大多數進入老年期的人，並不像一般人想像的「人老了，糊塗了」，反而是「大腦是越用越好用」。

柯翰博士說明老年除了有與年齡相關的問題，同時還具有龐大的潛能，將老化重新定義為一連串「利於成熟的發展階段」，而非「不可避免的衰退」。我提這個例子，是因為我發現很多進入中老年的朋友們，實際也有一點「老年恐懼症」。

本書會詳盡說明，如何利用我所發現的「太極黃金分割能量場理論體系」，通過特定的方法做為一個切入點，激發你與生俱來的人體太極黃金分割結構、能量資訊能場，與天地的太極黃金分割能量場產生巨大的共振以後，從而會把你身體的深層潛能或深層正氣激活起來，然後盡可能延緩老化過程，來享受「霜葉紅於二月花」、「夕陽無限好」的晚年。

我二十多年前在天津中醫藥大學第一附屬醫院內科急診工作時，目睹過很多病人彌留乃至離開人世的最後時刻，這些肝硬化腹水、癌症晚期、心肌梗塞、心力衰竭、肺氣腫、肺心病、肺性腦病……等等的危重病人，大多是中年人和剛步入老年的人，他們生命結束時，大概只有五十～六十多歲，距離中醫所說的天年（一百歲）相距還很遠；除中風昏迷外，大多數患者的腦子還是非常清楚的，他們在離開人世之前，大有無可奈何之感。

現代醫學面臨的難題就是，有很多病人的身體老化了，但是他們的大腦並沒有老化；而且現在的研究表明，大腦是越用越好用。令自以為掌握高科技就可以解決一切問題的現代人，感到困惑及遺憾的是，我們所使用的這個大腦，需要以我們的身體做為依託，但是我們的身體卻提前老化或病倒了。怎樣才能使我們的身體變得更健康，使用期更長久，這就是我在本書裡要特別論述的問題。

根據研究發現，倫敦和東京的計程車司機的海馬迴（Hippocampus），比一般人的大。大腦的「海馬」區域主管記憶，並能引導人在三度空間中行進。因為倫敦和東京的街道實在是過於複雜了，有時連衛星定位儀都會被搞糊塗。所以在倫敦和東京開計程車，必須要熟悉每一條街道，而且要知道怎麼走。因為海馬迴長期被有效的運用，所以駕車超過三十年的司機，他的海馬迴會比正常人的大20％。而且年長司機的海馬迴，並不小於年輕司機。事實表明，隨著衰老，大腦不但沒有萎縮，反而更發達了。

一九九八年科學家正式承認，大腦可以製造新的神經原，這個過程稱為「神經原新生」；打破了過去認為神經死亡以後，不會再生的陳舊觀念。

最近的研究發現，大腦的許多區域都儲存著初生狀態的細胞，會在某些特定條件下成熟，成為具備正常功能的神經原，和名為「神經膠質」的細胞。神經膠質細胞的功能是提供神經原動力和營養。大科學家愛因斯坦過世以後，他的大腦被儲存在一家醫學院實驗室裡，科學家發現愛因斯坦的大腦神經細胞跟正常人差不多，但是愛因斯坦大腦內的神經膠質，特別是在海馬迴、小腦區，以及腦垂體等區域上，比一般人要多很多。

這就是我發現的一個位於頭部針灸刺激區域的新穴位組，我把它命名為「海馬新區」。「頭皮針小腦新區」則是我的老師林學儉教授發現的。在治療當中如果運用這些區域，通過一定的組合，搭配太極黃金分割曲線排列以後，在臨床上能夠有效的治療疑難疾病及抗衰老。

長生久視之道

中國歷史上第一個大哲學家老子在《道德經》裡，提到了「道」的觀念，也提到「長生久視」的觀念。而老子《道德經》的觀念，很明顯地影響了後來《黃帝內經》的著作思路。

老子《道德經》二十五章：「有物混成，先天地生。寂兮寥兮，獨立而不改，周行而不殆，可以爲天地母。吾不知其名，強字之曰道，強爲之名曰大。大曰道，道曰逝，逝曰遠，遠曰反。故道大、天大、地大、人亦大。域中有四大，而王居其一焉！人法地，地法天，天法道，道法自然。」

關於老子「道」法人法天地的涵義，我們會在後面逐漸講解闡述。講到人體內環境，中國古代文化中所謂「天人相應」的觀念，實際是中醫體系中非常重要的理論基石。老子《道德經》中講到「人法天地」，這也是中醫非常重視的理論基石之一。

《黃帝內經．靈樞．本神》也提到如何養生：「故智者之養生也，必順四時而適寒暑，和喜怒而安居處，節陰陽而調剛柔，如是則僻邪不至，長生久視。」其中智者是指非常聰明的人，有智慧的人。「必順四時而適寒暑」，具體該如何順應四時呢？一般的養生家大多是從增減衣服，調節飲食等方面，結合春夏秋冬和《黃帝內經》來談養生。在本書中，則會講一些與現行的養生書都不太一樣的看法，就是如何「人法天地」。

「法天則地」，如何了解太陽、地球、月球的相互運動的規律——「道」，以及其對人體產生的特殊影響。人們怎麼才能找到它的規律——「道」，來做到「春夏養陽，秋冬養陰」。

所謂「春夏養陽，秋冬養陰」不完全是簡單的「順四時而適寒暑」，所謂「適寒暑」並非如一般傳統養生家所解釋的根據季節、氣溫冷暖來增減衣服。這裡講的四季養生，其實是講如何根據太陽、地球、月球相互運動所產生的天地陽氣或能量場的盛衰、升降、浮沉的演變規律，而「人法天地，法天則地」的進行智慧的養生，就是本書後面要講到的春、夏、秋、冬四個篇章。

《黃帝內經》上講：「春夏養陽，秋冬養陰，以從其根，故與萬物浮沉於生長之門。」其中的真正深層涵義是什麼，這個「根」到底是什麼，我們在後面會展開。「和喜怒而安居處」，是指情志上的調適對於養生非常重要。中醫講的七情，即是喜、怒、憂、思、悲、恐、驚七種不同的情緒，對於人體健康的影響。「節陰陽而調剛柔」，所謂節陰陽就是在男女房事上，要有適當的節度。中國古代非常注重研究「房中術」，比西方世界早了很多，而且是講到「男女」對養生重要的影響。這就像孟子所說「飲食男女，人之大倫」一樣，是養生當中非常重要的課題，很多人不懂這個道理，所以就會出現很多的問題。在《黃帝內經》裡的結論，「如是則僻邪不至，長生久視」，如果能做到上述這幾點，則一般的邪氣、病氣都不能傷害到你，而能做到長生久視，就是可以活得很長，而且生活的質量很好。

我們講養生與長壽，標準是以現代科學研究為準，也更是以《黃帝內經》的古代學說做為基準，同時再加上我最近研究出來的一些東西，既是繼承中醫傳統，同時又不完全同於傳統的東西。

任何人都有生老病死，就是中醫所說「生長壯老已」的過程，但是這個過程的極限是多少呢？《黃帝內經》上講人的天年是一百歲。按美國科學家海弗利克分析研究，人一生細胞分裂是五十次，這樣算起來的話，大概人類可以活一百二十歲到一百五十歲。

中國的長壽之鄉廣西巴馬有許多百歲人瑞；在世界上也有很多老人，都有活超過一百歲的記錄，但是與絕大多數人口相比，畢竟還是相當的少。就算是在廣西巴馬，百歲老人多一點，但並不是每個人都能活到百歲，這當然跟他的遺傳基因、生活環境、情志各方面綜合因素都有關係。

為什麼現代人多活不到天年？

《黃帝內經》的養生理論認為，如果人要長壽「盡終其天年度百歲乃去」，一定要做到「法於陰陽，和於術數，食飲有節，起居有常，不妄作勞」，自然就能夠「形與神俱」，精神好，身體也沒有病。「神」與大腦有關係，「形」就是整個形體，這就是中醫、中藥能抗衰老的辦法，因為它能扶助正氣，激發人體的潛能，所以能「盡終百歲乃去」。

這本書的重點就是要討論如何在了解天地日月運行之道後，通過運用太極黃金分割能量場來法於陰陽，和於術數。

至於為什麼大多數人活不到天年，在《黃帝內經．素問．上古天真論》中就有精彩的論述：

《黃帝內經．素問．上古天眞論》：「上古之人，其知道者，法於陰陽，和於術數，食飲有節，起居有常，不妄作勞，故能形與神俱，而盡其天年，度百歲迺去。今時之人不然也，以酒爲漿，以妄爲常，醉以入房，以欲竭其精，以耗散其眞，不知持滿，不時御神，務快其心，逆於生樂，起居無節，故半百而衰也。」

古人說：「人到七十古來稀。」可是現在活到八十也不太稀奇，但到九十歲的人就比較少了。現在也有很多猝死的名人病例，比如，相聲名家侯耀文先生，才六十歲就突然過世了，他是心臟病爆發；著名相聲演員馬驥先生也是心臟病爆發過世，他發病時正好是本命年的關口七十二歲。

為什麼本命年會對人有很大的影響？

其實這可以從中醫的五運六氣的角度來分析。《黃帝內經》講一個好的中醫，要懂得五運六氣，懂得天文、地理，分析出天氣、地氣、年份、季節變化對人體的諸多影響，因為在太陽系中，我們的生存環境，不但受地球、太陽、月球的影響，還會受太陽系內木、火、土、金、水五大行星的影響。

一個人在出生的時候，就會被打上宇宙天地五運六氣的印記，也會被打上父母基因遺傳的資訊。比如，在「水年太過」出生的人，出生年尾數是6，他就容易有手腳發冷，脊椎之類的問題。1946年就是這樣的一年，遇到相似的水運太過的年，使身體與生俱來的弱點就會變得更嚴重，所以1946年出生的人，到2006年、六十歲本命年的時候，可能身體會不太好，以此類推。

現代有些人不能長壽，也還有其他的因素，比如過度上網、熬夜、縱慾、花天酒地，或者情緒不穩、經常生氣、壓力過大、暴飲暴食，這些都是造成短壽，不能盡其天年的原因。《黃帝內經》說到短壽的原因之一是，「今時之人不然也，以酒為漿。」現代醫學發現喝酒無度，會造成酒精性肝硬化而短壽。

中國著名的戲劇學家、表演大師英若誠先生，他這麼聰明的人，之所以未能盡其天年，

《黃帝內經》：「不知年之所加，氣之盛衰，虛實之所起，不可以為工矣。」

就是因為白酒喝得太多。我看過他的傳記，中國在六、七十年代，生活比較貧困，有時捨不得喝好酒，就把好酒兌上很多質量比較差的白酒一起喝；如果你給他一杯兌過的白酒，他能喝出來一杯酒中，兌五糧液的比例是多少；他能喝到這個程度，真是令人不可思議。可能因為他喝了太多的劣質烈酒，最後死於肝硬化。這位一代英才，未能活過天年，非常可惜。所以奉勸喜歡喝酒的朋友，喝酒最好要有節度。

所謂「酒色財氣四堵牆，人能跳出牆之外，不是神仙也壽長」，在這四堵牆中，「酒」是第一位。雖然曹操說：「對酒當歌，人生幾何。」在某些場合下，性情中人不能不喝酒，但還是要適可而止。因為美酒雖好，但它是一把雙刃劍，少喝能益壽，如果喝太多，不但會誤事，而且會蠶食你的生命，使你短壽。

「以妄為常」，妄就是情志的波動太大，大喜大怒、或大樂大苦，然後「醉以入房」，喝醉以後再行房，這也是十分傷人元氣與腎氣的。許多人為了追求一時心情上的快樂而胡來，結果把生命的節律、規律都打亂了，所以五十歲就開始衰老了。

這裡告訴我們，雖然老天給我們壽命，天年是一百歲到一百二十歲，但是如果不好好調養，你就活不到這個壽限，拿不到老天給你五福裡的「壽」。

●人之情莫不惡死，而樂生

你一定希望自己能夠健康、長壽，才會看這本書。請問你能不能做到享有非常好品質的生活，而且盡其天年呢？在《黃帝內經》裡很早就講到了這個問題，認為不管是平民百姓、或居於上位的君王、或有錢有勢的人，大家都會有一個本能的追求，就是「惡死而樂生」。

在《黃帝內經．靈樞．師傳第二十九篇》裡講到了這個問題，從治國、治家講到治身，都是一個道理，強調一個「順」字，要「順」不要「逆」，就是不能違反規律。並且說治國、治家、治大、治小、治彼、治此、治民、自治都是一個道理。「未有逆而能治之也，唯有順而已。」不管做什麼事情，必須要順著他的固有規律，所謂因勢利導，才會達到好的效果。如果逆著、反著、不順，就一定會出問題。

在《黃帝內經》裡又舉了一個例子，黃帝問歧伯，如果遇到一個很複雜的疾病，比如、胃熱想吃涼的，可是腸子需要熱的食物；這兩個是互相反著的，那醫生該怎麼辦呢？同時他說：「且夫王公大人血食之君，驕恣從欲，輕人，而無能禁之。禁之則逆其志，順之則加其病，便之奈何，治之何先。」意思是，特別有權有勢居於高位的人士，非常驕橫任性，不太聽別人勸，一意孤行，對別人（醫師）的意見很輕視。古代的醫生是沒有地位的，沒辦法禁止他。他就是要吃涼的，你告訴他，不能吃冷的，他就不高興了。因為病理機制是胃熱腸寒，胃熱則欲寒飲。可是順著他，又會使他的病加重。那該怎麼辦？應該怎麼給他治才能夠合情合理？

歧伯就說：「人之情，莫不惡死而樂生，告之以其敗，語之以其善，導之以其所便，開之以其所苦，雖有無道之人，惡有不聽者乎。」

他說人之常情，誰也不願意死，都願意活得好好的，希望長壽。在他不聽醫師勸告這種情況下，你告訴他，如果這樣做的話就會出問題；但是如果往另一個方向，順著規律，按著道理去做，就會好轉。你要循循善誘的開導他，告訴他該怎麼做，讓他在方便的情況下，聽從你的勸告，從而讓他能夠擺脫痛苦。再不講道理的人，因為你把道理講得非常清楚，他明白了你確實是為他好，他能不聽你的嗎？

西醫好？還是中醫好？

我在海外這麼多年，發現國外所謂白領也好，主流社會也好，儘管還是有很多人並不認同中醫，但是有越來越多的人對中醫青睞有加，變得非常喜歡。到我診所來看病的人，大概有一半以上是美國白人，而且都是一些很有社會地位的人。

現在隨著各方面研究中醫的人越來越多，而且它有良好的療效。往往一個人看中醫，看好了多年的病；之後他就會介紹他的親友來看中醫，就這樣他們親屬朋友之間又相互介紹。大家看到好的中醫，取得非常良好的療效，就繼續介紹給其他人，好像滾雪球一樣，良好的療效帶來了好的信譽，所謂「效者信也」，他們對中醫就越來越認同，越來越相信。

我有一個患者，已經近八十歲了，他受過非常良好的教育，是位音樂家，同時又在政府單位掌管醫學的帳目系統，因此他認識很多的醫院及西醫醫生。但他爲什麼不找那些西醫，而來找我看病呢？他是腎功能衰竭，腎功能指數血肌酐（Creanitine）已經到了4.4 mg/dL，西醫一再建議他要「透析」，即「洗腎」。但他不想洗腎，因爲他主管醫學帳目，知道很多人洗腎到後來就每況愈下。

一年多前，他的病情突然急轉直下，走路走不動、不想吃東西、噁心、而且血壓也變得很高，來找我看病。

在治病時，我用「法天則地、太極黃金分割共振扶正」的針灸方法，給他調整了診床的方向，使他的任督脈環可以與天地大的太極黃金分割能場產生共振，然後按法天則地、太極黃金分割的天人相應共振的方法，給他治療針灸，同時配合中藥。

治療兩次後，他的血壓就開始緩慢下降、腎功能好轉了、排尿恢復順暢，覺得腿有力量，精神也好了，有胃口，想吃東西了！

在服中藥、扎針灸一段時間以後，由於他腎功能逐漸好轉、恢復，腎臟所分泌、與血壓調整相關的腎素——血管緊張素，調整得比過去好很多時，血壓就會開始下降。這時如果繼續吃西藥，就會造成血壓過低，嚴重時甚至會發生暈倒等危險情況。

我告訴他，「降血壓藥要逐漸遞減，還要隨時測量血壓，否則會有危險的。」

但是他的西醫說：「降血壓的藥不能停，要終身服用。」

果然有一次，他因爲頭暈站不住，在雜貨店裡跌倒了！被緊急送到急診室之後，一量血壓，高壓只有80 mmHg，低壓45 mmHg。但西醫師看了他的血液化驗單之後，發現他的腎功能指數由原來的4.4 mg/dL，降到2.8 mg/dL。也就是說他的腎臟已經由原來的20％細胞工作，現在上升將近有40％的腎臟細胞開始工作。

西醫師很開心，叫他不要停止中醫的治療，同時也同意將他的降血壓藥開始往下減。

中醫陰陽的概念，涉及的範圍非常廣，裡面不完全是講男女，而且講一些相對的、有哲理的東西，而且在很多的情況下，是講到與日月星辰有關、天地的能量氣化的變化。

現在有越來越多的外國人、美國白人及各種族裔的美國人，開始信中醫、看中醫，這是因為中醫有它良好的療效，就是古人所說的「效者信也」；良好的療效可以吸引很多病人來看病。

中醫對人類的兩大貢獻：治病和防病

現代的醫學認為，抗衰老是不太可能的，因為它是從基因學說來立論。我們不能對古人要求太苛刻，因為古人沒有實驗室，沒有名牌的哈佛大學醫學院。而且中醫與西醫是兩套完全不同的體系。

中醫淵源流長，從《黃帝內經》到現在，保守的講也有兩千五百年到三千年了。或者從醫聖張仲景的《傷寒論》算起，也有快兩千年了。實際上它承積多少代、多少億萬人次的臨床實踐，從而積累了大量的經驗，而這樣的經驗，遠遠比用小白鼠做實驗更有意義。因為小白鼠跟人類畢竟還是不一樣的，據台灣王唯工教授研究，老鼠只有七條經絡，比人類少了好幾條。臨床家在大量觀察了病人的治病過程，發現了什麼時候該用這個藥，什麼情況下不該用那個藥，有些寶貴的臨床經驗是可重覆的，所以臨床家在寫書的時候，與實驗室中做小白鼠實驗而推出結論的博士、教授所寫的書相比，就更符合於實際，更不是紙上談兵。

其實中醫和西醫有很大的不同，有人說中醫在某種意義上是一種藝術，是一種哲學，又是醫學、文化、心理學，還又是百科全書；這些說的都對，但是中醫從整體上講，有很多非常有特色的東西，它與西醫最不一樣的地方，是以**整體觀立論**，它對問題看法不是精準定量的，沒有一摸脈，就說你的白血球很低，低到三千五，人體正常值是四千以上；或者摸脈就知道你的血壓高壓是一百五十 mmHg，低壓是九十五 mmHg，也許有人可以摸出這個東西來，但是我摸不出來。我只能摸脈你有沒有生病，或你的陰陽、氣血有沒有失調之類的身體症狀。

中醫另一個特點，除了上述的整體觀，同時它還有一個**扶正**的理念。就像現在講的扶陽理論——「扶正氣」，比如你的心陽不足，或者肝陰不足，中醫可以找到你的問題在哪兒，然後幫你調整。

所謂「治已病」就是你生病了以後，去找醫生給你治好。但中醫有一個最大的特色，是其他醫學沒有的，就是「治未病」。

「治未病」就是防患於未然，《黃帝內經》特別講到一個問題，是說好的醫生會「見微知著」，在疾病開始還很弱小，處在萌芽狀態的時候，及早把它調整過來了。因為人體都有自我修復能力。

《黃帝內經》：「正氣存內，邪不可干。」所謂正氣，就是指人體處於優化狀態的內環境及人體的自我修復系統，在人體生大病或處於不健康狀態時，如何設法扭轉乾坤，或治已病，或治未病，使人體的內環境或正氣處於最佳狀態，這就是中醫的高招了。

● 治未病的思想與《道德經》有異曲同工之妙

「治未病」的理念，是在《黃帝內經．素問．四季調神大論》裡出現的，它是不是也受老子《道德經》的影響？有時候我們講中醫，實際無法離開中國文化，比如在中醫經典理論體系裡，《黃帝內經》出現最早，之後是《傷寒論》，接著是金元四大家——李東垣、張子和、朱丹溪、劉河間，再後面就是盛於明、清時代的溫病學派。這是縱向的看，我們還要橫著看，因為中醫是一套文化，不完全是用單純類似西醫可以看得見、摸得著的，諸如解剖生理、病理等理論與學說，而是用一種類似場論、能量的變化等，來描述人體的生命變化。

中醫處處受到中國文化的影響，在老子《道德經》的六十四章裡就提到了，「其安易持，其未兆易謀。其脆易泮，其微易散。」大意是說事物發展還處在微小的、剛剛開始或者萌芽狀態的時候，是很容易改變它的。「為之於未有，治之於未亂。」這不就是講「聖人不治已病治未病，不治已亂治未亂」嗎？

老子《道德經》的哲學與學術思想，實際上也對《黃帝內經》有很大的影響。而且它講到的「見微知著」，實際是倒過來講，比如想要砍一棵大樹，這麼大的東西，你怎麼弄得動它？但是從萌芽狀態就下手的話，弄斷一棵很細小的樹苗就很容易。以此類推，真正大的東西，真正的大病，都是從小病開始，嚴重的疾病都是從輕微的病態開始，你要早點下手，防患於未然。

《黃帝內經．素問．四季調神大論》：「是故聖人不治已病治未病，不治已亂治未亂，此之謂也。夫病已成而後藥之，亂已成而後治之，譬猶渴而穿井，鬥而鑄錐，不亦晚乎。」

所以《道德經》說到：「合抱之木，生於毫末。九層之臺，起於累土。千里之行，始於足下。」

反過來說，道理也是一樣，比如有人患大病求醫，治到快好了，他嫌費用貴捨不得花錢，以為自己會好，就半途自行停止治療，結果就給了大病反撲的機會。經驗證明，一旦好轉的病情，因中斷治療而重新惡化，往往很難再有康復的機會。正如老子所說：「民之從事，常於幾成而敗之。」

我就有這樣真實的故事，是我經手過的患者，有非常慘痛的、難以挽回的教訓。

這位患者是胰腺癌，來找我看病的時候，已經是晚期了！他的腰疼痛到難以躺臥，必須坐著睡覺。他嘗試過找人推拿，但按摩以後疼得更加嚴重，經人介紹而來找我看診。

我診治過後，發現他的胰腺癌已經轉移了。因爲胰腺透過神經可以通到腰上來，他才會腰疼痛到無法坐、也無法躺。這種狀況下，是不能按摩的，越按摩會越麻煩。然後我就用我研發出來的「太極黃金分割共振扶正」給他治療。

治了兩次以後，他的腰痛舒緩，也能站直了，氣色也開始好轉了。再治了一段時間後，他的食欲、體重各方面也都逐漸恢復正常了！

之後，他和家人回北京，到北京 307 腫瘤醫院診察。醫生不相信他是癌症病人，因爲他滿面紅光的。他把在美國史丹佛醫院的檢驗報告拿給醫生看，那醫生一看，說：「你的中醫醫生很厲害，很有本事，你應該繼續給中醫治療，你這麼嚴重的胰腺癌，我們治不到這個地步。」

他回美國後又去史丹佛大學看病，當時他的主治醫生不在，一位白人醫生很驚訝的對他說：「你看起來眞的不像病人。」

過了兩天，他就來看我，跟我說：「吳大夫，我現在情況挺好的，是不是可以休息、休息！」

我說：「你現在的情況，不能說完全好，只是你自己感覺很好，我沒法替你做決定，但我勸你還是繼續治療，因爲你的腫瘤還在那裡。」

最後他決定先休息，因爲他感覺身體好起來了，他就不想再花錢看病了！

通過天人合一、太極黃金分割共振扶正的理論與方法，有效的啓動了這位胰腺癌患者極深層次的自我修復系統，身體才會好轉到他認爲自己已經康復了。可見這套辦法對危重病人眞的有扭轉乾坤的作用。

可是他忽略了，在所有的癌症裡，胰腺癌是最凶險、複雜、難治的癌症之一。

後來他怎麼樣呢？

他看了一本講述治療癌症的書，是上海一位有名的專家寫的。他非常佩服這位專家，然後他與那位專家取得聯繫，透過網上發舌苔照片及報告主要病症，然後透過網上開方寄藥，他就開始吃這位專家開的藥方。結果有一段時間，他就沒有再來找我。

過了大概三個月，他又打電話來給我。「吳醫師，我現在情況很不好，癌症指數都反彈過來，而且反彈得非常高，你要救救我。」

我請他來看我時，一定要把網上訂的藥方子帶給我看。

兩天後他帶方子來了。

我對他說：「面對面，我可以幫你診脈、看舌苔，但是在網上，醫生可以給你診脈嗎？而且這個藥方相對偏涼，把你本來就衰敗的陽氣『雪上加霜』了！」

目前有很多醫生及中醫治腫瘤專書的論述，對於癌症機理，大都把腫瘤看成是邪毒和瘀血熱毒，因此用清熱解毒、化毒逐瘀的藥，比如像七葉一隻花、白花蛇舌草等，或許多常用的抗腫瘤專藥，比如蛇莓、徐長卿等；但相對來講藥性都偏寒性，而腫瘤最根本的原因，其實是「陽氣」不足，「陽虛生內寒」、「陽不勝其陰」的問題。如果再使用寒性的藥物，雖然取效於一時，但其結果只會使患者的陽氣更加衰敗，加速其敗亡的過程。

我講這個問題，也是涉及到如何把虛衰的陽氣補起來。過去講「風燭殘年」，是形容老弱及久病之人，衰敗的陽氣如同風中的殘燭，風一吹，火就滅了。這時你該怎麼辦，只有想方設法再把「火」保養、強壯起來，讓生命之火再繼續燃燒。癌症末期患者只要有這一分陽氣，這人就可以生存下去。

《黃帝內經》特別強調，如果陽氣太虧損，濁陰太過，就會造成「陽不勝其陰，則五臟氣爭，九竅不通」的局面。

胰腺癌會出現很明顯的症狀就是疼痛，因為各種竅都堵住了，就是所謂的「九竅不通」，這個病人排大便、排尿都非常困難，也吃不下東西，因為很多氣血通行的通道都堵住了！

中醫理論講，不通則痛。之前，我用太極黃金分割共振扶正幫他補充調整衰敗不通的陽氣，正勝邪退，病人就有了柳暗花明的轉機；但是他反勝為敗，犯了臨陣換將的大忌，重財輕身；就像孔夫子說的，「為山九仞，功虧一簣，我止也。」事情馬上就要做成了，在最後關

《黃帝內經》：「陽氣者若天與日，失其所，則折壽而不彰，故天運當以日光明，是故陽因而上，衛外者也。」

頭時卻放棄了，而最終失敗。他在病剛剛有些好轉就輕敵了，而給了病魔反撲的機會。他過世前很後悔，當時沒聽我的話，以致半途而廢。

這是個難以挽回的教訓，所以我現在對那些登門求醫的腫瘤病人，有晚期肺癌骨轉移、肝癌肺轉移、還有鼻咽癌、子宮癌等等，我一定都要求他們要定時來治病，或針灸或吃藥，或針藥並用，大多數至今還都健在，情況也都相當好。

這也說明，太極黃金分割共振扶正，它確實有很大的力量，能調動人體的深層自我修復系統，但要根據具體情況，及時調整並持之以恆。

中醫養生的準則——時時勤拂拭，莫使惹塵埃

先說一個大家熟知的故事。在中國唐代湖北省的黃梅東山寺，五祖希望把達摩祖師的佛法傳下去，當時他有一位高足神秀，非常聰明、好學精進，但有些執著，所以五祖希望找到一個更有慧根的人；後來他看上一個剛到廟裡，在廚房燒火煮飯的年輕人惠能。惠能雖然沒有文化，不認識字，但根器極高。

五祖說：「我要把衣鉢傳下去，大家來寫一下你們修學的心得。」

神秀寫了一首偈語貼在牆上：「身是菩提樹，心如明鏡臺，時時勤拂拭，勿使惹塵埃。」

大家都對神秀很讚歎。這時候，惠能看到很熱鬧，就問別人：「上面寫些什麼？」旁邊那人就唸一遍給惠能聽，結果惠能就說：「菩提本無樹，明鏡亦非臺，本來無一物，何處惹

塵埃。」這句話後來變成非常有名的偈語。

五祖看他有如此根器與悟性，就把衣鉢傳給惠能。這故事大家都知道，但都以為只有六祖惠能的話才是正確答案，而神秀的話長期以來被當成反面教材。

我認為修佛法修心逐漸進入一個高境界，從不要執著、著相的角度來講，六祖這話是對的；但是對於中醫保健、養生，看待我們這個肉體，這個「身」，不論你管它還是不管它，它都會按照自然規律生老病死，現代因為環境的變化，我們生活周圍並不清淨，比如過於緊張的生活節奏、環境污染、情志的變化、工作的壓力等等，你不精心照顧它，身體健康肯定就會跑偏。所以在這時候，神秀說的「時時勤拂拭，勿使惹塵埃」，我覺得甚至可以做為中醫養生的準則與哲學之一。

「時時勤拂拭」應當包括什麼呢？包括情志上的勤拂拭，就是說每天要「吾日三省吾身」，經常要自我做檢討，就是「寬以待人，嚴以責己」。

韓愈的「原毀」說：「古之君子，其責己也重以周，待其人也輕以約。重以周，故不怠；輕以約，故人樂為善。今之君子則不然。其責人也詳，其待己也廉。詳，故人難於為善；廉，故自取也少。」

意思是說古代有修養的人，特別是君子，對自己要求很嚴格，對別人要求寬鬆。對別人寬鬆，別人就願意跟你打交道；對自己很嚴格，別人就更容易尊重你。可是現在的人就反過來了，對自己要求很稀鬆，自己出現過失，很容易找理由原諒自己；可是對別人要求很苛刻，別人就很難和你打交道。如果抱這樣的心態，心中就會時常不平、不開心，就會經常怨天尤人。但如果你能遵從「古之君子」的處事準則，來「時時勤拂拭」，就可以擺脫掉不必要的情緒負面干擾，就會快樂平靜，自然有益於你的健康。

再有就是對你的生活起居要「時時勤拂拭」，比如，按時睡覺，吃飯時要注意飲食調控，不要暴飲暴食，不要太油膩，而且「該吃飯時就吃飯；該睡覺時就要睡覺」。

我看過一個故事，一個百歲老和尚修行的很好，年輕的和尚很羨慕他，說：「老師，你要教我，你到底為什麼修得這麼好，這麼大年紀，腦子還這麼清楚，而且也很有智慧，身體這麼好，請你一定告訴我。」

老和尚想了想說：「其實很簡單，就是該吃飯的時候吃飯，該睡覺的時候睡覺。」

這句話聽起來好像很簡單，其實它裡頭有哲理，就是你要順從規律，不能逆著規律。養生要順從什麼規律？**順從天地的規律**，因為人是法天地的，晚上該睡覺的時候，你起來看書，白天該工作的時候又睏了，睡著了；該吃飯時你不吃飯，不該吃飯的時候你又餓了；久了以後，你的生命節律就紊亂了。我們的生命節律是怎麼形成的？根據我多年的體悟，我發現這裡大有學問，實際上跟天地有密切關係。

有關我們生命的規律，中醫是怎樣看的，有什麼樣的規律？我們剛講到人的壽命可以活到一百歲到一百二十歲，壽命與壽限的規律，在《黃帝內經》裡除了天癸鐘以外，還有一個天年鐘。

在《靈樞．天年篇》裡講到，一般人生命的長短，大概規律可以活到百歲。黃帝問歧伯：「其氣之盛衰，以至其死，可得聞乎。」他把人生的界定，以「十」為期，就是人生十歲、二十歲，三十歲，到四十歲之前都還好。但到了四十歲就開始走下坡了，就「榮華頹落，髮頗斑白」——臉部漸形衰老，開始出現白頭髮。到五十歲「肝氣始衰，肝葉始薄，膽汁始滅，目始不明」——眼睛就開始花了。因為肝開竅於目，肝氣衰弱，眼睛自然就花了，要戴老花眼鏡了。「六十歲，心氣始衰，苦憂悲，血氣懈惰，故好臥。」六十歲心氣衰弱，容易累，喜歡躺臥，而且容易心情不愉快，易發脾氣，這時要特別小心得心臟病。「七十歲，脾氣虛，皮膚枯。」七十歲時皮膚就出現乾枯或老人斑。「八十歲，肺氣衰，魄離，故言善悮。」八十歲更加衰老，後半夜睡眠不好，說話顛三倒四，就有點像我們說的老人癡呆了。「九十歲，腎氣焦，四臟經脈空虛。」九十歲時，腎氣已經乾枯了，此時不僅是腎氣衰弱，從心、肝、脾、肺到腎，五臟都衰弱了。「百歲，五臟皆虛，神氣皆去，形骸獨居而終矣。」到一百歲時就差不多到了天年的大限。

我們看一下周圍，一般人很難活到九十歲，活到一百歲就更不用說了。這就是《黃帝內經》在幾千年前，從長期觀察中總結出的人類生命過程及壽命、壽限的規律。《黃帝內經》所說天年的概念，大約平均是九十歲乃至一百歲。

●法於陰陽，合於術數，能享天年，且身體健康

在《黃帝內經．上古天真論》中也說到，勤於修道、善於養生的人有可能會活超過一百歲，並保有生殖能力及旺盛的精力，也就是把人體本有的「天癸鐘」和「天年鐘」，都大幅度延長了。《黃帝內經．上古天真論》就特別強調，「道者能卻老而全形，身年雖壽，能生子也。故合於道，所以能年皆度百歲而動作不衰。道者年皆百數，能有子。」從這裡可以看出，善於養生「合於道」，與一般順其自然的養生，其間差別就很大。能否活得更長、活得

更好，就跟你能否合於道，用什麼方法有效地養生、保健，有很大的關係了。

我們瞭解了《黃帝內經》對人體壽命的描述，知道人生規律在正常情況下會由盛壯而衰老。在這個前題下，我們可不可以找到一些方法，能夠像《黃帝內經》說的「提挈天地，把握陰陽，呼吸精氣，獨立守神，肌肉若一」，能夠「袪老而全形，年皆度百歲，而動作不衰」，能夠跟廣西巴馬的老人一樣長壽，或甚至超過巴馬老人呢？其實還是有辦法的。

我本人研究的這套辦法，並通過臨床實證，我覺得它的可行性很大，而且我還在繼續研究探索。因為我今年已經六十多歲了，但是我的頭髮是黑的，也從未染過頭髮；再有我耳朵還非常好，可以聽到很遠且細小的聲音，也不重聽、不耳鳴。眼睛也很好，看書不用戴眼鏡，別人看到我都不相信我已經六十多歲。所以我現在講這些東西、寫這本書，可能有我的一點發言權吧！我也很想把這套行之有效的理論與方法跟大家分享。

基因決定論與拉馬克的進化論

前面講到了美國「老人學」專家柯翰博士，他發現大腦「老化」，實際上不像以前我們所想像的那樣；大腦其實是越用越好用，但悲劇是，往往大腦還沒衰老，身體卻衰老、生病或不管用了，不到天年就過世了。現在就是要想辦法，怎麼通過「時時勤拂拭」來養生抗衰老。「勤拂拭」有它的方法，有它的切入點，使身體「勿使惹塵埃」，能夠使身體盡其天年，甚至超過天年。

現代最新科學研究，出現許多令人矚目的成果，有些科學家通過研究，認為長壽還是可以做到的。但是主流醫學的科學家，從現代醫學的角度討論分析，說「是否長壽」是由基因決定的，基因決定了一切。據我所知，歐美很多醫學專家寫書講，「抗衰老是騙人的，根本不可能的。」這就牽扯到了達爾文的進化論。進化論到現在已有一百五十年，在很長一段時間裡一直佔主導地位。大多數科學家認為，人之所以能夠長壽，或者不能夠長壽，基因有著決定性的關係——長壽的人，是因為有長壽基因。

但是，現在最新的研究發現，實際上人類是否可以長壽，基因的因素可能只佔25%，而「環境」則佔75%。在很長一段時間內，達爾文的進化論、基因決定論在學術界佔了上風。而當時比達爾文早五十年發表進化論的拉馬克，在很長時間被學術界誤解。

拉馬克（1744～1829）是法國的生物學家，他寫過一本四卷本的《法國植物誌》，當時受到很高的評價。1793年，他出任博物館無脊椎動物學的教授，這在當時是一個沒有人願意承擔的職務。因為無脊椎動物當時還是處在沒有人研究的「科學沙漠」狀態下。他以驚人的勇氣和毅力對這個領域做出非凡的貢獻。正因為他橫跨植物學、動物學兩大研究領域，結果拉馬克對於植物和動物逐步進化，及相互之間的互動關係，做出了精闢的論述。這就是物種的可變性及生物界從低級到高級，從簡單到複雜的演化趨勢；拉馬克提出的這個理論，是比較溫和的進化論。拉馬克表示進化奠基於生物與環境之間的啟發性、合作式的互動，這種互動是生命形態在不斷變遷的世界裡的變化，他認為生物可以學會在變遷的環境下，做其生存必須做的調適，並且將這個特性遺傳下去。

表觀遺傳學對人類生命機制的最新研究

最新發現的生命理論——表觀遺傳學（Epigenetics）的一些論點，對人體免疫系統如何適應環境的理解和解釋，與現在細胞學的最新研究成果，竟然跟拉馬克講的論述有點相像，即是強調環境為主。

拉馬克也曾受到很大的誤解，甚至歧視，因為德國的科學家、生物學家奧古斯特·威斯曼，他將拉馬克的理論——「生物會將它與環境互動當中，習得的適於生存的特性遺傳下去」，通過動物實驗去驗證。

威斯曼切掉公鼠和母鼠的尾巴，然後讓牠們交配。他說如果拉馬克理論正確的話，這些老鼠就應該會將無尾的狀態遺傳給後代；他將這個實驗重覆做了二十一代，但繁衍的結果，所生出的老鼠沒有一隻缺尾巴。因此他斷定拉馬克的論點是錯的。但實際上，威斯曼並沒有真正理解拉馬克理論，因為拉馬克理論有幾個前提，包括生物界的法則要經過漫長時間，製造出越來越複雜的形態，而威斯曼五年的實驗，顯然不足以驗證這個理論。他的實驗還有一個更根本的問題與缺陷，就是拉馬克從來沒有宣稱，生物所經歷的每一項改變都會保存下來，他說的是「生物會將生存所需要的特性，比如尾巴保留下來」，但是威斯曼把尾巴給切掉了。

在近代的時候，拉馬克又重新受到了很好的評價。有很多學者說，拉馬克實際上是第一個真正提出進化論的大科學家。達爾文的進化論是說，求生與暴力不僅是動物和人類的本質的一部分，也是推動進化主要的力量，所以在「物種起源」的最後一章，「物競天擇」和「適者生存」裡，達爾文提到不可避免的「生存戰」，並說推動進化的是自然界的戰爭，從饑荒到死亡。

我們回到這問題的關鍵要點上，如果按達爾文學說，我們想要抗衰老、養生長壽，但是如果我們身體內攜帶著不長壽的基因，那我們就沒有什麼希望了。這也是為什麼大部分歐美科學家認為「抗衰老」是騙人的，因為「基因」決定一切，而「基因」是人類無法改變的。

但是現在有了一個新的不同講法，就是「表觀遺傳學」。表觀遺傳學在美國、瑞典晚近所做的對人類生命機制研究，提出的最新「細胞膜學說」；在主流科學界產生了巨大的震撼，其關鍵要點就是，「DNA 不是最主要的，環境是最主要的」。

達爾文主義認為，在進化過程中，遺傳基因（DNA）是相對穩定不變的；會將其特性基本不變的傳給後代，就是 DNA 決定了一切，DNA 為首。所以一個人如果患了腫瘤，或其他腦源性疾病、或類風濕等免疫系統疾病、或嚴重臟器損害等疾病，從西醫的原則來看，根本是無法治癒的，只能對症治療；也就是說，我們身上如果遺傳了不長壽的基因、或糖尿病基因、或某些不良基因，是無法改變的。但是最新的研究，證明這個過去沿習已久的說法，實際上是有問題的，是值得商榷的。

● 環境為先——環境的變化，能夠左右 DNA 的變化

二〇一〇年一月份的美國時代雜誌《*Time*》刊登出了一篇介紹表觀遺傳學的文章，「為什麼基因不能決定命運（Why Genes Aren't Destiny）」，就表觀遺傳學的機理和最新研究動態做

了精彩的闡述。其結論是，環境的變化會在很短的時間內，影響你及後代的基因變化及表達方式。這與達爾文經典論述完全不同。

這篇文章是描述瑞典有名的科學家 Bygren 博士，和其他幾位頂尖科學家的綜合研究成果。Bygren 博士從八〇年代開始，選定瑞典最北部，地處於北極圈內，人煙稀少（人口密度為每平方英哩六個人）的 Norrbotten County 地區。

他通過研究當地教會、教區保存的原始記錄，發現在近兩百年中，幾個家族的一系列成員當中，在處於饑荒年和豐收年不同的年份裡，飲食的變化會對其壽命和後代的疾病及壽命有很大的影響。

這些科學家發現了在災荒年吃不飽的孕婦，其子女成年後患心臟病的機會大增；而在豐年飲食過飽的人，其本身的肥胖症及短壽，與其子孫罹患肥胖及短壽的人，明顯高於處於同樣狀態下不過飽的人。

文章還列舉了許多最近研究的實例，指出如果母親懷孕期間有焦慮症，其子女就很容易患哮喘；如果小男生在十歲以前吸煙，或者暴飲暴食，追蹤觀察就發現，這些因素甚至會影響他及後代產生肥胖及短壽。很多科學家以前都認為孿生兄弟姊妹，由於基因相同，所以他們會生同樣的病，會有同樣的行為模式。但是最近的研究實例發現，由於所處環境的不同，他們不一定會罹患同樣的疾病。比如某個孿生兄弟或姊妹患哮喘，但另一個孿生兄弟或姊妹，如果環境不同，就不會患哮喘。

根據表觀遺傳學最新研究結果顯示，如果把 DNA 看成是「硬體」，那麼在 DNA 鏈條上的「開關（Mark）」——Epigenetics 系統的開關點，在一定環境下會決定其基因，究竟是

Epigenetics，現行的中文翻譯為「表觀遺傳學」，其實應當翻譯為「駕馭基因變化的調控力」。

「開」、「啟動」或者是「關」、「停止」，要往哪個方向走？而這種過程是與人體內環境的「高甲基化」或「去甲基化」有關。

最新的研究結果顯示，在適當環變化下，基因可能在當代或一、兩代就會變化了，換句話講，基因本身的結構不會輕易改變，但其運行的方向和狀態則會被所處的生命內環境變化所左右。這個研究結果，反而在理論上支持了被達爾文主義者激烈抨擊多年的「拉馬克進化理論」。因為拉馬克比達爾文年長八十四歲，他早在達爾文之前即提出，遺傳基因可以在外界環境改變的影響下，一代到兩代就可以變化，這是很符合目前表觀遺傳學研究的成果。

在時代雜誌這篇文章結尾時，特別提到表觀遺傳學是當代最了不起的新發現，並說表觀遺傳學的時代已經到來。這裡就講到了一個最關鍵的問題，即是環境的變化能夠左右 DNA 的變化，而不是 DNA 決定了一切。

這也為我們抗衰老、保健養生提供了合理性的前提及可行性的條件和空間。甚至當你得了慢性病，或其他各種疑難疾病，你找各種醫生都治不好，從理論上講，到底有沒有辦法讓你改變乃至康復呢？如果不用西藥，而是用一些自然的方法，有沒有辦法與可能，使其向良性方向轉化？根據我多年經驗體悟是，在很多情況下是有辦法，有可能的！

● 從「細胞生命環境機制變化」的研究，看人生病後的體內發生了什麼變化

美國威斯康辛大學的教授布魯斯．立普頓（Bruce Lipton）是頂尖的細胞專家，他寫了一本震驚醫學界的新書——《信念的力量（*The Biology of Belief*）》，他從多年的細胞研究，發現達爾文遺傳學、現今遺傳基因組學、及基因表達理論的局限性及某些不合理性。他的研究實

驗表明，決定細胞生命變化的不是DNA本身，而是細胞膜。

他用特殊方法將細胞核摘除，發現細胞還能正常的存活幾個月。他的結論是，過去所認為已成定論的「DNA首先」，現在應該讓位於「環境首先」。

他的大量實驗表明，驅動生命的力量是包裹在DNA外面的蛋白質電荷的變化所造成的。他給表觀遺傳學所下的定義是，「在基因之上的控制力」。他的研究關鍵要點即是，環境作用對於基因作用的操控，「DNA為首」已不再適用，新修定訊息流程，應當被稱為「**環境為首**」。

因此立普頓認為，量子物理和環境改變是解釋DNA生命運作最佳方法，同時也引申出中醫針灸中的「氣」以及「能量」變化的合理性。他提到了「良性共振」與「不良共振」對生命活動的重大影響。從上述表觀遺傳學的最新描述，也波及到中醫遺傳學的研究思路，是重在先天（基因），還是綜合考量先天（基因）與後天（環境變化），乃至更注重後天（環境變化），孰者更重要。對於一些被認為是基因突變和與遺傳基因有關的疾病，對於各種疑難及複雜疾病，針灸與中藥治療從理論上講，可否找到使失調的生命過程重新有序化，或者說，如何創造出能使DNA細胞膜上的蛋白質向良性方向發展的信號和環境。由此引申可否用這套理論去指導抗衰老及養生保健。

簡單的說，這位頂尖的細胞學教授立普頓，通過多年大量的研究實驗，發現了他自己多年來受醫學院嚴格系統訓練得來的觀念，發生了一個根本的變化。立普頓教授說，研究表明，即使你生了病，比如糖尿病、或心臟病，實情是很多疾病可能跟某些基因有關，而不是說這個基因就決定你會有這個病，而是在什麼情況下，可以啟動這個基因，就是跟環境有關係。也就是說，如果把環境改變的時候，很多問題就可以發生逆轉，包括你的「念力」，也影響至巨。

你認為你會康復，身體真的會聽你的指揮；生病後，你是正向的思維，還是負面的思維，都會影響你疾病發展的轉歸。情緒對人體的生命變化，對人的健康狀態影響是非常重要。

同時對一些慢性疾病，如果從「環境為主」的角度立論，立普頓教授也抱樂觀態度。由於現在表觀遺傳學還是處在剛開始的階段，最近美國藥品食品管理局（FDA）批准了幾個新藥，就是用表觀遺傳學理論做為指導研發出來的。但由於人體體內環境實在是太複雜了，你怎麼能設法把它（體內失調的內環境）導向理想的方向改變，科學家還未能理出清楚頭緒，這就是現代最新醫學科學研究還是感到很頭痛的問題。

但是如果我們把這個理論拿過來的話，就有一個很清晰的標示，就是說，如果你生病了，或者你開始衰老了，有沒有一個辦法來設法使其逆轉，向良性方向發展。

人類養生長壽、抗衰老的可能性與可行性

就正如數學中的求證題程序那樣，有定理、公理，有已知的條件，再進行推理求證。在這個養生長壽千古難題的求證程序中，我們現在有幾個已知條件和定理，第一、已知我們的天年是一百年左右。

第二、已知最新的研究說明，並不是基因就決定了一切。如果以「基因決定一切」為立

足點，我們就會沒有一點人為努力，反敗為勝的餘地了。第三、已知內環境的改變，可以使你的身體向良性方向逆轉。而「環境為首」，環境是非常重要的。這個環境，並不是指我們居住的環境，而**是指我們體內生命流動的、生命變化的內環境**。著眼在細胞膜上的蛋白質電核的變化和信號的變化。

在上述前題下，如果我們求證，人類養生長壽，長生久視是可能的嗎？我們能否像《黃帝內經》上說的「道者能祛老而全形，年過百歲猶能生子」嗎？

西醫對有些疾病，比如類風濕關節炎、免疫系統相關疾病、老人癡呆、帕金森氏綜合症、或青光眼、黃斑病變等等，基本上都認為是無法治癒的。而這些疾病從中醫的角度看，都是跟身體的「關」、「竅」有關。正如《黃帝內經》所說，是由於「陽不勝其陰，則五臟氣爭，九竅不通」。還有很多疾病，比如，前列腺病、婦科病、結腸病，包括腫瘤等等，其實都是「九竅不通」，即陽氣太弱所致。再有就是癌症，這是對人類健康與生命威脅最大的疾病。有沒有辦法來避免癌症的發生，或是讓癌症患者已經失調、失控的DNA複製轉錄程序，由異常再改向正常方向發展，或是對於已經很嚴重的、綜合性的、多種複雜及虛弱的疾病，能不能由弱變強？從《黃帝內經》的理論體系分析，我認為是有可能性的。

《黃帝內經．靈樞．九針十二原》：「今夫五藏之有疾也，譬猶刺也，猶汙也，猶結也，猶閉也。刺雖久，猶可拔也；汙雖久，猶可雪也；結雖久，猶可解也；閉雖久，猶可決也。或言久疾之不可取者，非其說也，未得其術也。」

其大意是說很多看起來嚴重複雜的疾病，在未找到正確的方法時，你會覺得它是不治之症，但如果你找對方法，把人體的正氣激活，很多病還是可以轉危為安的。

從先哲的這段智慧話語，我們似乎看到一線曙光，如果「得其術」，很多困難的疾病，並非不可以治。問題是怎麼「得其術」，這種可以扭轉乾坤的方法到底是什麼？要點是你要設法改變體內失調的生命環境，內環境如果能夠向良性方面改變，從理論及我多年臨床實踐體悟，很多病都可以好轉。病好了自然就可以健康，就可以長壽。

●人類體內的環境變化，是否都可以測量出來？

現在一般西醫的常規，醫生會先幫病人做化驗，但結果可能什麼都正常，比如白血球、紅血球、血小板、尿檢、膽固醇、血糖等都正常，乃至斷層掃描、核磁共振也都正常。

於是醫生說：「一切化驗都正常，你身體沒病，或許去看心理醫生吧！」

病人說：「我是因為難受才會來看病，為什麼說我沒病，還要看心理醫生？」

結果就鬧得很不愉快。

我看過很多各種族裔的患者，他們覺得自己有很多症狀，但是化驗結果都很正常，怎麼解釋呢？在臨床上，生命現象的內外環境互動與失調，很多東西是檢驗室驗不出來的。

這就是立普頓教授講的，人類生命現象非常複雜，只能用愛因斯坦的無形量子理論來分析與解釋，而無法運用簡單的牛頓經典力學做為標準。

現代的醫學，就如上面所述，是從牛頓經典力學角度來設計各種臨床化驗，及檢測設備，可以檢測出諸如血、尿、便乃至X光的各種指標變化，但是很多涉及病人細微生物場的變化，比如病人感覺痠痛、或脹痛或刺痛或麻木、發冷等，還沒有儀器或方法可以客觀檢測出來。其原因是現在醫學到目前為止，還是沒法真正弄清楚，從量子層次人體生命機制運作及與環境相呼應，究竟會發生什麼變化，也就是生命內環境發生了什麼變化。

這時候，往往就診者自認身體不適，而醫生透過各項檢查之後，認為就診者並沒有生病。這種情況實際上是，人體氣化或內環境發生了某些透過現代醫學還無法檢測出的失調，是功能性「氣」的失調。在這種情況下，就可以中醫針灸的方法來診治。

很多慢性病、綜合的疾病，在透過中醫治療的方法扶正之後，病人自覺症狀明顯改善，其道理是，因為失調的內環境通過針灸與中藥得到了改善。而這種改善只能用無形的量子理論，甚至用一九七七年諾貝爾得主普利高津的耗散結構理論來解釋，這種人體失調內環境治療前後的各種細微變化，只有患者自己感覺得出來，而用現行的驗血、驗尿是查不出來的。

立普頓教授在《信念的力量》這本書裡，還特別講到二〇〇三年八月一日出版的《分子與生物細胞學》期刊，發表了美國紐約杜克大學一項劃時代的研究，發現改變環境甚至可以抑制老鼠的基因突變。在這項研究中，科學家想瞭解營養的補充，對帶有不正常刺鼠基因的懷孕老鼠會有什麼影響？刺鼠毛呈黃色，極度肥胖，先天性就罹患心血管疾病、糖尿病及癌症。實驗中科學家給一組黃色肥胖的雌鼠媽媽服用富含甲基的補充劑，這種補充劑含有葉酸、維生素 B12、甜菜鹼和膽鹼。因為研究顯示，甲基化學物質群與後天的修飾有關，當甲基群附著在 DNA 的時候，它會改變染色體調節蛋白質的附著性。若這些蛋白質將這個 DNA 裹得太緊，蛋白袖便無法脫掉，DNA 也就無法被讀取。被甲基附著的 DNA 因此可以抑制或修飾基因作用。結果，攝取了甲基群補充劑的鼠媽媽產下了正常、精瘦的棕色鼠，即使這些幼鼠帶有跟媽媽相同的刺鼠基因。而沒有被餵食補充劑的鼠媽媽則產下了黃色幼鼠，牠們的胃口比棕色幼鼠大得多，後來的體重也幾乎是結實「偽刺鼠」的兩倍。但是這肥胖的老鼠患有糖尿病，而基因與牠完全相同的另一隻卻很健康。

科學家得出的結論就是，「後生機制」或環境的改變，包括飲食起居，是多種疾病發生的因素，包括癌症、心血管疾病、糖尿病。事實上美國大量的研究顯示，「只有5％的癌症和心血管疾病患者病因與遺傳有關。但是媒體在大肆報導乳癌基因BRCA1和BRCA2的發現時，他們忘了強調95％的乳癌病例不是遺傳基因惹的禍，有許多癌症病患的惡性腫瘤都源於環境所誘發的後天變造，而非有缺陷的基因。」所以環境是如此的重要。

一九九五年出版的《表觀遺傳與進化，拉馬克次元》這本書裡寫到，「近年來分子生物學已經證明基因組遠比我們過去所想像的有彈性，能夠隨著環境而改變。也驗證了資訊可以藉由DNA以碱基序列以外的方式遺傳給後代。」

立普頓教授就講到這個極為重要的觀點，細胞核（DNA在細胞核裡）並不是最重要的，更重要的是決定調控與外界環境互動的細胞膜。隨著他對細胞生命現象研究的深入，他就更加懂得了二十年前他的啟蒙老師孔密斯伯教授，建議他在細胞生病的時候，應當首先考慮環境。經過了二十年大量的研究與實驗，立普頓教授終於懂了，DNA不能操控生命，細胞核本身也不是細胞的腦，細胞跟你我一樣，是由他所居住的環境所塑造的。

中醫所以能夠治病，用針灸也好、中藥也好，實際上它在某些情況下，就是因為改變、改善了病人體內已經定形的、處於動態平衡的內環境，從而使病情向良性的方向轉化。

如何改善生命內環境？

改變環境治療病人，也是現代醫學想要做到的事情，現代醫學在技術、科研手段、設備，乃至主流社會認可度等方面，佔有絕對優勢。但西醫基本上是用西藥、手術來治療病人，而西藥則有它的局限性。正如立普頓教授在書中所講，「因為抗菌素進入人體，不是專門針對這個病灶，它會通過血液流遍全身，包括其他各種西藥也是這樣的，有時去了它不該去的地方。」所以立普頓教授對於西藥的作用，有很大的質疑，原因是從分子和量子力學的角度來看，這種人體能量醫學的變化，單純用西藥是很難干預的，所以他對中藥和針灸有很多正面的評價。

台灣大學王唯工教授的研究顯示，實際上人體氣血的變化和經絡氣化的運行是由共振造成的。而針灸能夠改變這個失調共振的頻率，使人體的內環境發生新的改變。我們身體的內環境，其實是非常非常複雜的。

西醫把人體分成八大系統，循環系統、呼吸系統、消化系統、泌尿系統、生殖系統、內分泌系統、免疫系統和神經系統。

中醫則把人體分成肝、心、脾、肺、腎五大系統；就是五臟六腑，跟五行相關。中醫認為，人體的各種生命現象與結構都和天地有關，是「人生於地，懸命於天，天地合氣，命之曰人」。

古人研究中醫是從研究天地入手，從研究天地氣化的「升沉、浮降、寒熱、陰陽」的規律來研究人體的規律，因為人是法天地的。

就目前來講，中醫火神派取得了很好的效果，原因是它大道至簡，在辨別陰陽以後，認為人之所以衰老、生病，是因為體內陽氣衰弱、失調了，所以用中藥來扶陽，簡單說就是用附子、乾薑、甘草、肉桂等溫陽的中藥組方，運轉中焦來調節人體的氣化，使人體內的陽氣重新協調充盈，因為人體的陽氣是隨著年齡的增長與老化而逐漸衰敗的。

從這個角度來說，段數高的火神派醫生比一般的時方派用寒涼藥治病，相對有很大的優點。而且火神派的「大家」的壽命也比較長，比如，火神派的開山祖師鄭欽安活了八十七歲，被稱為「吳火神」的吳佩衡老醫師活了八十五歲；他們都是因為用附子等溫性藥物，及善用扶陽的藥物，在給別人治病的同時，也用扶陽的方法自我保健。從另一個角度也說明，扶陽確實能改善生命內環境，所以他們比一般人更接近天年。

簡而言之，扶陽就是改變了生命內環境，使人體的陽氣處在平穩旺盛的狀態，這樣人就可健康、長壽。這就是環境的變化優劣所決定的，這也就是曹操所講的「盈縮之期，不但在天，養怡之福，可得永年」境界的具體體現。

內環境對於生命如此重要，有什麼改變內環境的辦法呢？市面上有很多保健養生的書，大都是強調透過飲食的調節，比如說不要吃得太油膩，要吃得均衡；酸性、鹼性食物的搭配，多吃抗癌食物及含纖維的食物；再來就是身體鍛練，比如有氧運動、打球、熱瑜珈，或打太極拳、按摩、推拿經絡、調整脊椎等。或適時用一些中藥食補，來調養身體，也有其良好的效果。

但在上述方法之外，有沒有一個探本尋源、大道至簡的方法？

透過多年的體悟與實踐，我發現「法天則地、太極黃金分割、天人共振」中醫針灸理論與方法，對人體的深層自我修復系統有非常好的再調整作用與功效。實際上這可說是返本歸真，探本尋源。我用這套理論指導養生，也透過實踐證明確實有良好的效果。其關鍵問題是，我可能真的找到了能夠改變身體失調的內環境，並使它向良性方向發展的「大道至簡」的方法。

●中醫對於人體內環境規律的認識，是怎麼來的？

我們身體的內環境是非常複雜，除了五大系統心、肝、脾、肺、腎，還有命門、眼耳鼻舌身、九竅。《黃帝內經》講到人的健康問題，很多就是因為「陽不勝其陰，則五臟氣爭，九竅不通。」

《黃帝內經・素問・四季調神大論》：「春三月，此謂發陳，天地俱生，萬物以榮，夜臥早起，廣步於庭，被髮緩形，以使志生，生而勿殺，予而勿奪，賞而勿罰。」就是教我們如何順應春夏秋冬的變化來養生，它順序講了四個季節的特點之後，得到一個結論，就是春是養「生」，夏是養「長」，秋是養「收」，冬是養「藏」。

春生、夏長、秋收、冬藏的深層涵義

根據我的研究，《黃帝內經》所述「春生、夏長、秋收、冬藏」的真正深層涵義，跟太陽、地球相互運動產生的太極氣場有關係。地球繞著太陽公轉的時候，從北半球的角度來看，春季從立春開始，白天越來越長，天氣越來越暖，萬物都生長出來了，就是「春生」。

接著是「夏長」，夏天生機繁茂，天氣很熱。太陽直射赤道的時候，是春分；當太陽光直射點逐漸向北回歸線移動，到直射北緯23.5度（北回歸線）時，就是夏至；然後它又從夏至開始往反方向轉回來，往赤道回轉，直射赤道的時候是秋分；接著再往回擺，到南回歸線時，就是北半球的冬至。這樣周而復始，就形成四季的完整模式。

「春生、夏長、秋收、冬藏」，就是指太陽光直射點跟太陽光光照時間，及太陽在天空位置的變化所形成的能量盛衰、升降變化。用坐標體系表示，可以清楚看到「春生、夏長、秋收、冬藏」的變化過程，是一個正弦波的圖形，也像是一個平放的S形太極曲線。

這種變化對於人體的結構、能量，或對人體生命內環境有什麼影響呢？其實人體的氣血、及體內的環境都是隨著這個變化而變化的。古人在長期的觀察中發現了這個現象和規律，「氣」的變化，是人體生命氣化變化所要遵從的根本；所以聖人要「從之」，即順從它的變化，所以「身無奇病，萬物不失，生氣不竭」，一定要「順」，才會健康。

《黃帝內經》：「逆春氣，則少陽不生，肝氣內變，逆夏氣，則太陽不長，心氣內洞。」少陽就是肝，太陽就是心，如果未能順應其春生夏長的規律，即會損及相應的肝經、心經生理變化。「逆秋氣，則太陰不收，肺氣焦滿。」手太陰是肺，少陰是腎。如果未能順應秋收冬藏的規律，就會傷及相應肺經、腎經的生理功能。之後它就得出結論，「故聖人春夏養陽，秋冬養陰，以從其根，故與萬物浮沉於生長之門。逆其根，則伐其本，壞其真矣。」

所以《黃帝內經》特別強調「故陰陽四時者，萬物之終始也，死生之本也，逆之則災害生，從之則苛疾不起，是謂得道。」大意是說你一定要了解並順應陰陽四時的變化，才是「從其根」，才叫「得道」。

《黃帝內經》又說：「道者，聖人行之，愚者佩（背）之。從陰陽則生，逆之則死，從之則治，逆之則亂。反順為逆，是謂內格。」它後面就得出結論「不治已病治未病，不治已亂治未亂」。

內環境的節律是來自天地的太極能場

由太陽、地球相對運動所產生的「陰陽」、「升降」，對人體有什麼影響呢？這點就是我們要引申出來並特別強調的，同時是本書一個非常重要的論述——法天則地的論點，人體生命內環境的節律與運動變化規律的根本及本源，是來自於天地，來自獨有的、由天地日月運行產生的一個巨大的太極能場的投影，這就是人體太極節律、結構的根源。

還有另外一個根本及本源，就是天地黃金分割能場投影到地球上，是造成人體各種黃金分割比例及能場的來源。或者統稱為「天地太極黃金分割能量信息場」，是人體各種內環境形成的根本原因。

有關人體太極黃金分割能量場及兩者之間的關係，我們會逐步展開討論。到底天地及人的太極黃金分割場是怎麼形成的？我們必須先從客觀上瞭解了人體的各種結構跟太極黃金分割場有什麼關係，然後才能在這個規律的基礎上，再從主觀的「善假於物」，設法促成並利用「法天則地」的「共振」，來激發身體內在的極深層次的自我修復系統，使人體的內環境趨向於最佳狀態。這就是「法天則地，太極黃金分割養生法」最重要的一個立論基點。

我們再強調一下，這個理論系統的要點，就是你先要瞭解天地太極黃金分割場是怎麼形成的，然後才能明白人體身上的太極黃金分割結構能量場是怎麼形成的，進而按十二時辰在不同的時間，不同的方向，找到天地的大太極能量場，再設法使人體的小能場（患者或養生者）與天地大能場產生「共振」以後，再按黃金分割規律找到此時辰值日經絡的相應黃金分割穴位切入點，給予針刺或按摩，進而啟動人體深層的自我修復系統。

天地運行的規律

我們身體的結構及內環境是非常複雜的，人體的脊柱是S形的，有頸曲、胸曲跟腰曲。我們的DNA是S形雙股螺旋、四組核苷酸、六十四組遺傳密碼。大腦的中央溝、溝回也差不多都呈S形狀。大腦中央溝的角度與人體正中線形成了67.5度夾角，而地球的地軸是66.5度，兩者十分接近。這些都是怎麼形成的？跟天地又有什麼關係？這就要從我們所處的太陽系和地球來解說。

地球圍繞著太陽公轉，同時地球又有自轉；據科學家的研究，地球已經存在了四十六億年，在地球自轉與繞日公轉的同時，月球又圍繞著地球轉。中醫所講的五行——木、火、土、金、水，其實與太陽系中的五顆行星有關。

中醫在很遠古的時候，就已經注意到太陽系裡還存在著木星、火星、土星、金星、水星，這五顆行星也同時圍繞著太陽旋轉，太陽的能量是非常巨大的。

而中國人則是觀察研究太陽最早的民族，所謂中華民族，又稱華夏民族，據《說文解字》考據，「華」實際是指太陽光芒的意思。據史學家研究和甲骨文的考證，在三、四千年前的商代早期，殷商人是祭祀太陽，將太陽當做神來崇拜的。這種把太陽奉成主神來祭祀崇拜的習俗和傳統，甚至可以上朔到中華民族的上古時代。在《四書五經》的《禮記》中就有如此的描述，「郊之祭也，迎長日之至也，大報天而主日。」漢代訓詁大家孔穎達在解釋注疏時是這樣講的：「天之諸神，唯日為尊，故此祭者，日為諸神之主，故雲主日也。」

那時的先民，把太陽視為至高無上的主神。在甲骨文「殷墟卜辭」中，也可以找到日神崇拜禮儀的記錄，比如在「金璋竹」中有「庚子卜貞，王賓日尤亡」。在「粹編門」中有「出、入日、歲三牛」。這「賓日」、「出、入日」即描述當時殷人每天都有早上迎日出，晚上送日落的隆重禮儀。以後，伴隨著中國古代天文學的發展和發達，到了商代後期及西周早期，對太陽神的崇拜逐漸衰落了，但是仍可以看出，自上古直至春秋、戰國時期，中華民族先民觀察最多、最詳細的是太陽。

人類最早觀察、記載太陽黑子的記錄，便是出現在中國漢代史書《漢書．五行誌》上的：「三月乙未（據考據當為己未）日出黃，有黑氣大如錢，居日中央。」這是發生在西元前二十八年（漢成帝河平元年）五月十日的太陽黑子記錄。比我們現在所知道歐洲最早的太陽黑子記錄，要早了八百多年。

● 蓋天說、渾天說、宣夜說

中國古代天文學成就極其輝煌，而當時對於宇宙、天地日月的認識大概分為三種：一、蓋天說；二、渾天說；三、宣夜說。

「蓋天說」是最早的「天圓地方」說，直觀地認為「天如傘蓋，地如棋局」。在《黃帝內經》裡也可以找到它的痕跡，比如「頭圓以像天，足方以像地。」在春秋、戰國前後，這種學說很盛行。隨著航海技術的發達，人們發現總是先看到大船桅杆的出現，再看到船身，於是推測地球表面是圓的。

經過多方研究觀察探討，到了秦漢時期，渾天說逐漸取代了蓋天說。而最有名的就是發明地動儀和渾天儀的漢代大天文學家張衡，他在一千九百年前，就製造出了地動儀來預測地震；也製造出了渾天儀。「渾天說」認為地球是個球體，像個蛋黃，裹在中央。天體、日月星辰則鑲嵌在一個巨大的天球天殼上，包繞著地球，圍著地球轉動。渾天說比蓋天說前進了一大步，但到後來，它還是遇到了挑戰；這個挑戰就是「宣夜說」。因為渾天說無法解釋夜空中太陽系行星的順行和逆行，比如金星、火星。

科學家發現雖然北斗星是每年在天頂上轉一圈，其他的恆星位置都是固定的，每年轉著一圈，轉回來，比如，「斗柄見寅，天下皆春。」即以北斗星大勺的柄指向，來判斷四季的變化。隨著方向改變，人們就可以判別春夏秋冬，但是金星、火星等行星圍繞太陽運轉的速度跟地球不一樣，所以有時候它們看起來像往前走，有時又向後退。這就所謂「順行」跟「逆行」，用渾天說沒法解釋。

後來在晉朝的時候就出現了「宣夜說」。在漢末晉初時，以「元氣說」為理論基礎，主張宇宙是無限的，有時也是無序的。在《晉書．天文誌》上有著這樣一段有關宣夜說的描述：「日月眾星，自然浮生虛空之中，其行其止，皆須氣焉。」古人認為宇宙中繁星的運動需要氣的推動，「是以七曜，或逝或往，或順或逆，優見無常，進退不同，遲疾任情，其無所系著可知。若綴附天體，不得爾也。」宣夜說的講法是，隨著氣的運行，行星的運行可能向東、向西、向前、向後，雖沒法推測，但肯定不是鑲嵌在天球上的。

實際上中國古代文化體系中的各種天文、地理書籍和其他中醫理論有關天文、地理的論述，往往對於天地日月運行的規律，之所以經常講不清楚的原因，都是因為不了解「日心說」；幾千年以來，佔統治地位的一直是「地心說」，是以地球為中心來觀察宇宙的。

●日心說

中醫理論體系有很大一部分是通過觀察天文、地理研究出來的，但自古以來，對於太陽、地球的研究是以地心說為基礎，這種局面一直延續到了二十世紀的中葉。當時非常出名的中西滙通學家張錫純，他做了很多非常了不起的有關對中醫、西醫的研究、滙通，寫了很多書，但是如此博學多才的他，因為不了解哥白尼的「日心說」，他竟然還特別寫了一篇文章「天圓地方說」，試圖論證地球是方的，不是圓的。

波蘭偉大的天文學家哥白尼在一五四三年發表了「日心說」，但是這個學說直到二十世紀二〇年代，新文化運動以後才傳進中國。但這並不影響中醫學的偉大，因為中醫學是從「人以天地之氣生，四時之法成」，來研究人體跟天體之間的關係。因為天地的運行對人體結構環境的形成實在是太重要了。但也正是因為沒有日心說，所以始終有許多東西講得不太清楚。所以老子《道德經》二十一章講：「道之為物，惟惚惟恍，惚兮恍兮，其中有象；恍兮惚兮，其中有物……其精甚真。」《道德經》二十五章說：「有物混成，先天地生。寂兮寥兮，獨立而不改，周行而不殆，可以為天下母。吾不知其名，強字之曰道。」就是說對於「道」的研究和涵義，無法講得太清楚，但與天地運行相關的「道」實際上是存在的。

《黃帝內經》的作者雖然也不了解日心說，但這並不妨礙他們研究並創立了法天則地的中醫學體系，因為他們已經注意到了生成的環境，完全是受天地的影響。天地四時、陰陽的變化會在人身上「打」上各種重要的「氣化」、「升沉浮降」的「烙印」。

明朝大醫學家李念莪在其著作《黃帝內經知要》中認為，《黃帝內經》即是強調天地對人體陽氣的重要性。「陽氣者若天與日，失其所，則折壽而不彰，故天運當以日光明。」他把人體陽氣跟太陽密切地連繫在一起。而實際上太陽確實不只是人類生命能量的來源，地球上所有能量的來源、生命的來源都跟太陽有關係。我們在觀察太陽時，目測的太陽跟月亮差不多大，其實太陽實在是太巨大了，大得遠遠超過我們的想像。而地球又得天獨厚，處在了恰好離太陽不遠不近的位置上，正好能夠使萬物在地球上繁衍。

簡單的說，月球離地球只有三十八萬四千公里，光線出發從月球到地球大概只需要一點零一秒，光速是每秒鐘三十萬公里，但是從太陽光線發出來到地球大概要八分半鐘。太陽佔了整個太陽系質量的99.86%。以此推論，大家可以想像地球有多麼的小。

這裡有一個很有意思的故事。有一天兩個小童問孔子，有關太陽遠跟近的問題。

一個小孩說：「太陽中午離我們近，早上離我們遠，因為中午很熱，早上很涼。」

另一個小孩說：「不對！中午離我們遠，早上離我們近，因為早上日出的時候，太陽看起來非常大，可是到中午，太陽就變小了。」

> 七曜，指日、月、木、火、土、金、水星。此說自唐人東渡傳至日本，至今在日語中一星期內的七天，仍以七曜日分配。

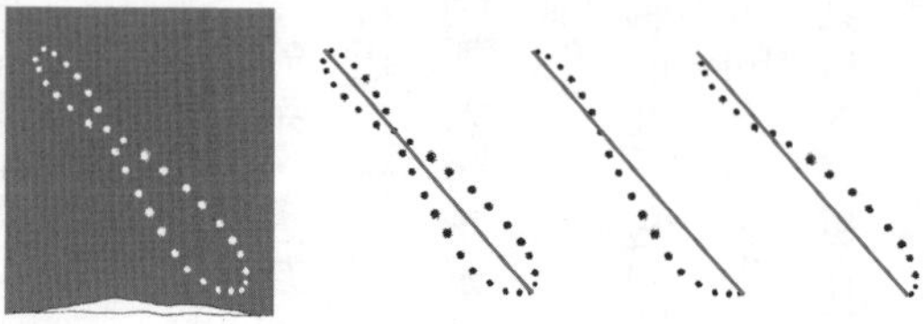

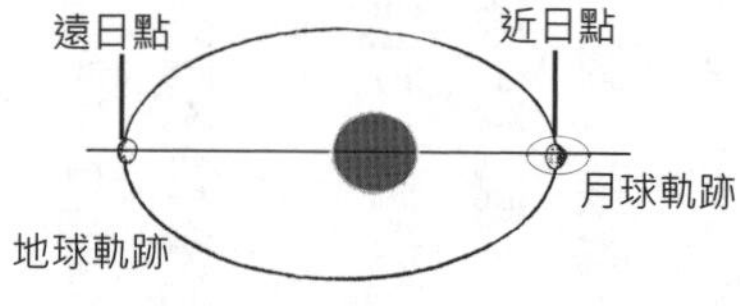

孔子想了想，不知道該怎麼回答。最後那兩個小孩說：「誰說你見多識廣啊？」

為什麼早上太陽看起來大，中午看起來小，原因是涉及光的折射；而中午覺得熱，早上覺得涼，則是涉及地球大氣層吸熱及散熱的問題；這是兩件事情。但到底是夏天離太陽近呢，還是冬天離太陽近？地球圍繞太陽公轉的時候，它不是走一個均勻的圓，而是一個橢圓，且有近日點和遠日點，所以在北半球冬天的時候，地球離太陽最近。此時北半球的天氣之所以冷，是因為此時太陽光是斜射北半球。夏天的時候離太陽最遠，但此時太陽光直射北半球，所以天氣就熱。

地球遠日點是一億五千二百萬公里，近日點是一億四千七百萬公里，其中相差了五百萬公里，也就是相當十幾個月亮那麼遠，相對距離也是很大；但是跟地球繞行太陽比起來的話，相對又不是差得太遠。地球繞太陽公轉軌道運行時的遠日點和近日點，就形成了一個特殊的黃金分割場，而這個場就對地球上所有的生物，包括人類乃至針灸穴位的分布規律都產生了強大的黃金分割場投影效應。關於這一點，我們在後面有關章節會詳細論述。

生命運動內環境變化的太極模式與規律

中國古人對日月星辰運行變化的觀察是非常久遠的，我們智慧的祖先最初是崇拜太陽，畏懼太陽，之後觀察太陽，所以在《易經》裡面有一個復卦，其組成是上面五個陰爻，下面一個陽爻，是講冬至一陽生。因為古人觀察到，每年冬至的那一天，白天就要開始變長了，陽氣就要開始回升了。這時就要「是日閉關，後不省方」，在殷商時代，冬至那一天全國通商的岸口及城市關卡都要關閉，而且所有的官員也都停止辦公，因為害怕驚擾了天地剛剛恢復的陽氣。

後來隨著對天文地理的研究，古人發現其實天地運行、天地之「道」是有規律的，所以老子《道德經》二十五章就提到，「道」是「獨立而不改，周行而不殆」，就是說它的規律是不受任何權威的限制和支配的，而且是轉了一圈又轉回來，從不遲到。也就是一天的四時——早上、中午、晚上、夜裡，一年四季——春夏秋冬，不同季節白天跟晚上的時間長短是在變化的，但古人發現一年的周期是固定不變的，一定是365天或者365.25天。同時四季的起始，月亮的盈虧周期是非常規律的。這規律就是「道」。而這個「道」，對中國文化、對中國古人及社會的意識是影響巨大的。

● 太極日的節律

在出土大約三千五百年前的殷商時代陶器上，我們還可以發現太極——圓圈和一組陰陽魚——的圖形。這圖案是怎麼形成的呢？根據考古學家的研究，中國古代就已經開始使用日晷、圭、表來測量太陽影子的長短。因為黃河流域經常鬧水災，而每年水災發生的時間都是有一定的規律，所以就促進了中國對天文、地理及星象的研究，取得了輝煌的成就。

中國有句古話：「沒有規矩不能成方圓。」說明那時已經有尺和圓規的運用。原始的太極圖就是一個圓圈。如果用一個坐標來展開的話，就是早上6點，中午12點，落日18點，半夜24點，這個圓圈用坐標標示；它就不是一個圓圈了，就會變成一個正弦波曲線，也就是一個橫的S曲線。

因為每天都如此。如果在S曲線兩端，再圍上一個大圓圈，就變成了太極陰陽圖。這就是我們生活的這個地球上，每天運轉的太極日節律。

●太極年節律

年節律就是太陽光直射點如何在南北回歸線之間來回擺動，中國古人早就發現了描述季節氣候變化的二十四個節氣，其中最重要的四個節氣就是春分、秋分、夏至、冬至。春分、秋分的時候，太陽光直射赤道，所以日夜是平分的。在全世界各地都是一樣，白天跟晚上都是十二小時。但是春分以後，北半球白天會越來越長，太陽的位置會越來越高，這樣一直到夏至的時候，就是6月21日或22日，太陽光直射北回歸線，在北半球白天最長；然後從夏至開始，白天又逐漸變短，就是太陽光直射點又從北回歸線往回擺。

地球上的冷跟熱，晝夜長短的變化，主要跟太陽是直射南半球，還是直射北半球有關係。所以北半球的夏季就是南半球的冬季，當北半球是夏至那一天，太陽光直射北回歸線，而斜射南半球。所以反過來，到了北半球是冬天的時候，太陽光就會斜射在北半球上，而直射在南半球；因為地軸是傾斜的。

太陽處在太陽系的中心，地球圍繞太陽公轉，公轉的軌道就是黃道；而地球自轉的軌道是赤道。地球自轉的赤道面，跟公轉的黃道面不在一個平面上，形成了一個黃道面與赤道面的夾角，天文學上稱之為「黃赤交角」。

這個「黃赤交角」，根據天文學的計算，現在是23.5度，但這個度數並不是固定不變的。根據科學家的研究與計算，黃赤交角在四萬一千年之間，一種說法是會變動於20.8～24.2度的變化區間內；另一學說是「米蘭科維奇說」，賽爾維亞的科學家米蘭科維奇，是一位偉大的數學家及氣候學家，他通過大量的研究發現，在四萬一千年裡面，黃赤交角的變化，有一個21.6～24.5度的變化區間。而後世很多的深海鑽探及各種氣候科學的研究數據，都支持並證實米蘭科維奇的學說推理，與冰期的實際變化都是很符合的。這就形成了我們後面要講的黃金分割比例，及其波動幅度區間，以及對動植物、人體造成了巨大影響的理論根據。

●太極月節律

月有陰晴圓缺，這個陰晴圓缺也同樣造成了太極的能場與曲線，如果把月相的上弦月做為0，月球光亮與黑暗部分相等，過了上弦月就是陰曆初八以後，月亮上光亮的部分，就會越來越多；直到滿月（陰曆初十五），為光亮充盈度的最高點，然後從陰曆初十五或十六就又開始「虧」，黑暗部分開始產生；到了下弦月時，月球看起來就是一半白、一半黑。然後月亮光亮繼續變小，直到月底，就是到它的晦朔。周而復始，大概二十九或三十天一個週期。

同樣可以找到一個太極的曲線，也可以把其描繪成一個陰陽消長的太極陰陽圖。

總之，如果把上升的、熱度多的、光照時間越來越長的，做為一種「陽」的過程；那麼它的反方向就是白天變短，天氣變涼，光照時間逐漸變短，變成「陰」的過程。兩者合起來就是「陰陽消長」，而這個陰陽消長就造成了春、夏、秋、冬四季。

春天跟夏天是陽氣越來越增加，氣候越來越溫暖；到了秋天、冬天，氣候越來越涼，白天越來越短，溫度越來越低，這就是春生、夏長、秋收、冬藏的天地陽氣升沉浮降、盛衰進退的變化。而《黃帝內經》則講到「故人亦應之」，人跟它是相對應的。所以一個月可用太極曲線及太極陰陽圖來表示，一年也可用太極陰陽圖表示，一天同樣可用太極陰陽圖來表示，這就是道的規律，而且是大道至簡。

人體相應的太極印記

如果把S形的太極曲線拉長，就是人體的S形脊柱；而把兩個太極S形曲線併在一起，就像DNA結構的S形雙股螺旋一樣。人體好多的內環境都是跟天地的能場，長期打在我們身上的相應太極印記有關係，包括太極節律。比如天亮時，你就會醒來；然後太陽上升到頂點時，就到中午了，太陽開始由上升（陽）轉為下降（陰）了。中午是天地陰陽轉換的時間，陽氣由上升變成下降，精力沒有上午那麼充沛，所以這時就一定要休息，吃中午飯了！到了太陽快下山，從陽儀變為陰儀，天黑了，要休息吃晚飯了。半夜的時候，就是從太陽軌跡下降再下降，到最底端的時候，直至半夜二十四點，它又要往上升了。

嚴格的說，太陽並沒有動，是由於地球的轉動，造成了這個升降浮沉；也就造成我們人體陽氣一日之間的早、午、夕、夜的升降盛衰變化。同時造成了我們人體陽氣在一年四季春、夏、秋、冬，乃至一月當中朔望晦明的升降盛衰變化。而這就是我們生命運動內環境或陽氣、正氣變化的最重要的太極模式與規律。

正因為如此，所以天地太極巨大能場投影在我們的身上，就造成了我們的左大腦半球主管右側身體；右大腦半球主管左側身體。而它在哪裡交叉呢？就是在腦幹和小腦部位平面交叉，這就是我在書中會講到的小腦新區和海馬新區。甚至它這種升沉浮降，都影響到了我們的五臟六腑。

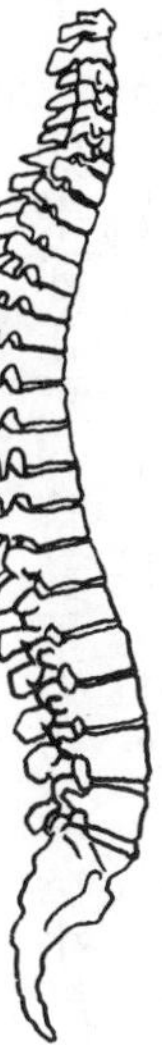

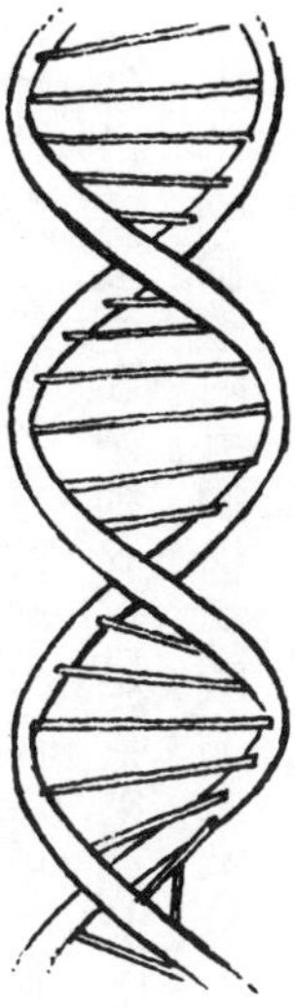

生命運動規律與天地陰陽變化是息息相關

《黃帝內經．刺熱論篇》說：「肝熱病者，左頰先赤。肺熱病者，右頰先赤。心熱病者，額先赤。腎熱病者，頤先赤。」頤就是下巴，它描述面診時，相應臟腑在臉部所處的位置，左邊是肝，右邊是肺，上面是心，下面是腎，中間是脾胃，我們可以從中看到什麼問題？

這實際上就是太陽在南北回歸線之間擺動形成的四象模式，《易經》六十四卦象圖可以排成方陣和圓圈；擺成圓圈的話，它叫「易與天地準」，從復卦開始，一直陽氣上升，上到頭，乾卦，然後是觀卦，陽氣又開始缺損、下降，直至復卦；而陽氣重新上升，周而復始。《易經》把復卦定成冬至那天，就是在描述天地陰陽的變化。從陽氣升降盛衰的角度來看，《易經》的六十四卦象圖，既可以描述一天四時，也可以描述一年四季，同時也能描述一個月的「月有陰晴圓缺」的氣機能場升降變化，而「人亦應之」。即人的生命運動規律是與天地陰陽變化是息息相關的。

《黃帝內經》反覆提到人是應天地的。想像用一個鐘錶的錶面來描述天地陽氣隨著太陽的升降變化而變化，在6點的位置，應該是陽氣沉到底，又開始上升了；然後9點位置、12點位置、3點位置、6點位置，這四個象限排列代表陽氣的變化。從6點到9點是陰中之陽；從9點到12點是陽中之陽；12點到3點是陽中之陰，因為從升轉為降；從3點到6點是陰中之陰。如果從3點到9點連成一條直線，或把它假設成地平線的話，上面就是陽儀，下面就是陰儀。3點到6點是陰儀裡的向下相，就是相當於陰中之陰。

英國倫敦附近的格林威治天文臺，在展示廳外牆上掛著一個最早的鐘，它就像我們現在見到的鐘錶，時針和分針都是順時針旋轉。但它不是12小時轉一圈，而是24小時轉一圈。為什麼是24小時轉一圈？因為這樣設計，可以代表一天的時間長短和周期。而之後的人，因為晚上大都在睡眠，就改成12小時轉一圈，一天轉2圈，這樣看起來比較容易與清楚。

如果你在它的時針頂端放一個小紅球代表太陽，它在轉動時，就像太陽從升到降、全天運行的過程。比如，早上起來6點日出，太陽一直升上來到中午12點到達頂點，然後下降；太陽下山的時候，是下午18點；然後到半夜，走到下面24點，它是24小時順時針轉。

這裡說到一個有意思的問題，據說在南半球澳洲，出土文物裡發現了一個古老的鐘錶，結果南半球澳洲的專家說，是南半球人最早發明了鐘錶。但如果真的是在南半球觀察太陽的話，太陽應該是從右邊出，左邊落，是逆時針方向，因為在南半球看太陽「運行」方向與北半球看太陽是相反的。

在北半球看太陽，是東升西落，就是從左邊升，右邊降。所以《黃帝內經》說：「左右者，陰陽之道路也；火水者，陰陽之徵兆也。」

● 四季變化的分界線

從冬至以後，陽氣開始上升，白天就開始變長了。或者說以太陽光直射點的改變，太陽正午時在空中的位置來描述，就是冬至以後陽氣就開始逐漸發生壯大了，春天應該從冬至開始。可是冬至以後天氣還是繼續變得更冷啊？大家知道「大寒」是一年中最冷的時間，它是在冬至後三十天。天氣真正變暖，是冬至過後四十五天的立春，所以根據中國曆法，與歐美的曆法不一樣，立春是春天的開始，立夏、立秋、立冬則相應為夏天、秋天、冬天的開始。中國的季節劃分是以氣溫變化，綜合太陽的光照時的長短，而不單純是以陽光的擺動表明界定，它是綜合的。

西方最早研究科學、及科學最發達的國家是在英國、法國和義大利，他們的地理位置處在北半球緯度比較高的地區。但由於地球旋轉，造成海洋流的回轉，所以「洋流」呈現旋渦式的旋轉，它到冬天的時候，暖的洋流就到了太平洋和大西洋的西海岸，所以英國、法國實際是處在大西洋的西海岸，或者說是歐洲的西海岸；而整個歐亞大陸的太平洋東海岸是在中國、日本這邊。這個洋流的特點就是冬天的時候，暖流到了太平洋和大西洋的西海岸，冷的那邊就到了東海岸；夏天正好反過來，暖的洋流就到了東岸，冷的洋流到了西岸。

所以相對來講，美國加州、奧瑞岡州、華盛頓州，包括加拿大西部溫哥華等，在夏天的時候，它就不是那麼熱，相應冬天也不是那麼冷。而地處太平洋東岸的中國、日本、朝鮮，處於大西洋東岸的紐約、加拿大、華盛頓、多倫多等，則明顯的是夏天很熱，冬天很冷。基於以上的原因，二百多年前的英、法科學家，在研究界定四季時，是以春分、秋分，夏至、冬至來劃分四季；以春分做為春天的第一天，夏至做為夏天的第一天。這種劃分，如果綜合考量太陽光直射點與氣溫的變化，其實不是太合理。真正合理的反而是中國的陰陽曆，就是以立春、立夏、立秋、立冬來做為四季變化的分界線。

二十多年前，我在寫《中醫太極觀》一書時，因為有一件關鍵的事情讓我遲疑、困惑，而導致我中途停筆很長一段時間。這問題就是，中醫脈診太極結構與面診太極結構的排列位置，竟然相差了45度。後來經過反覆思考才搞清楚，到底為什麼呢？從錶面的四象來看，從6點到9點，就是從冬至到春分的時候，它是陰中之陽；因為從冬至開始，白天就開始變長，太陽光的直射點從南半球南回歸線開始往北移了，這時太陽位置開始升高，白天開始越來越長。但是天氣並不暖，根據地球科學家研究，因為地球大氣層的吸熱跟散熱有一個慣性，雖然從冬至開始，太陽光線往回擺了，但此時地球的大氣層吸熱小於散熱，所以還是逐漸的變得更冷。一直到了立春的時候，北半球溫帶地區，才由寒冷慢慢變暖。

到了夏至也是這樣，夏至是6月21或22日，這一天太陽光直射北緯 23.5 度，在北半球白天這一天最長。過了這一天以後，按說氣溫應該開始變冷，但是天氣還是越來越熱，因為大氣層還是吸熱大於散熱，所以地球北半球仍然繼續暑熱。一直熱到最熱的時間，就是夏至一個月以後的大暑。之後才逐漸變涼，真正開始變涼要到立秋的時候，大約在8月7日，也就是45天以後，才真正的進入秋季。

所以《黃帝內經》上說：「冬至四十五日，陽氣微上，陰氣微下。夏至四十五日，陰氣微上，陽氣微下。」

●河圖是人法天地的明顯例證

我們如果從大圓的四個象限或普通的錶面上看，假如圓周為360度，365天和360度差別不是很大的話，那45天就要向左邊偏45度，所以天氣真正變暖的時候，不是在6點，而是7點半的位置，就是在差了45度的地方。夏天真正來臨的時候，不是在9點這個位置，而是在10點半的位置，也就是5月5日立夏，因為差了45天，所以它向後偏了45度。

同理，面診時，如果把一個臉劃成八瓣，它就應該從7點半到10點半的部分是一個象限，10點半到1點半是一個象限，1點半到4點半又一個象限；所以上面是心，下面是腎，左邊是肝，右邊是肺，中間就是脾胃；或者說上面是火，下面是水，左側是木，右側是金，中間是土。這就是河圖！

在《易經》上講河圖是，「天一生水，地六成之；地二生火，天七成之；天三生木，地八成之；地四生金，天九成之；土居中央為五和十。」

我們看，下面天一生水，不是在下巴上嗎？就是腎水。地二生火，火在上，上面是心火，就是前額，所以「心病熱者，額先赤」。天三生木，木就是肝在左側。地四生金，天九成之，金就是肺，在右側。中間脾胃，是土是五。所以正好就是一個河圖。所以河圖就是天地打在我們臉部的，或者說打在地球上的表明溫度的、季節變化的說明書。這個也就是人法天地的另一個明顯的例證。

●脈象也是天地太極場的印記

脈象上也是天地太極場的印記，與面診不太一樣，它是以太陽光照點的變化來劃定。我們還是回到一般的錶面上來看，6點到9點這段時間是冬至到春分，從陰中之陽開始；到陽中之陽，9點到12點。陰中之陽是肝；陽中之陽是心。再到陽中之陰，就是12點到3點的位置，是陽儀的下降相，是肺。

然後從整個太極圖來看，包繞這個太極陰陽曲線的外側就是大圓，是脾胃。反轉過來之後，又接到腎上。我們把這個圓，切開以後，左邊就是腎下降，然後肝上升，然後心上升，這就變成了一段曲線。我們從這裡截開以後，肺下降，脾胃包繞又到腎，然後兩條曲線都再拉直，就變成左邊脈象的心、肝、腎；右側脈象的肺、脾胃、腎，這就是天地打在我們脈學結構上的一個太極投影。

這裡好像會出現疑問了，脈診排列和面診排列，兩個結果怎麼不一樣呢？其實從現代物理上講，實相往往不是一個，它有時是同時有好幾個實相的。我用光的「波粒二相性」來說明這個問題。從物理學上講，一種物質如果是波，就不會是粒子，而如果是粒子就不會是波，但是各種實驗都表明光既是粒子又是波，這說明光的實相不只是一種，也不是只有一個標準答案，而是兩種說法都對。就是我們身體上的各種結構、節律都是跟天地的太極陰陽有關係。包括我們內臟的顏色、氣化結構、生命節律等等。

《黃帝內經》說：「天有十二月，人有十二節。」一天有十二時辰，這都是對應的。又說地上有十二條水（河流），人有十二條經絡。但是由於沒有「日心說」的解釋，所以《黃帝內經》上講的天人相應的比喻與例證，就沒能夠講得很清晰及明瞭。同時也沒有關於太極、黃金分割的論述，因為如果沒有「日心說」做為切入點的話，它就展不開。

在面診中，肝在人體面部左側；在脈診結構中，肝脈出現在人體的左手關部；這裡實際反應著天地太極能場打在人體身上的氣化升降烙印。如果理解了人法天地，理解了光的波粒二相性，也自然就會了解中醫為什麼講肝生於左。這裡是講的是氣化升降結構，而不是解剖結構。

我個人認為對於古代中醫的精華，第一要繼承，第二又不能完全盲從。古人說：「取法其上，僅得其中。」如果我們換一個角度，跟古人站在同一條線上，或同一層面上運用日心學說，和現在最新的一些科學研究成果，綜合起來，從研究天體的規律——太陽跟地球、月球、太陽系內行星的運行及互動，找到它其中的規律與法則。比如太極規律、黃金分割規律，再反過來，以這個綜合的知識體系，加上以中醫理論《黃帝內經》為指南來進行研究，指導臨床，在這種情況下，甚至在有些地方可能比古人還要超前了。

我所發現的特殊「道法天體運行」規律

到底我們人體還有什麼「道法天體運行」的規律，天地打在人體上有什麼印記，然後在這個基礎上再來調整和體悟。我就是在這個基礎上，發現了一些與傳統中醫不太一樣的東西。人體有一個太極規律、結構和能場，就是除了人體的經絡結構以外，還有一個太極氣化結構。《黃帝內經》上講的「左有病右取之，上有病下取之」，其實就是「左上有病而右下取之」，以肚臍為中心，左上肢對應右下肢，左下肢對應右上肢，形成了一個S形的太極結構。

前面說過，太極打在我們身上的印記很多，比如我們左邊的大腦半球控制右側身體，右邊的大腦半球控制左側肢體，小腦半球控制同側肢體。在大腦向下交叉到小腦半球、腦幹平面，然後轉彎再進入另外一側肢體的，就形成了一個S形的太極剪切迴路。還有大腦的S形溝迴結構，大腦的視神經傳導路，視丘下面也形成一個S形的太極交叉。我們的DNA也是S形的雙股螺旋，四組核苷酸，六十四組遺傳密碼；與《易經》的「易有太極，是生兩儀，兩儀生四象，四象生八卦」是密切相關。

黃金分割比例區間與能場

地球圍繞著太陽旋轉的公轉軌道，是一個橢圓形，它有近日點、有遠日點，所以就形成了在同一個地點，每隔八~九天的四十四個不同日期、同一個時間，比如中午12點，同一個地點，不同天數曝光出來的照片，就是一個橫臥的8字（∞），∞切開以後，就形成了一個太

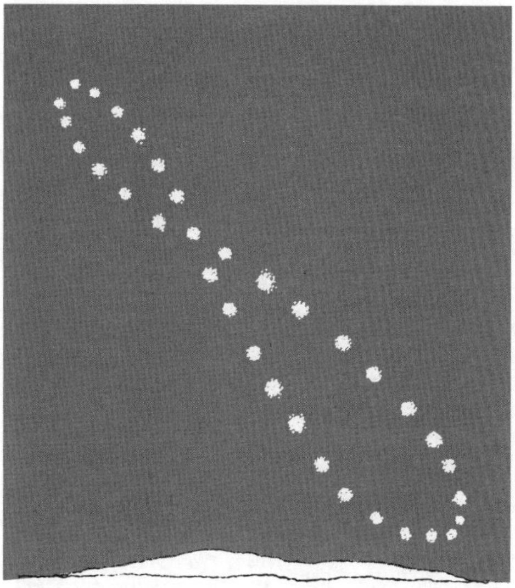

極的曲線；**這就是太極黃金分割的比例。∞的小圈和大圈縱徑的比例大約是0.6～0.7，打在我們身上，就形成一個黃金分割結構標尺。**

所謂黃金分割結構，就是我們的臉部、肢體結構的比例、手的關節跟腕跟肘，到肩膀都有一個黃金分割比例關係。我們身體的軀幹，寬跟高的比率，也是一個黃金分割比例；以我來說，我身高185公分，在站立時，從足底量到我的肚臍是115公分，115÷185＝0.6216。

有的讀者會問，是不是僅僅由於地球圍繞太陽公轉時，公轉軌道上有遠日點、近日點，才形成黃金分割場的印記呢？根據我的研究，這只是黃金分割能量場形成的其中一個原因。研究表明，月亮對人體也有一個反應點，就是我們可以引用太陽、地球、月球都是在相互運動與環繞，做多種複雜的S形旋轉，對人體有一個黃金分割場的影響。

我現在所講的人法天地，實際是出自《黃帝內經．素問．寶命全形篇》：「人以天地之氣生，四時之法成；人生於地，懸命於天，天地合氣，命之曰人」的基礎上，在研究太陽跟地球、月球之間相互運轉、運動規律後，總結出地球與太陽的互動形成的一個天地的（大的）、與人體（小的）太極黃金分割能量信息場。

從太陽和地球之間的一年四季、一天四時跟一月的陰晴圓缺，就可以找到它太極氣化能場變化的升沉浮降根本的來源。太極黃金分割場，實際講到空間，也講到時間，是一個時空的變換。

所謂時間，就是一天朝、午、夕、夜四時，由於太陽的升沉浮降，造成了人的「氣」——生命能量流——也會隨著變化。

「平旦陽氣生，日中陽氣隆。」太陽從日出到中午，是在陽儀當中的上升相，形容人體陽氣隨天地陽氣由初升至隆盛。「日西氣門乃閉」，隨著太陽的西斜，整個陽氣隨之下降。實際上人體陽氣的變化是隨著天地的太陽、地球相對位置的變化而變化的。一天是這樣，一年也是如此，所以春生、夏長、秋收、冬藏，說的是太陽跟地球相對位置的升降、冷暖的變化，同時也反應人體陽氣隨天地陽氣升降盛衰的變化。

在時間上還要提到時辰，就是在一天二十四小時，即十二個時辰，人的經絡之氣的旺衰變化情況，在大量的臨床實驗中發現，相應有一個客觀規律，即十二時辰對應人體十二經絡氣化旺衰的規律。

比如，寅時（3點～5點）氣旺在肺經，卯時（5點～7點）氣旺在大腸經，辰時（7點～9點）氣旺在胃經，巳時（9點～11點）氣旺在脾經。

脾跟胃是人體氣血的升降樞紐，而且胃經是多氣多血，脾經是人體氣化運行的中樞，所以在辰時和巳時，即早上7點至11點，陽氣是最旺盛的，一般人都會感覺到朝氣勃勃，工作精力是一天當中最旺盛的。

午時（中午11點～下午13點）是氣旺心經，未時（13點～15點）是氣旺小腸經，申時（15點～17點）是氣旺膀胱經，酉時（17點～19點）是氣旺腎經，戌時（19點～21點）

經絡經氣營氣與十二時辰相對應的旺時

十二時辰	經絡營氣	
子時（夜裡 23 點 ~ 凌晨 1 點）	氣旺膽經	子、丑、寅三時辰，人體陰氣盛陽氣弱，氣血相對處在收、藏狀態，一定要睡眠。
丑時（凌晨 1 點 ~ 3 點）	氣旺肝經	
寅時（3 點 ~ 5 點）	氣旺肺經	
卯時（5 點 ~ 7 點）	氣旺大腸經	
辰時（7 點 ~ 9 點）	氣旺胃經	脾跟胃是人體氣血的升降樞紐，工作精力是一天當中最旺盛的。
巳時（9 點 ~ 11 點）	氣旺脾經	
午時（中午 11 點 ~ 下午 13 點）	氣旺心經	
未時（13 點 ~ 15 點）	氣旺小腸經	
申時（15 點 ~ 17 點）	氣旺膀胱經	
酉時（17 點 ~ 19 點）	氣旺腎經	
戌時（19 點 ~ 21 點）	氣旺心包經	
亥時（21 點 ~ 23 點）	氣旺三焦經	

是氣旺心包經，亥時（21點～23點）是氣旺三焦經，子時（夜裡23點～凌晨1點）是氣旺膽經，丑時（凌晨1點～3點）是氣旺肝經。這就是經氣「如環無端」的循環。

大量實驗也證明，經絡之氣旺時理論的成立，比如在早晨7點～9點，是胃經經氣偏旺，9點～11點是脾經經氣偏旺，根據這個規律給病人扎針灸，效果會更好，這就是子午流注針灸理論基礎的來源。

在一天當中，它有兩個不同但相似的「象」或場的波動頻率規律的變化，一個就是朝、午、夕、夜，與春、夏、秋、冬四季相似的天地陽氣升降變化：早晨是相當於春，中午相當於夏，晚上相當於秋，夜裡相當於冬，一天當中的陽氣也有類似四季陽氣春生、夏長、秋收、冬藏的生長收藏過程；但是對應到十二條經絡的氣化運行，還有十二時辰更細節的變化。

我們常常聽到「時、空」這個概念，前面講的是「時」，那麼空是什麼呢？空就是空間或結構，人體有一種太極結構，還有一種就是黃金分割結構，這兩個是密不可分的。

人的氣血有四季及四時的變化。有一天之中「朝午夕夜」的變化，之所以有一日四時的變化是由於地球的自轉；之所以有一年四季的變化，是由於地球繞太陽的公轉，在公轉軌道上地軸是傾斜的，而這個地軸傾斜，起因於前面所論述的黃赤交角。它在四萬一千年之間，變動於20.8～24.2度之間，一說是21.6～24.5度之間，這樣的區間就造成了下面的推算，對於一般人來講，都認為黃金分割是人體非常出色的比例規律。

二○○四年北美加州的《世界日報》，充滿好奇心的記者，找來一個電影女名星，按照達文西的說法，把她兩個手臂伸直以後，在她身體的外圍畫一個大圓圈，再拿尺來測量比較，發現她身體的比例並不是真正的0.618。他們就提出質疑，認為美女的比例標準不一定是0.618，這個數也許並不準確。關於這個質疑，其實也很好解釋，因為我們人體的黃金分割的結構，並不是真的停留在0.618這個點上，因為0.618是從數學推導出來的，是個公式。但人體不是按數學規律長成的，是天人相應的，兩者不可本末倒置。就像醫書是人寫的，但人生病不會完全照著書上寫的，兩者有時有很大的區別。

黃金分割在人體比例的真正來源與範圍區間

從人法天地的角度來說，從黃赤交角這個角度來入手分析，人體黃金分割比例與天體運行有密切關係。我們知道現在的黃赤交角是23.5度，但是這個角度並不是固定不變的。1900年5月1日，黃赤交角是23.45度。一百年以後，2000年的5月3日，黃赤交角的數字實測就是23.42度，也就是減少了0.03度。一百年的變化算是很小的。但是在四萬一千年之間，它是變化在20.8～24.2度之間或如米蘭科維奇所說，變動於21.6～24.5度之間。隨著黃赤交角變化，地軸傾斜角度隨之變化，地球直接受太陽照射面積有所改變，就會造成地球周期性的氣候冷暖變化。

正如老子所說「獨立而不改，周行而不殆」，地球的暖化與冷化，實際與黃赤交角變化有關。地球歷史上出現過很多規律性的冰河期和溫熱期，可能都與黃赤交角的規律性變化相關，加上這個時間是漫長的，在短短的幾千年或百年間，很難做出什麼預測和警告。

以南北回歸線23.45度，或者以23.5度來算，我們可以這樣計算推導一下，拿一張紙和筆，畫一個地球，將南北極連一條直線，再畫出北回歸線和赤道，北半球北回歸線的23.5加上南半球的90度，就是113.5度，再除以南北極連線形成的180度，得出來就是0.6305。如果再倒退到黃赤交角的最小值20.8，同理20.8＋90＝110.8，除以180，是0.615。如果按米蘭科維奇假說，黃赤交角的最小值是21.6，按上述算法（21.6＋90）÷180＝0.62；最大的黃赤交角角度是24.2，90度＋24.2＝114.2，除以180，就是0.634。而米蘭科維奇假說的最大黃赤交角角度是24.5，則得出來的結果是0.636。所以它的區間變化是0.615～0.634，或

0.62～0.636。也就是說，並不是僅僅在0.618這個點上。而是在0.615～0.636之間。

這就是地球在太陽系中黃赤交角的變動，所影響人體黃金分割結構形成及變動的區間，如果再加上月球的參與，及前面所述地球在公轉時其遠日點、近日點的軌道變化，對人體太極黃金分割結構及能場的影響，把各種因素加在一起，我們從技術上可以把它的區間範圍設定得稍微寬一些，我傾向於將它設定在0.6～0.7之間，或者是0.3～0.4之間。

明白了上述的道理，我們再回過頭看世界日報那張女名星圖，就能很清楚地看明白它完全是符合這個標準。就是所謂「萬紫千紅都是春」，天下的美女長得不是都一樣的，但是基本上離不開0.6～0.7或0.3～0.4的黃金分割比例區間。

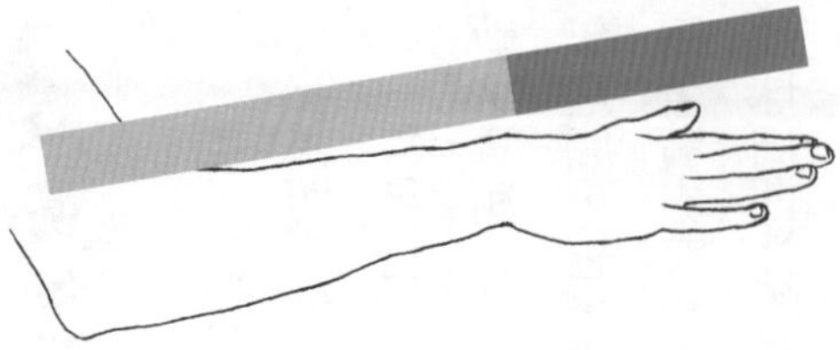

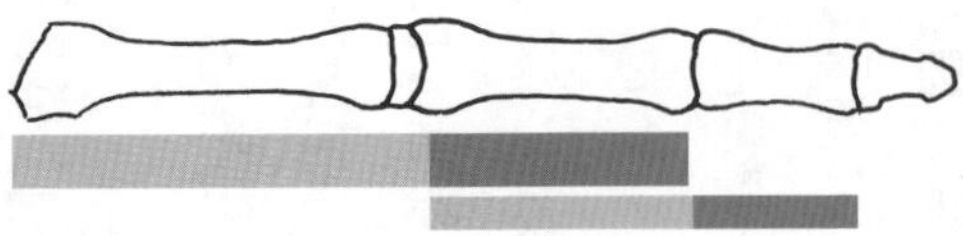

這樣比例也反應在人體的臉部，從髮際到眼眉是算一份為上庭，從眼眉到鼻尖算一份為中庭，從鼻尖到下巴又是一份為下庭。相書上講上庭看少年，中庭看中年，下庭看老年。這就是天地打在人體上的一個黃金分割比例烙印。

我們還可以列舉出很多黃金分割定律與人體各種結構比例關係的論述，但是你可能在任何地方都找不到用黃赤交角變化，來解釋黃金分割區間變化，及對人體太極黃金分割場的影響。這是我獨特的研究結果。

對於愛好養生的人來講，可能更關心的是人體黃金分割結構與養生有何關聯。我們經絡上重要的、可以養生治病的穴位，比如人中穴，就是在從頭頂到下巴的$1/3$處，在搶救上吊、溺死、或觸電休克患者的時候，這是非常重要的穴位。再比如，手上的勞宮穴，是在從手指尖到手腕橫紋距離的1/3處；腳上的湧泉穴，也在從足尖到足底的1/3處。這些急救要穴都跟黃金分割有關係。其他比如內關穴、足三里穴、合谷穴、曲池穴等等。對於很多重要且可以養生治病的穴位，我做了很多研究，發現從足、手到軀幹到頭部，80％以上的重要及常用穴位，大都跟黃金分割比例有關，這些穴位在本書中都會詳述。

如何啟動天地與人體的太極共振

瞭解了天癸鐘、天年鐘的規律，是否可以幫助我們養生，讓我們活更久更好呢？《黃帝內經》上說：「道者能祛老成形。」過了一百歲還能生子，這是怎麼回事？歧伯說：「此其天壽過度，氣脈常通，而腎氣有餘也。」這樣的人能夠長壽，原因是他的經絡是暢通的，而且他的腎氣比較旺盛。因為腎是主人體之根本，如同參天大樹的根。

它有一個客觀規律，就是人體生命生長壯老已的規律，或說人體法天則地的客觀規律，包括五臟系統、十二正經、奇經八脈，都有不同的共振頻率與氣化運行模式，但是我們能不能在掌握這個客觀規律以後，在主觀上巧妙的善假於物，因勢利導，努力爭取能夠做到「盡天年而去」呢？應該是可以做到的。

我發現人體受太陽、地球、月球相互運動形成的太極黃金分割能場的影響，就是「人以天地之氣生，四時之法成」的過程當中，人體的環境就有其「法天地」的特性，這個環境可以用「太極黃金分割場」來概括。這是客觀的環境。這個能量及陽氣的客觀環境，它是一個時空的環境，它是隨著時間的變化，一天四時及十二時辰，一年四季，有一個天地能量與陽氣的生長收藏的過程，同時在人的整個一生當中，相應陽氣有一個生長壯老已的過程。

我們首先找到了這個客觀規律，然後再在主觀上，想辦法去因勢利導，設法改變、改善這個環境，就像前面說的環境決定一切。

如果生了病，或者我們想預防疾病及抗衰長壽，怎麼辦呢？可以想方設法去創造一個好的內環境，比如通過飲食調節，或氣功打坐、修身養性乃至用各種方法鍛練，都是好辦法。

而我認為最好的辦法，就是「人以天地之氣生，四時之法成」，以天地之氣跟四時之法，在主觀上設計法天則地，「善假於物」，再設法找到一個切入點，使人體本身深層次的自我修復系統激活，使人體的太極黃金分割能量場跟天地的大場產生共振。這也是我在長期的治療過程當中反覆驗證的。

大量臨床表明，如果找到這個切入點，並激起上述的共振以後，很多疾病都能得到非常明顯的改善。因為患者的自我修復系統，或者深層次乃至極深層次的自我修復系統被啟動了。

在「環境」這個問題裡面，設法改變並建立人體最佳內環境，是最關鍵的要點。火神派的說法是要扶助腎中真陽，這在前面已經論述過。在我設計的太極黃金分割共振中，就是在天地的太極場「乾」跟「坤」的相互作用，太陽的氣場「乾陽」跟地球的氣場「坤陰」交會的時候，就使人體的陽經總滙督脈——乾☰，跟陰經總滙任脈——坤☷，互相交合，並從天人相應的共振中，獲得了巨大的能量與頻率再調整，於是就產生了「坎中真陽（腎陽）」跟「離中真陰（心陰）」，的再次充電與調頻，從失調的狀態進入重新協調與強壯的狀態。這與火神派最根本的理論和最終目的相合，而且可能層次更高。

火神派不用針灸只用中藥，中醫認為藥食同源，都屬於「味」的層次。火神派涉及《黃帝內經》「天食人以五氣，地食人以五味」二大層次當中，「地食人以五味」的層次，因為所使用的各種中藥都屬於「味」的層次。「天食人以五氣」這方面，從來沒有人講應該怎麼做。《黃帝內經》：「聖人摶精神，服天氣而通神明。」是講聖人有一種借天地之氣，高屋建瓴的調節人體的陽氣。還說有一種特殊的針灸方法，「法天則地，隨應而動，和之者若響，隨之者若影，道無鬼神，獨往獨來。」這種針刺方法有奇效，但是並沒有說明到底是什麼？我猜想，這種太極天人合一黃金分割的共振，產生的深層扶正，實際上也許就是《黃帝內經》所說的辨法的體現。同時在進入這個場，產生共振的時候，還要通過選擇值日經時的相對穴位，然後排起來像一個卦一樣，就啟動了太極天人相應共振，跟黃金分割天人相應的共振，兩個合在一起組合的共振，就能有效的把人體失調的頻率跟功能，重新調整過來。

以寫《思考中醫》一書而聞名於世的劉力紅教授，在第二屆「扶陽論壇」中，提到他的老師欽安盧氏醫學的現代傳人盧崇漢教授，特別告誡他治病有兩個層次，一個是治病的一般層次，是針對具體的病；另一個則是治氣的、或調理陽氣的高層次，並不考慮具體的病。

同理，這一太極黃金分割天人相應共振扶正的養生方法，同樣也是從治理陽氣，調理整體天人相應的高層次養生方法，而不是單純針對某一種病的一般層次養生方法。

蘇東坡有詩云：「春江水暖鴨先知。」有志於養生的人，如果練過一段我這套方法，自然會感到它的妙處。

春季篇

春三月，此為發陳。天地俱生，萬物以榮，夜臥早起，廣步于庭，被髮緩形，以使志生，生而勿殺，予而勿奪，賞而勿罰，此春氣之應，養生之道也；逆之則傷肝，夏為實寒變，奉長者少。

《黃帝內經．素問．四氣調神大論》

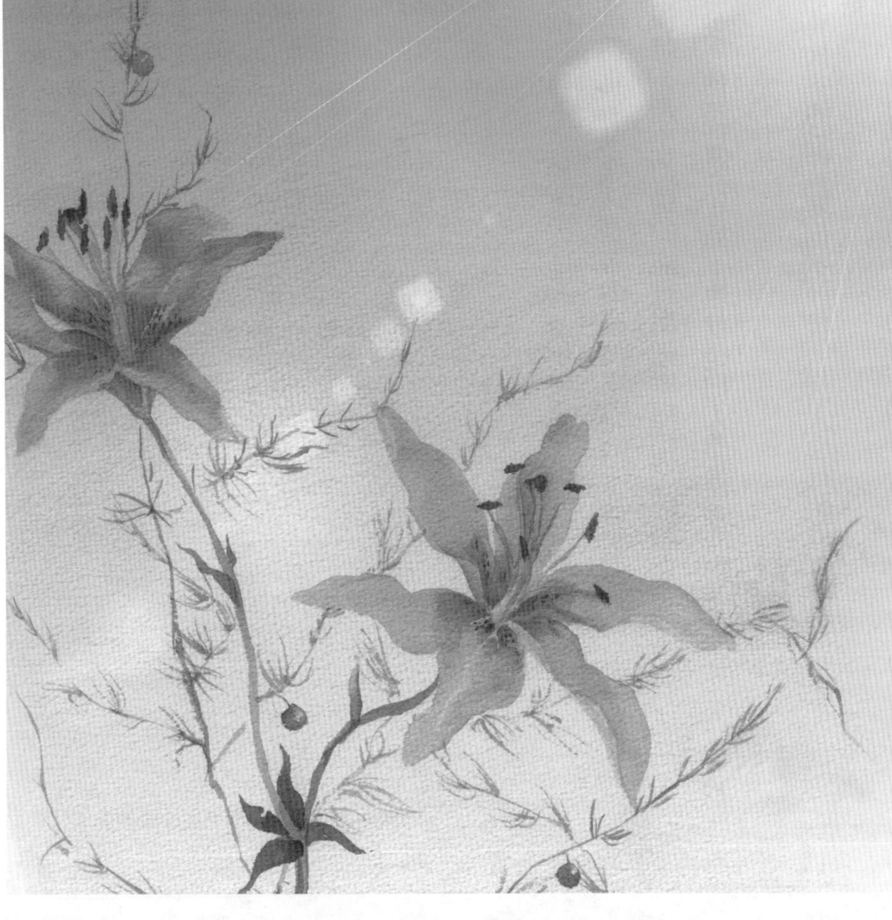

第一章 「春生」概說

四季十二時辰養生，是從時、空不同的結構跟節律上，順應天地的運化規律，也就是老子說的「人法天地」，我把「人法天地」的概念具體化，就像《黃帝內經》所說的「法天則地」。利用天地陰陽大的能量場在天地人互動共振時，產生的場的能量和頻率變化，啟動人體與天地之間太極黃金分割天人相應共振，來激發人體深層的正氣；也就是把人體失調的內環境通過探本尋源的辦法重新調整。

古人講：「人生一世，草木一秋。」是說春夏秋冬的陽氣變化不一樣，而人也有類似春夏秋冬、生長壯老已的生命變化過程。

《黃帝內經》強調養生要按照四時天地陽氣「春生、夏長、秋收、冬藏」的準則與規律來「人法天地」，也就是「春夏養陽，秋冬養陰」。

在春季篇裡，我們會討論如何結合天地黃金分割共振扶正的機理，來實行「春三月養生之道」的各種方法。

「四時」是指春、夏、秋、冬。因為地球自轉的赤道和公轉的黃道，不在一個平面上，形成了黃赤交角，從而造成地球在公轉軌道上地軸的傾斜，就造成春夏秋冬、日夜長短，跟溫度的寒熱溫涼變化過程。而其中不僅有人體可以感知的溫度變化，還有一個人體不太容易感知的生命能量場升降盛衰的變化，這個過程對人體的生理、病理、乃至整個生命的運化過程都有巨大的影響。

這就是我們講的「太極烙印」和「太極黃金分割烙印」，所以從天人相應、法天則地的角度來指導養生，效果會更好。

太極共振和「場」的變化

一般事物大都以長、寬、高、溫度、時間、空間來測量，但有一樣東西是很難測量到的，那就是「場」。在牛頓的經典力學裡面，最主要討論三大定律，就是實際的物體、物質運動規律。一直到了麥克思韋跟法拉第電磁現象的研究以後，才引入了一個「量」，就是「場」。在十九世紀後半葉以後，物理學引用了革命性的概念，不但是對科學，同時對哲學也產生重大的影響，特別是在二十世紀初的時候，偉大的物理學家愛因斯坦說過：「我們不能把物理學只建立在純粹是實物的概念基礎上，也不能建立純粹是場的物理學，目前我們在所有的實際理論解釋中還得有兩種假定，兩種實在——場和實物，我們需要場和實物一起存在。」比如，重力場、電場、磁場，有些可以測量出來，而在量子力學裡面，很多東西是測不準的。

一九七七年諾貝爾獎得主普利高津發現的「耗散結構」理論，用來解釋生命的巨系統與外界交換，在遠離平衡點的不同的漲落當中，來調整人體使其不斷的產生有序化，對生命科學及研究養生理論，是目前被認為最合理的解釋。所謂「場」，實際裡面有波動、共振等概念。

台灣的科學家王唯工博士，經過大量實驗，發現人體血壓、血液的流動等生命現象最合理的解釋，不應該是流體力學，他認為控制生命變化過程最關鍵的，應該是「場」的波長的振動及相互作用，也就是所謂的「共振」。

從這一角度研究養生理論，還是要從瞭解天地之間的運行規律入手，除了我們可以觀察到的氣溫變化，白天黑夜的長短以外，還有「場」的變化。場的變化會在不知不覺當中，強有力地影響乃至左右我們的經絡、氣血等各種生命運作過程。

法天則地、太極黃金分割養生法最根本要討論的問題

《黃帝內經．素問．上古天真論》講人之所以能夠長壽，與腎氣盛衰及人的天癸鐘有關。男子到六十四歲以後，基本上生育能力就喪失了；但我們在實際上還是可以見到，有些人年紀很大還能夠生小孩。比如，孔夫子的父親生他時已七十二歲，新疆有的老先生超過一百歲結婚，還能令妻子懷孕生孩子的記錄。這就是《黃帝內經》上說的，「此其天壽過度，氣

脈常通，腎氣有餘。」

所以《黃帝內經》認為養生長壽最重要的關鍵，一個是使經絡暢通，再有一個就是有效地補充腎氣。而這一點很多人都認為是與先天基因有關係，是無法改變的。但我們通過對環境（生命內環境）的研究發現如果內環境改變，很多生病的人可以變好，由弱變強，由短壽變為長壽，甚至超過天年，這也是法天則地、太極黃金分割養生法最根本要討論的問題。

生命內環境的形成與運行機制

我們有很多方法，來使我們往養生長壽方向努力。但是最好、最佳的方法，就是要先清楚我們本身的內環境是什麼？是怎麼形成的？比如我們前面討論了人體的S形脊柱、S形雙股螺旋的DNA、S形的太極視神經傳導路跟人體的太極S形神經傳導路；即左側大腦控制右側肢體，右側大腦控制左側肢體，在小腦腦幹平面交叉，形成了一個太極S形結構等等。

這些結構都是由於天地日月在幾十億年長期運轉當中，所形成的太極黃金分割能場投影共振變化，或者是源於天人相應共振造成的；就像透過樹幹剖面的年輪便可知樹木的年齡。年輪上寬的、顏色淺的部分是春、夏生長的；因為春夏陽氣充足，溫度升高，能量向上提升，逐漸加強場的共振，打在樹木的年輪上就是「太極印記」。相反的，顏色深、質地很密、較窄的線，就是秋、冬的印記。因為秋冬陽氣下降，氣溫逐漸降低，樹木細胞生長速度減緩，這就是「天樹相應」共振造成的。

同理，我們身體上的各種結構，比如，S形脊柱、DNA的太極S形雙股螺旋或脈學的結構、脈象變化的四季太極模式，都是天地在長期運行當中，春生、夏長、秋收、冬藏的陽氣升降盛衰能量場的變化，投影在我們身上的印記。而這個場是如此的巨大，我們必須順應場，才能與天地產生良性的共振。比如，白天應該工作時，你睡覺；晚上應該睡覺時，你工作；這就是逆天地之氣，會很傷害你的身體。或者冬天時，不好好的收藏，過度的房事、熬夜、吃過多的冷飲等，都會消耗生命最根本、最寶貴的能量。

《道德經．二十五章》：「有物混成，先天地生，寂兮寥兮，獨立而不改，周行而不殆，可以爲天地母，吾不知其名，強字之曰道。」

大智慧家老子，雖然不知道「日心說」，但他在幾千年前就悟出了這個的道理。他發現有一個「場」，他稱之為「道」，在天地產生之前它就存在了。在太陽系中，從最原始的星雲開始形成地球。它一直圍繞著太陽，做自轉和公轉的圓周運動，一圈又一圈，非常準時精確，這就是它的規律，且不會受任何外界環境的影響，這就是天地運行所產生和遵循的「道」。

瞭解了這規律，就瞭解了天地的能場，而天地的太極黃金分割的能量資訊場就打（投影）在了我們身上，形成各式各樣的印記，包括我們身上的經絡臟腑等的太極結構，和中醫說的「氣」——生命能量場和波動。

在此基礎上，就可借天地的力量再回過頭來調整人體失調的場和結構，達到養生長壽的目的。

五行對應五臟六腑

《黃帝內經》講述人體的七情，就是人的精神、情緒與五臟之間的相互影響，也是「場」的相互影響。比如說怒傷肝，喜傷心，悲傷肺，憂思傷脾，驚恐傷腎。不同的情緒變化，就會產生不同的資訊場和訊息波，而和它有相似頻率的內臟就會產生共振；這種共振如果超過臟器所能承受限度，就會產生疾病。所以有肝病的人容易生氣，反過來說，易怒的人也容易傷害肝臟；腸胃不好的人容易憂愁思慮，思慮太過的人則脾胃虛弱；它們是相互影響的。

人體的氣血在不同時間，相應不同的內臟經絡，會產生不同強弱的反應。人體裡有五臟六腑，五臟就是肝、心、脾、肺、腎，是按木、火、土、金、水的順序排列。加上心包絡，就是六臟，與它相對應就是六腑。

《黃帝內經》：「心主神明，心不受邪。」就由心包絡，心的外圍來代替它承擔。人體有兩條與「心」有關的經絡，這表明「心」是在臟腑經絡系統裡，在身體裡是非常重要的。

經絡的木火土金水五行相對應，陰陽表裡相對應，心

五行對應五臟六腑、經絡

五臟	五行	經絡	經絡
肝	木	足厥陰肝經	足少陽膽經
心	火	手少陰經	手太陽小腸經
脾	土	足太陰脾經	足陽明胃經
肺	金	手太陰經	手陽明大腸經
腎	水	足少陰腎經	足太陽膀胱經
心包	火	手厥陰心包經	手少陽三焦經

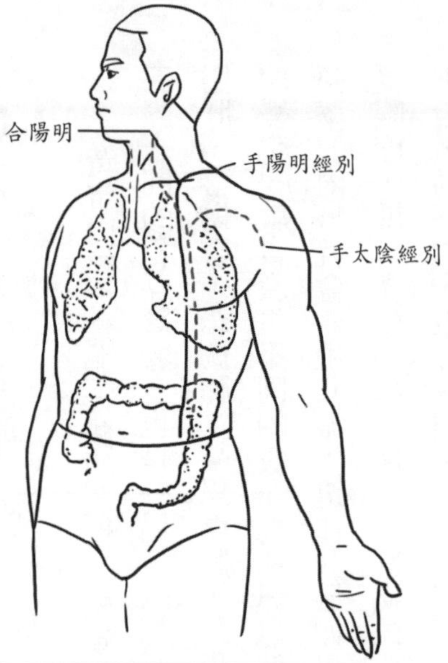

手陽明、手太陽陰陽相表裡的經絡圖

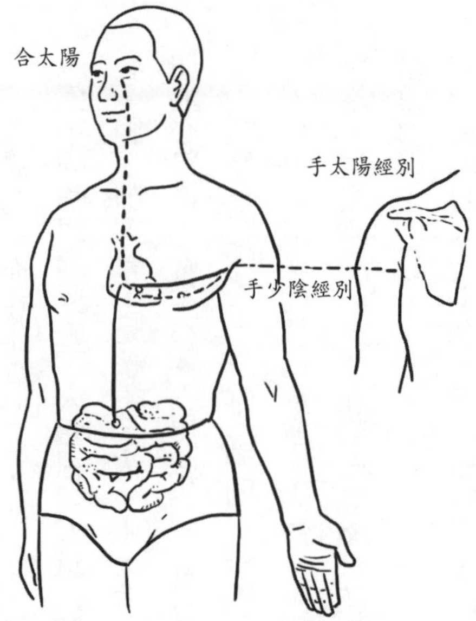

手太陽、手少陰陰陽相表裡的經絡圖

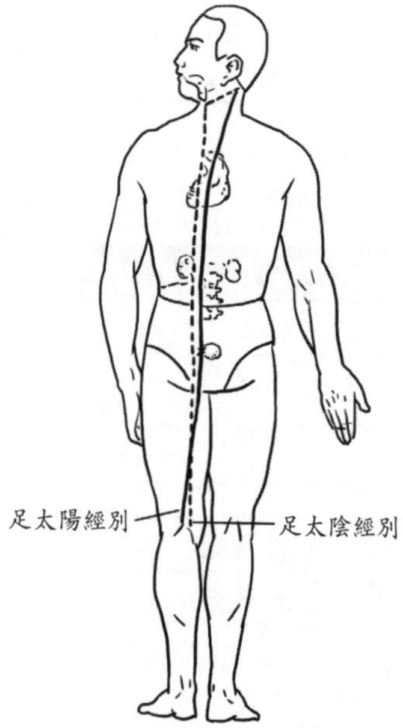

足少陰，足太陽陰陽相表裡的經絡圖

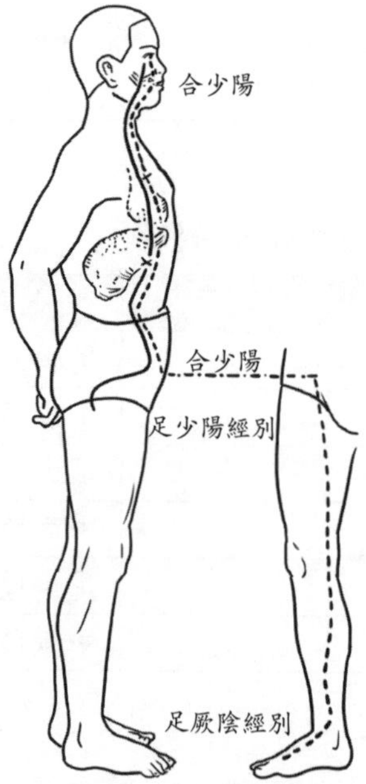

足厥陰、足少陰陰陽相表裡的經絡圖

為手少陰經，與之相表裡對應的就是手太陽小腸經；肺為手太陰經，與之相表裡對應的是手陽明大腸經；肝為足厥陰肝經，與之相表裡對應是足少陽膽經；脾是足太陰脾經，與之相表裡對應的是足陽明胃經；腎是足少陰腎經，與之相表裡對應，就是足太陽膀胱經；而手厥陰心包經，與之相表裡對應的是手少陽三焦經。

按《黃帝內經．靈樞．經脈篇》的說法，這十二條經絡是如環無端，像一個大圈一樣，按十二時辰同一方向首尾相接走行。

經絡營氣對應十二時辰

中醫按中國的文化，把一天二十四小時分為十二個時辰，每一個時辰為兩小時。十二時辰就是按下列次序排列，而為子、丑、寅、卯、辰、巳、午、未、申、酉、戌、亥時。

這樣如環無端的氣血運行，並不是說在這個時間，氣就只走到這兒、停在這條經，其他的經絡就沒有了。而是在這個時間裡，這條經絡之氣與營氣比較旺盛。現在科學家做了大量的研究，發現確實有這個規律。

從寅時開始，清晨3點到5點是氣旺手太陰肺經；卯時是5點到7點，氣旺手陽明大腸經；辰時是早上7點到9點，氣旺足陽明胃經；巳時是早上9點到11點，氣旺足太陰脾經；午時是中午11點到下午13點，氣旺手少陰心經；未時是13點到15點，氣旺手太陽小腸經；申時是15點到17點，氣旺足太陽膀胱經；酉時是17點到19點，氣旺足少陰腎經；戌時是19點到

經絡營氣與十二時辰相對應的旺時

十二時辰	經絡營氣
子時（夜裡 23 點～凌晨 1 點）	氣旺足少陽膽經
丑時（凌晨 1 點～3 點）	氣旺足厥陰肝經
寅時（3 點～5 點）	氣旺手太陰肺經
卯時（5 點～7 點）	氣旺手陽明大腸經
辰時（7 點～9 點）	氣旺足陽明胃經
巳時（9 點～11 點）	氣旺足太陰脾經
午時（中午 11 點～下午 13 點）	氣旺手少陰心經
未時（13 點～15 點）	氣旺手太陽小腸經
申時（15 點～17 點）	氣旺足太陽膀胱經
酉時（17 點～19 點）	氣旺足少陰腎經
戌時（19 點～21 點）	氣旺手厥陰心包經
亥時（21 點～23 點）	氣旺手少陽三焦經

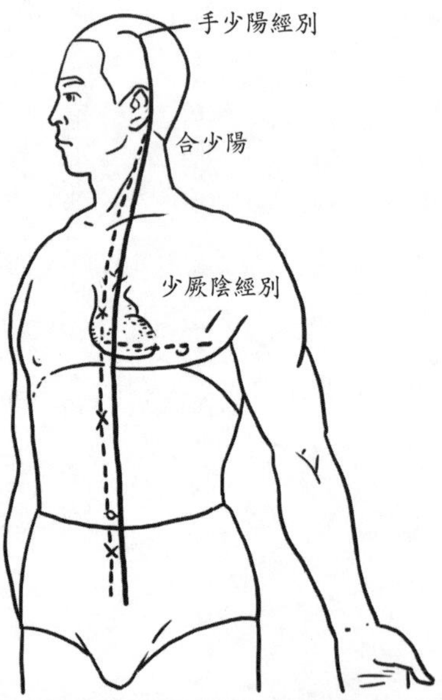

手厥陰，手少陽陰陽相表裡的經絡圖

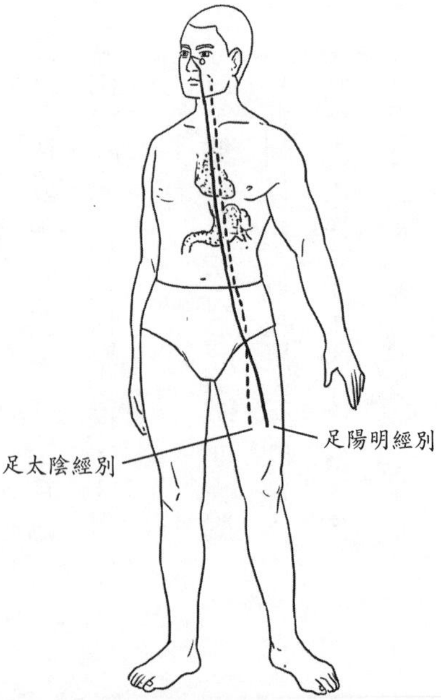

足太陰、足揚名陰陽相表裡的經絡圖

21點，氣旺手厥陰心包經；亥時是21點到23點，氣旺手少陽三焦經；子時是夜裡23點到1點，是氣旺足少陽膽經；丑時是1點到3點，氣旺足厥陰肝經。這樣就描述了經氣營氣在經絡中如環無端的運行及相應旺時的規律，這也就是十二時辰養生的基本概念。

五輸穴對應四季與五行

在《黃帝內經．靈樞．本輸篇》裡，有另外一種講法，在這十二條經絡裡，有非常重要的五輸穴——井、滎、輸、原、經、合。人的元氣都是從井穴開始，然後依次是滎穴、輸穴、原穴、經穴、到合穴，從小到大排列。

井穴就像一個井、一個源泉一樣；這是形容「氣」，元氣開始是很微小的，通到很深的內臟裡；滎，音ㄒㄧㄥˊ，滎穴就相當於開了一個溝渠；輸穴，這個渠又擴大了，像中轉站一樣；原穴又變得更大，經穴就是非常明顯的河，到合穴就好像進入大河或海。所以井、滎、輸、原、經、合，是由弱到強，從小到大的排列，而且有它不同的規律。

在陰經裡，輸穴跟原穴是一而二，二而一的；但是在陽經裡面，輸穴跟原穴是分開的。按照《難經》的講法，春天對應井

五輸穴對應四季與五行

五行	五季	五輸穴
木	春天	井穴
火	夏天	滎穴
土	長夏	輸穴（原穴）
金	秋天	經穴
水	冬天	合穴

穴，夏天對應滎穴，長夏對應輸穴，秋天對應經穴，冬天對應合穴。

中醫的核心理論之一是天人相應，人體十二條經絡對應十二個月，也對應十二個時辰；而五輸穴——井、滎、輸、經、合，則對應五行——木、火、土、金、水，也對應著五季，就是四季和長夏。

天地太極場投影在人體的印記

這本書裡，特別講到我發現的太極新理論——天地日月運行形成的太極場和黃金分割場，或者稱做天地太極黃金分割的資訊能量場，投影在人身上的印記。

我們找到一個切入點的時候，可以使天地的太極黃金分割場與人的太極黃金分割場產生共振。這個共振的切入點有兩個重要的部位，第一部分就是行於人體正前方的是任脈，總任一身的陰經。而行於背後，從尾骨沿著脊柱、頂端，再過百會、人中，到牙齦的齦交這個位置是督脈，總督一身之陽經。**任脈和督脈是一個封閉的環。這個環就相應太陽運行及太陽沒入地平線後黑夜運行的軌跡**。

任督脈環可看成跟赤道（地球自轉軌道）黃道（地球繞太陽公轉的軌道）乃至白道（月球繞轉地球的軌道在天球上的投影）相似，這就是我們身體經絡系統裡最原始的太極圈。其來源則是太陽、月球和地球的相互運動，這也是老子所說「人法天地、道法自然」的明證。

原始太極圖實際就是一個圓圈，如果我們把它用時空坐標來表示，就變成了一個正弦

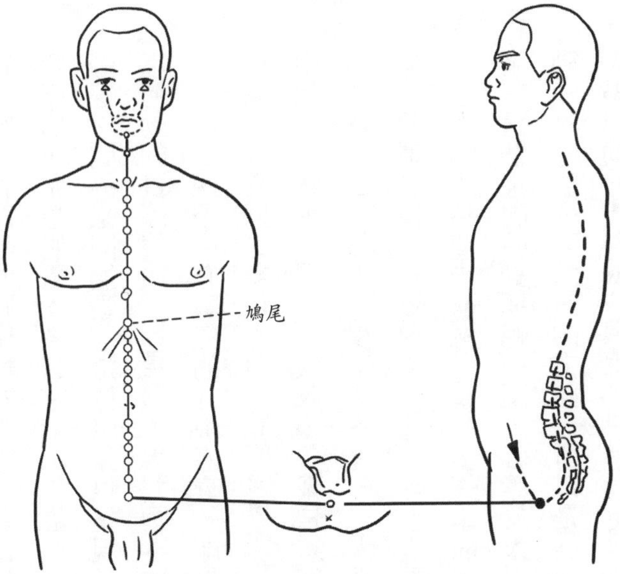

任脈及其絡脈循行路徑圖

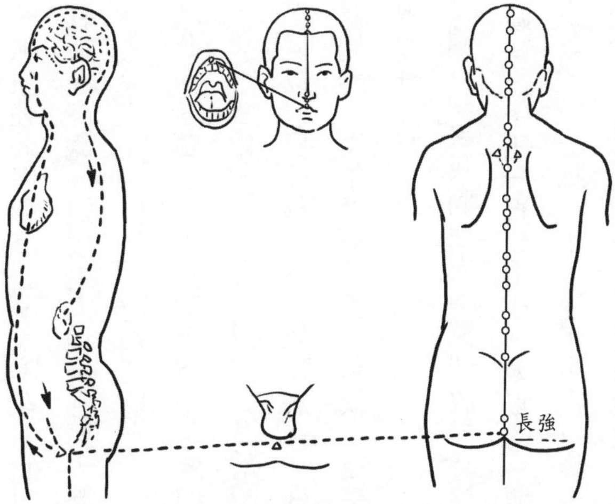

督脈及其絡脈循行路徑圖

波，再用一個大圓圈起來，就形成了一個我們經常見到的太極圖，也叫太極陰陽圖。

這個太極陰陽圖就是天地與人太極能量場的縮影，它在人體宏觀的投影與烙印，就是任督脈環。而它的微觀縮影包括人體的脈學定位結構——左邊是心、肝、腎；右側是肺、脾胃、腎。和四季的脈學模式——「春日浮，如魚之遊在波；夏日在膚，泛泛乎萬物有餘；秋日下膚，蟄蟲將去；冬日在骨，蟄蟲周密，君子居室。」脈象強弱與深淺隨著太陽在南北回歸線之間的來回擺動，這個脈象也呈現了春生、夏長、秋收、冬藏。這就是天地場影響人體場運動的實際證明。也是老子說的「人法地，地法天，天法道，道法自然」的絕佳佐證。

一年四季中有陽氣的升降盛衰，即是春生、夏長、秋收、冬藏。一天當中也有相應的四季氣場升降盛衰變化，而人體的氣場變化與之息息相關。在《靈樞經·順氣一日四時分陰陽》中說：「春生、夏長、秋收、冬藏是氣之常也，人亦應之。以一日分為四時，朝則為春，日中為夏，日入為秋，夜半為冬。」一天當中的早上就相當於春，中午是夏，下午是秋，夜是冬。所謂生長，就是陽氣上升外展；所謂收藏，就是陽氣下降內收。

太陽的「運行軌跡」是一天二十四小時順時針轉一圈，如果我們把太陽模型放在時鐘上，這個鐘的時針運轉一圈，就等於太陽一天的運行軌跡。從中午一直到半夜，太陽的「運動」是處於「下降」的方向，所以是陰，也是收。到半夜就變成「藏」了！過了半夜以後，太陽運動的方向就往上走，但是看不見，這叫做「生」、「春生」或者「朝升」。太陽從地平線升起，就是「長」。晝夜陰陽交替的「生、長、收、藏」，就是場的共振影響到地球上所有的生命。

這是一個切入點，就是我們要想方設法，在一天當中效法「天地氣化」的升沉浮降，來調整人體氣化運行。

天地太極能場對我們有什麼作用呢？如何利用？

我們要進行場共振的時候，就要把督脈為陽脈主升，在一天十二時中，人體陽氣升（生）跟長狀態的時候，要對準「場」，也就是在半夜以後，到中午12點之前，要讓你的督脈對準太陽的方向，即**背對**太陽。中午12點以後，直至半夜24點以前，要用你身體前面的任脈，就是身體正前方**面對**太陽，因為任脈主陰，下降為順。而太陽在動（實際是地球在動，我們說的是「視運動」），是二十四小時轉動三百六十度，所以每一小時轉十五度。

隨著冬天跟春天、夏天、秋天的不同，日出點、日落點就不一樣。日出點和日落點，在春分和秋分是從正東升正西落；過了春分以後，在北半球，比如北京、天津、上海等溫帶地區，日出點是從正東的方向開始向北移。以北緯40度來計算的話，到了夏至，日出點就不是在正東，而是在東偏北大約31.18度的地方，日落點的日落幅角就是在西偏北31.18度。如果把太陽的運行軌跡描述成在天上畫一個圓，它就像一個大的鐵環，斜著切上來，所以它最高的日出仰角，大概在73.5度。

過了夏至以後，北半球太陽的日出點和日落點就開始往回（往南）移動，到了秋分的時候，它又從早上正東出、晚上正西落，中午日中時的仰角是50度。但是過了秋分以後，它的日出點就向南移，一直到了冬至前後，大概是從東偏南31.18度日出，落日時的日落幅角就是西偏南31.18度。

在中午時，太陽永遠在天空的正南方，但它在春夏秋冬的高度是不一樣；夏天最高，春秋較高，冬天最低。冬至正午時，太陽的仰角很低，大概只有26.5度，在春分、秋分，它的仰角是50度。

但是日出點、日落點，用方向來描述太陽在一年之內的變化、或天地陽氣的變化，單純用東、南、西、北四個方向是不夠的，一定還要有西南、東南，西北、東北，所以要有八個方向。我們說四面八方，就是這個意思。太陽日出、日落的角度變化是不一樣。比如，在春天向夏天過渡時，太陽一定往頭頂方向上升，太陽越來越高，日出日落越來越偏北；到了秋天則往下降，冬天則移到最南邊。所以春生、夏長、秋收、冬藏，也可以用日出日落的點來說明。上述八個點（東、南、西、北，西南、東南，西北、東北），就是八卦最原始的來源。

《易經》的《易傳》特別講「易與天地準」，《易經》橫的排可以排成六十四卦方陣，但如果把六十四卦轉成一個圓圈，也能表示一年當中的陰陽相對變化，跟一天當中陽光溫度造成的陰陽變化。《黃帝內經》很多地方都講到「人亦應之」，就是春生、夏長、秋收、冬藏，人體的陽氣也隨之變化。所以如果能「從其根」，就能「與萬物浮沉於生長之門。」所謂根，就是場的振動對人體造成的強烈、不可否認、難以置信的影響。深層的道理就是「天人相應」，場的效應，天人相應場的共振。

如果用量子場理論，或用目前被認為解釋生命科學最合理的普利高津的耗散結構理論來說，用天地的場來調整我們身體的生命耗散結構，來調整遠離平衡點的漲落，使它總是向良性的方向發展，自組織有序化。我們就不難達到「長生久視」、「與萬物浮沉於生長之門」的境界。

《易經》：「易有太極，是生兩儀，兩儀生四象，四象生八卦，八卦定吉凶，吉凶生大業。」

《黃帝內經》：「故聖人春夏養陽，秋冬養陰，以從其根。」

第二章
太極黃金分割共振的具體操作方法

地球自轉造成一日四時，地球繞太陽公轉則造成一年四季，上述天地陽氣升降盛衰的變化，就造成人體的陽氣在一日四時、一年四季與天地陽氣氣化運動相對應的升降浮沉，內收外散不同的過程。

一年四季可以看成是由太陽光照角度、光照時間長短及相應的溫度變化，所產生的天地能量、陽氣的變化過程。春天跟夏天，白天逐漸加長，太陽光照時間變長，正午的太陽位置也越來越高，這就是「春生」與「夏長」。秋天、冬天走到了反方向，陽氣偏於內收下降，這就相對應產生了秋收與冬藏。

所以《黃帝內經．素問．四季調神大論》裡講春生、夏長、秋收、冬藏。「春夏養陽」，因為要使人體氣化運行順應天地陽氣向上升，及逐漸盛壯的方向變化。而「秋冬養陰」，則就是要設法順應天地陽氣的下降跟內收。又說：「春三月，此謂發陳，天地俱生，萬物以榮，夜臥早起，廣步於庭，被髮緩形，以使志生，生而勿殺，予而勿奪，賞而勿罰，此春氣之應，養生之道也。逆之則傷肝，夏為寒變，奉長者少。」

所謂「發陳」，是隨著春天到來，太陽的高度越來越高，特別在日中的時候，氣溫開始變暖，天地陽氣整個趨勢是向上、向外的，就會把人體內陳舊的東西給發散出來。

春季，人的氣化都是向外，向上走的。這時候不能「逆」，而要「順」，注意情緒，不要生氣，一定要大度、寬容，因為春天通於肝氣，肝是主怒的。春天易發怒，過怒會傷肝。要順應自然長養的過程，就是「生而勿殺，予而勿奪，賞而勿罰」，要外散、向外給予；而且「天地俱生，萬物以榮」。所以要順應天地的變化，不要太晚睡，太陽出來就要起床，順應太陽跟地球相對位置變化造成陽氣的場的變化。

「被髮緩形，廣步於庭」，是說氣血要往外播散，頭要鬆散開，春天萬物生長，逐漸壯大，要「生而勿殺，予而勿奪，賞而勿罰」，是春氣之應。

人體小的內環境，是由天地陰陽、四季、太極能場的大環境所決定的，養生長壽的上乘選擇，是要瞭解及順應天地陰陽大環境的變化。換一個角度，如果能設法改變內環境，很多很難醫治的疾病就能得到改善。

有一位四十多歲的女士從來不抽菸，但不知爲何，從二○○九年底開始咳嗽，吃止咳藥也沒有用，醫院也檢驗不出問題。二○一○年三月，醫師在她的右肺發現有一個二公分的陰影；三個月後，陰影長大成六公分，醫生就懷疑是肺癌。

兩位史丹佛大學醫院的醫生建議她趕快動手術，及早切除腫瘤；但舊金山醫學院（UC San

Francisco）研究癌症的醫生則建議她，先化療把腫瘤縮小，然後再做手術。

就在她猶豫不決的時候，經我另外一位腫瘤病人的介紹，她來找我。

這位患者從來沒有針灸過，問了很多問題。於是，我向她大致解說，我的方法跟傳統西醫治療腫瘤的方法有何不同。對於癌症，西醫大多採用手術、化療、放療等三種方法。如果以環境比DNA更重要的觀點，我的方法就是設法改變體內失調的內環境，使得體內腫瘤的DNA在重新複製轉錄時，隨著內環境的改變，從失調轉化爲正常。

這位病人就積極和我配合，於是我用太極黃金分割共振扶正爲她治療。

人體的生命內環境客觀上，與天地日月運行所形成的太極黃金分割能場息息相關，人法天地，如果善於在主觀上，巧妙利用天地太極黃金分割能場，也會反過來改善人體已經惡化的內環境，使其向良性方向轉化。

養生跟針灸相比，相對較簡單；針灸是治療，要由醫生操作；但是用我發現的太極黃金分割理論與方法，大道理是相同的，大方向是很清楚的。只是個人用來養生與醫生用來治病，操作手段程序的難易程度不同。

具體操作方法

第一、**根據不同的時間，使患者的任督脈環，對準相應太陽方向**。比如，**上午要背對太陽，下午要面對**太陽。也就是，上午躺在診床（我設計了可以三百六十度轉動的診床）時，頭頂要向著太陽；下午時，腳要對著太陽。

第二、**在相應十二時辰的時間找到黃金分割點**。比如早上9點到11點氣旺脾經，就在脾經找相應的太極黃金分割點或者穴位。

這位患者是肺癌，所以要在肺經相應的黃金分割點（比如、列缺穴、孔最穴），找到最痠的地方放針。同時從她的中焦脾胃氣化下手。中焦是管升降及運化，「脾升清，胃降濁」，從這個角度來調整她的穴位，也是從黃金分割點上選穴。然後再在她肚臍周圍，根據連山八卦排出臍周相應穴位，再選用其他頭針體針穴位，針後加灸等。因爲脾屬土，土生金。這樣一系列的方式組合起來，用共振的程式，啓動其天人相應法天則地的太極黃金分割共振。她腳上相應的穴位，比如丘墟、湧泉等穴就開始冒出「涼風」。在針灸過程當中，她的腳底會有非常「冷」的感覺，就好像有一股冷水或冷風從腳心流出去，同時她的後背感覺很熱。

我幫她治療大概一個多月後，她又去醫院檢查。之後很高興地告訴我，醫生説，他們做了這麼多年腫瘤研究與治療，卻從來沒看過這樣的結果，CT顯示，原來很清晰的腫瘤邊界和形狀，現在竟然變模糊了，像一層影子、也像散開的沙子一樣，醫生們也不清楚這是怎麼一回事。

如果從良好的臨床效果，倒過來分析，我們可以推測，在原本失調紊亂的內環境改變以後，她體內的環境發生了很大的良性變化，結合前面講的表觀遺傳學（Epigenetics）的「環境為主」，環境改善並向良性的方向改變，腫瘤的DNA代謝與複製轉錄過程，也就會發生根本的改變。因為天人相應的黃金分割太極共振，啟動了她極深層次的自我修復系統。

這個病人從開始看病到現在已經兩年多了，大約兩、三個星期來看我一次，她情況相當穩定，如果不講，沒有人會相信她是位肺癌患者。

如何找到黃金分割穴位和操作要點

我們再次重複強調它的要點：

第一、要找到太陽、地球形成的太極黃金分割場的方向——太陽的中心和地球的中心連線的平面，然後將你自己的任督脈環與它放在同一平面裡，平行或者正對，這樣就會產生一個共振。

同時要記住方向，上午（子後午前），就是半夜24點以後到中午12點以前，要**背對**太陽。而午後子前，中午12點以後到半夜24點之前，太陽運行軌跡是下降的，要**面對**太陽，讓任脈跟著太陽的陽氣下降；因為任脈屬陰本應下降。而督脈屬陽，本應上升。背對太陽，督脈就可順著太陽上升的陽氣，緩慢上升，順勢上升，這叫因勢利導。

第二、一定要注意太極黃金分割共振程序中的時間長短、共振程序的質和量、由量變到質變，這三個問題。

隨著太陽在空中移動，必須要使人體的任督脈環，或者說太極床、椅子要隨著太陽在空中「移動」而同步移動，因為太陽在天空一天轉動一大圈，二十四小時三百六十度，每一小時移動十五度，每四分鐘轉一度。

如果你對著太陽不動，定在原處，大約不到十分鐘，太陽就會移出你的任督脈環平面。根據天文、地理資料，太陽的視半徑是16分（圓周為360度，一度等於60分，一分等於60秒），視直徑是32分，相當於半度，太陽在天際的地平線，從東升到西落的運行軌跡弧線是180度，以太陽的直徑為32分，即半度多一點計算；也就是太陽從東升到西落在天空中所畫的弧線，可以容納三百多個太陽的位置，雖然它看似不動，其實是在緩慢移動。

如果你像傳統打坐一樣，坐著不動，而太陽以每四分鐘一度的速度移動，大約七、八分鐘後，很快就會移出人體太極任督環和天地太極環的共振平面，共振就大大減弱了。根據中醫的理論，這種同步的共振不能少於三十分鐘。人體的營氣血行走一周，大約需要三十分鐘。

而天人合一太極黃金分割共振，一定不能少於三十分鐘，才能使人體內環境的轉變，從量變轉為質變。就如同煮開水，假如需要三十分鐘才能煮開，但是你在十幾分鐘時、水開之前，反覆把電源關掉，水就永遠開不了，道理是一樣的。

天人相應場共振包括兩點，第一個叫天地人太極共振，天地及人的太極能場共振，造成了內環境的改變與再有序優化，就是返本歸源。

第二、是天地人黃金分割能場的共振，根據十二個時辰，不同的時間，依春夏秋冬四季，找到與它相應不同經絡的黃金分割點，來進行不同經絡的特定穴位按摩。從不同的切入點與角度，改善優化人體的內環境。

根據《黃帝內經》的理論，營衛氣血在人體中一天24小時要轉50周，又稱50營，約28.8分鐘一圈，即大約30分鐘。這也就是為什麼針灸治療，行針一定要不少於30分鐘。

黃金分割的理論與計算方式

這裡講到一個關鍵問題，就是針灸理論中，同身寸的問題，一般說足三里在膝下三寸，三陰交在踝骨上三寸，是以手指來測。同身寸就是以中指的第二節跟第三節之間，做為一寸。大家以為這一寸就是通行全身的，但小孩的手小，所以尺寸也小；大人或男人比較高大，手也比較大，所以他的同身寸跟婦女、小孩都不一樣。但是傳統針灸理論同身寸的概念，基本是以自己的中指節做一個標準，來測量尋找自己的穴位。

其實真的是這樣嗎？如果你們仔細看的話，可能會發現不太一樣。比如，我以真人為標準做的人體經絡穴位圖來測量，從胸骨的天突到中庭，肋骨會合胸劍聯合的地方，中庭穴，它是分成了九寸，即是天突、璇璣、華蓋、紫宮、玉堂、膻中到中庭，它的距離在這圖上是83.5公分，除以九的話，一同身寸大約等於9.2777公分，或者說9.28公分。這個同身寸的長度是不是跟其他寸一樣呢？往下面再看，從胸劍聯合處的中庭穴到肚臍的神闕穴，長度是86公分，這裡就分成了8份，86÷8 = 10.75，所以上面胸部的一寸等於9.28公分，到了腹部，從中庭到神闕，就變成了10.75公分。再往下看，從神闕到曲骨是5寸，長度是60公分，它分成5份，1寸是12公分。所以從整個軀幹來看，胸部的一寸是9.28公分，腹部的一寸是10.75公分，到了小肚子，肚臍以下的一寸就變成12公分。

那麼肩膀，胳臂，從腋下到尺澤，又分成了9份，長度是80公分，所以這裡一寸大概等於8.9公分。從臂、肘尺澤到腕關節的太淵分成了12份，全長是118公分，118÷12 = 9.8公分，所以它的小臂一寸是9.8公分，從肘到腋下的大臂一寸是8.9公分；它的長度不一樣，是因為劃分的標準不一樣。

再往下看，從胯外側到膝眼（犢鼻穴）分成19份，它的長度是166公分，166÷19，一寸等於8.74公分，這是身體的外側。大腿內側，就是從曲骨到鶴頂穴是18份，長度是155公分，155÷18，一寸等於8.611公分。這兩個同身寸也不一樣，但是比較相近。從膝眼到腳踝關節的解溪穴（鞋帶穴），分成了16份，全長是141公分，141÷16，一寸等於8.8125公分。內側從陰陵泉到踝骨內尖，這13份的全長是112.5公分，112.5÷13，每一寸等於8.65公分。8.65跟8.81也不是完全一樣。

我們單純從同身寸的角度來看，很難看出黃金分割的理論有什麼特殊的價值和作用，但是如果把人體看做同一個長度來測量，就會看出不一樣的結果。比如我的身高是185公分，我的肚臍到腳是115公分，115÷185＝0.6216，正好在黃金分割的比率範圍內。

又比如，小鳥的頭、身體、尾巴，比率差不多是1:3，或者說2:3、3:5，這叫做黃金分割的一種計算。1÷3＝0.333，2÷3＝0.666 3÷5＝0.6，都是在我所發現的黃金分割比例0.6～0.7或0.3～0.4的區間裡。

對人體針灸穴位，黃金分割比例計算標準，我是這樣設計的，把它分段，從人的手，從手指尖到腕部，算一個全息單位A；手指尖到人手臂的肘部，算全息單位B；從手指尖到肩關節算全息單位C。下肢穴位的測量計算方法，以此類推，即從足尖到踝關節為全息單位A1，從足尖到膝關節為全息單位B1，從足尖到髖關節為全息單位C1。這樣它就有相應的黃金分割比例關係。

讀者們可以試著用手掌來你的手臂長。將你的手掌盡量張開，然後把右手的小指尖放在

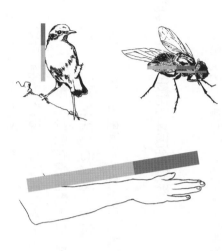

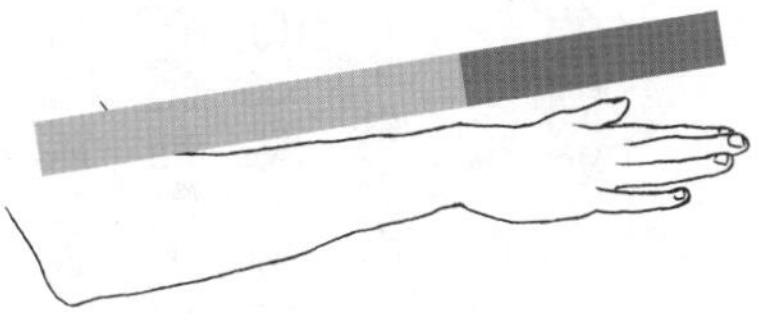

左手的中指尖上，大拇指盡量伸展開；第一次右手的大拇指可以觸及到大約內關穴左右，第二次就到了手肘，第三次就到你的肩膀了。這就是1/3、1/3、又1/3。所以你的手臂相當於3個手掌度量的長度。而肘部是手指尖到肩部的下1/3，就是0.33或0.67的位置上。根據針灸理論，人體手的經絡，重要的合穴都是在肘部上，而許多重要的穴位都是在腕關節附近。

五輸穴跟黃金分割點的關係

人體井、滎、輸、經、合五輸穴裡最大的是合穴，在西方翻譯為河海穴，就是滙流成河，百江入海。在臨床上，比如急症的胸悶、心絞痛、嚴重的肩痛，在手肘的合穴部位——尺澤、曲澤跟少海，都可以放血；這是在陰經。陽經是曲池、小海、天井，也都在肘部。

針灸穴位的井滎輸經合，井穴基本都在手指或腳趾的尖上。滎穴、或榮穴，這字唸滎（ㄖㄨㄥˊ）又唸滎（ㄧㄥˊ）又唸行（ㄒㄧㄥˊ），很像榮譽的榮，但下面不是「木」字而是「水」字，就是**滎穴**。

輸穴、原穴多在腕關節跟踝關節上。手腕相當於從手、手指尖到肩部的下面0.6～0.7，也就是腕關節位在手到肩遠心端大約1/3的地方，或者倒過來說就是0.6～0.7的位置上。井滎輸（原）經合基本上是在肘、膝之下，這是五輸穴。

在這套法天則地養生術裡面，除了講到五輸穴以外，還提到了郄穴、募穴和絡穴，後面會詳細講。在《黃帝內經》有三百六十五個基本穴位，但並不是每個穴都用的到，有的穴很少用，有的穴經常用，甚至使用的頻率非常高，比如內關穴、足三里穴、合谷穴等等，這些穴位在人體的氣血運行當中，發揮著重要的作用。瞭解了這個原理，重新測量人體不同的黃金分割點，就會發現人體經絡上有很多重要的穴位，大多是處在黃金分割比例區間內。

明白了黃金分割比例產生於天地運行、黃赤交角同時投影到我們身上，造成了我們與天地相應的共振，了解了天、地、人之間的太極黃金分割場共振的關係，就可明白當醫生用針灸刺激這一點的時候，它可能就是引發天人相應黃金分割共振的切入點，從而啟動、激活了人體深層的自我修復系統。

我在臨床上發現，有時候取穴不用很多，有些穴位處在相應不同部位、不同經絡的黃金分割點上，按壓或針刺在這些點上以後，就啟動了人體的黃金分割場與天地的黃金分割場產生共振，從而產生扶正的效應，重新調整人體失調的頻率，而使人體逐漸康復。比如，內關治心臟病，足三里治胃病，足太白治糖尿病，足臨泣治乳腺增生等。

從經絡可診察出身體的問題

經絡是中醫獨有的一套系統，它是內聯臟腑，外絡肢節，「有其內必形諸於外」，所以從經絡可以診察出身體哪裡出現問題，相應也可以通過這些點來治療疾病。

《黃帝內經．素問．調經論》：「五藏之道，皆出於經隧，以行血氣。」是說五臟、六腑之間資訊、能量的交換都是通過經絡，「以行血氣」就像四通八達的通訊網路一樣。「血氣不和，百病迺變化而生，是故守經隧焉。」血氣失調就是各種疾病產生的原因，都跟經脈不通有關；就像西醫認為各種疾病都跟血管、血液循環及功能障礙有關。也特別強調經脈的重要作用：「經脈者，所以能決死生，處百病，調虛實，不可不通。」

這有兩種不同的翻譯，一說，經絡必須要通暢，不可阻塞，因為它能決死生。另一說法是，身為醫生一定要瞭解它，通曉它。我比較傾向於後面的解法，就是你一定要瞭解有關經絡的常識和調整的方法，因為它非常的重要。

在《黃帝內經．靈樞．經別篇》還提到「陰陽諸經而合之十二月、十二辰」，人體有十二條經絡，天人相應，以對應十二月。十二辰就是十二個時辰，「十二節」，是我們手、足等關節加起來有十二個。

「十二經水」，是地面上有十二條河流。「十二時、十二經脈者，此五臟六腑所以應天道。」所以天人相應。後面又說：「夫十二經脈者，人之所以生，病之以成，人之所以治，病之所以起，學之所始，工之所止也。」學醫要從經絡入手，想真正達到出神入化的境地，還是得從經絡入手。

「麤（念ㄘㄨ，同粗）之所易，上之所難也。」

一般的醫生認為經絡沒什麼，但當你進入到高層次的時候，就會覺得針灸實在是太奇妙了，經絡的反應也實在太奇妙了。

針灸穴位的本質與療效

現在有很多養生專家，或中醫學院的教授學者，很多人都注重方藥、食療，而輕視針灸。他們認為，「針灸只不過是中醫的一個輔助療法，中醫主要還是要用中藥。」這樣的說法對不對呢？《黃帝內經》裡百分之八十以上的內容，講的是針灸和人體「氣化」，如何瞭解這個氣化，即生命場的變化，與如何用針灸調整人體失調的「氣化」。

醫生為病人用針灸調整失調的經絡之氣，有時有奇效，其原因及機理可能是：治病過程中，針灸的針具，就是醫生治病理念和意念的延申，醫生使用這個力量可以把患者失調的氣調過來。針灸就是通過刺入病人體內的針具，用念力調動患者體內生命的能量流，改變修正人體內失調的內環境。

但是為什麼上述這些「大家」說針灸是輔助療法，並不重要呢？這裡有它的故事和歷史淵源。清朝乾隆盛世衰落，嘉慶皇帝繼位後，他很想做出一些像乾隆皇帝一樣轟轟烈烈、留名青史的事情。所以他一上台，第一件事就是逼和珅上吊自殺，抄了和珅的家。「殺了和珅，富了嘉慶」，因為和珅是個大貪官。第二件事就是在一八二二年，他的兒子道光皇帝以針灸不合禮法，「針刺火灸，究非奉君所宜」，在太醫院裡永遠廢止了針灸。所以從十九世紀中期以後，真正學儒醫及主流社會的官宦仕人，就逐漸地不太研究針灸，因為不願意碰被皇上否定的東西，針灸就開始走下坡路。

實際針灸裡有很多特殊有效的方法，雖然在上層社會慢慢淡薄下來了，但是在民間，由於它的療效卓著，還是有其強大的生命力。由於各種原因，中國國內的針灸科，目前大多用來治療諸如坐骨神經痛、牙痛、頭痛、中風後遺症、面癱一類的疾病；一般的民眾意識，也認為針灸治不了什麼大病。

而我在美國二十多年的臨床及教學當中，發現針灸不但能治病，而且能治大病。特別是用了太極黃金分割共振扶正理論，做為指導思想以後，取得的臨床療效就更卓著。

為什麼解剖法找不到經絡和穴位

在《黃帝內經．靈樞．九針十二原》裡，提出了幾個非常重要的中醫針灸理論原則，其中一個是說，針刺穴位的性質問題，它說：「節之交，三百六十五會，知其要者，一言而終，不知其要，流散無窮。所言節者，神氣之所遊行出入也，非皮肉筋骨也。」

這裡講的就是知道這個要害的、知道它關鍵的地方和道理，用簡單的一句話說就是，**穴位是氣血運行所經過的地方**。但是如果搞不清楚、鬧不明白，就會講得很複雜而不得要領。

《黃帝內經》在幾千年前就強調，人體針灸穴位真正的本質是「節」，是人體的生命能量氣血——神氣所遊行出入的地方，並不是解剖上所看到的皮肉筋骨，而**「氣」是無形的**。這也是為什麼目前用科學的乃至各種解剖方法，找不到經絡與穴位的原因。

針刺要達到療效，最重要的就是要「**得氣**」。針刺治療時，一定要「氣至病所」，使氣、能量達到病灶所在的地方，否則臨床的效果就不明顯。這是針灸醫生多年臨床深切體會到的，針刺一定要「得氣」。

它又說：「刺之要，氣至而有効，効之信，若風之吹雲，明乎若見蒼天，刺之道畢矣。」

大意是說，針灸或保健有無效果，要看你在治病、或保健的時候，也就是你的正氣跟邪氣鬥爭的時候，要讓正氣要佔上風，這就是關鍵。

在同一篇裡，還講到另一個重要的原則，即是「五臟有疾，取之十二原」，「原」就是原穴，十二原就是十二個原穴，是人體元氣所出入的地方。

根據中醫陰陽臟象經絡理論，臟為陰；歸屬陰經，腑為陽，歸屬陽經；陰經、陽經都有原穴。但臟與腑相比較，臟的生命功能更為重要，而本篇講的十二個原穴是指歸屬於五臟，屬於陰經，相對更重要的十二個原穴。

五臟就是肝、心、脾、肺、腎，對應這五條大的經絡裡面。人的經絡是對稱，左邊有一條，右邊有一條，所以五個陰經，五臟的經絡，每個經絡左右各一個原穴，加起來就每一臟的陰經就有兩個原穴，五條經絡合起來就是十個原穴。再加上膏之原——鳩尾穴，在劍突下0.5寸。還有肓之原——脖胦穴，就是肚臍下一寸半的氣海穴。加起來是十二個穴。

在診查治療疾病當中，這十二個穴非常重要；比如，如果五臟有病，可從這裡發現相應的壓痛點；同時可用這十二個穴醫治很嚴重、很深層的內臟疾病。這就是原穴的重要功用。

十二個原穴與太極黃金分割的關係

這十二個穴位所處的位置，跟太極黃金分割有什麼關係呢？在總論裡講到人體太極黃金分割的比例，大概是在0.3～0.4或0.6～0.7的區間裡，並不是固定在0.618這一點上。陽中之少陰是肺，原穴是太淵穴。陽中之太陽是心，原穴是大陵穴。太淵穴跟大陵穴都在手關節的腕橫紋上。太淵就在我們摸脈的地方，是肺經的原穴。而大陵在腕後的兩筋之間腕橫紋之上，是心經（心包經）的原穴。後來《甲乙經》又補了一個心經的原穴神門穴，位在手腕後，靠近尺側。

我們用一個標準的針灸人來說明，測量中指手指尖到腋橫紋腋下是19公分，手指尖到腕橫紋是6公分，6÷19＝0.3157894，符合黃金分割的0.3～0.4的區間，所以大陵、神門、太淵，這三個原穴都在人體太極黃金分割的區間裡。

足太陰脾經的原穴（又是輸穴）是太白穴，肝經的原穴跟輸穴都是太沖。根據中醫針灸理論，陰經的原穴跟輸穴是同一個穴，而身兼二職的。再以針灸人來測量，從大腳趾尖到踝關節是6公分，太白、大沖都是處在約2公分的位置上，2÷6＝0.3，也都是處在黃金分割比例的區間裡。

足少陰腎經的原穴（又是輸穴）太溪穴，處在踝關節後面，約在從大腳趾到膝關節全長的1/3處，也是處在黃金分割點上。

上面已經講了五條陰經，一共十個原穴，另外兩個原穴之一，膏之原鳩尾穴位於胸骨柄附近，如果從針灸人的頭頂到足底是50公分，從頭頂到鳩尾穴是15公分，15÷50＝0.3，是處在黃金分割點區間內。

而最後一個原穴，肓之原——脖

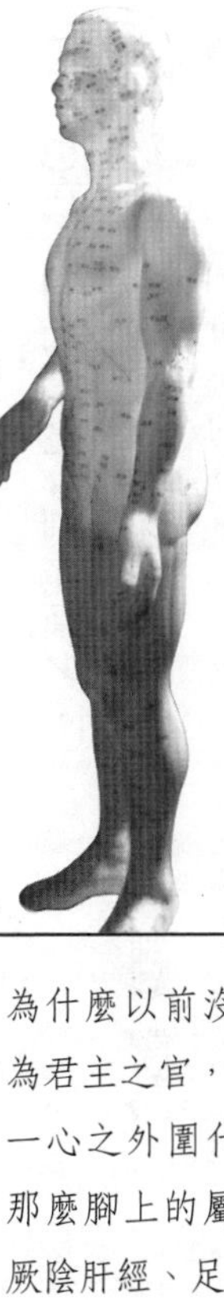

為什麼以前沒有神門穴呢？因為「心為君主之官，心不受邪」，所以以心包一心之外圍代替，這是手上的經絡；那麼腳上的屬臟、屬陰的經絡就是足厥陰肝經、足少陰腎經、足太陰脾經。

胦穴，就是肚臍下一寸半的氣海穴。以同一針灸小人模型為例子，從頭頂到氣海穴是20公分，從頭頂到足底是50公分，20÷50＝0.4，也在人體的黃金分割範圍之內。

所以從《九針十二原》裡，「於無聲處」透出了一個天大的秘密，就是《黃帝內經》認為對於人體生命氣化機能非常重要的十二個原穴，它們所處的位置，經我們測量計算，竟然大都是處在0.3～0.4，或0.6～0.7的區間內，也就是與黃金分割息息相關。

這些經古人驗證，並寫入黃帝內經的穴位之所以重要，也許就是因為它們是天地黃金分割能量場投影在人體經絡場結構上的特殊印記。通過按壓乃至針刺這些穴位，能夠發現五臟所反應的疾病，及治療疾病。日常我們可以按摩、按壓這些原穴，來進行穴位保健。

「營氣」與「元氣」的運行

五輸穴跟四季相對應。《黃帝內經．靈樞．經脈篇》裡講營氣運行於周身是「如環無端」，就是從肺經、大腸經、胃經、脾經、心經、小腸經、膀胱經、腎經、心包經、三焦經、膽經、肝經，然後再回到肺經。從《黃帝內經》所述經絡之氣運行如環無端，這一角度來看，應當是一天二十四小時，每一條經絡之氣和營氣值日氣旺二個小時。

但是從五輸穴——井、滎、輸、經、合——的角度來說，都是從四肢的末端開始，經絡之氣向心性運行。實際上《黃帝內經》並非由一人，在一時

> 「九針十二原」現在有新的講法，即十二原穴是六條陰經的原穴，不再提肓之原和膏之原，就是鳩尾、氣海，而是加上心經的原穴—神門，就變成五臟六腑的六臟—心、肝、脾、肺、腎、心包的原穴做為經常使用的穴位。因為鳩尾穴用的不多，相對於女生較不方便，鳩尾取穴的時候，要把手抬高，可用它治癲癇。

所寫，它包含反應了不同歷史時期的各種不同的學說。

井、滎、輸、經、合是指在肘膝以下五個特定的穴位，簡稱為五輸穴。其分布次序，在《黃帝內經．靈樞．本輸篇》提到它是從四肢末端向肘膝方向向心性排列，是跟元氣有關係。這種排列方式與向心性運行方向，與十二經絡首尾銜接，如環無端的運行，有的經絡是離心方向，有的經絡是向心方向。

兩者內容似乎有很大的矛盾，讀者或許會問，人體經絡之氣的運行方式到底應該尊崇《黃帝內經》中哪一個學說？

湖北武當山有一位祝道長，我去武當山拜訪他時，他告訴我，他在修練丹道的時候，發現了氣在身體經絡的運行是雙向的，離心與向心方向交替進行的。如果從波粒二相性，事物的實相不只一個的角度說，祝道長的說法即是可信服，並可以講得通的。李時珍在《奇經八脈考》中也提到了：「內景隧道，唯反觀者可以照察之。」就是在修行打坐，進入到一個狀態的時候，可以感覺到體內氣的運行。

但井、滎、輸、經、合怎麼解釋呢？古人把經氣在經脈中運行情況，從小到大以自然界的水流做為比喻；從源泉開始，最後流入大海。就像氣血從弱到強，說明經絡之氣出入經過的部位深淺大小及不同的作用。比如，經氣的源頭就像水的源頭，稱為「井」；就像我們喝水，農村裡打的那個井。

很有意思的是，《黃帝內經》裡說井當深刺，但井穴實際很淺，所謂深刺，因為用水流做比喻。其他的輸原經合，就是小的河流，可以隨便看到或碰到這個水。但是唯有井，你在地面上碰不到它，只有用繩子把桶放下去，然後才能打到水。

這就是講，雖然是井穴，但是針的時候，不能太淺，要稍微進去，像拿水桶在井裡打水一樣刺進去。因為井穴比較痛，所以可用很小的針，但它可以通到人體「氣」的深層。

經氣所溜，像剛出來的泉水為溜，就稱為「滎」，或者榮。經氣所注像水流由淺入深，河流經氣稍為變寬，稱為「輸」，就是轉輸的地方。經氣所行像在通暢的河水中流過，稱為「經」。經氣由此沖入，最後會合，像百川入海一樣會合進入臟腑，就稱為「合」穴。

所以《靈樞．九針十二原》：「所出為井，所溜為滎，所注為輸，所行為經，所入為合。」

陰經的原穴是肝、心、脾、肺、腎、心包，它們的原穴和輸穴是合一的。

陽經就是五輸穴加上原穴。手陽明大腸經的原穴，是在手上的合谷。手少陽三焦經的原穴是陽池。手太陽小腸經的原穴是腕骨。足陽明胃經原穴沖陽。足少陽膽經原穴丘墟。足太陽膀胱經原穴京骨。這些穴都跟黃金分割有關係，也都在黃金分割面和區間裡。

沖陽穴在胃經的足背上，它相當位於從足二趾的厲兌穴到足踝部的解溪穴（又叫鞋帶穴），這一黃金分割比例全息元區間內。如果從足陽明胃經的另一遠端分古足中趾間到踝關節的解溪穴是5公分，解溪到沖陽是2公分，2÷5＝0.4，這一黃金分割全息元的太極黃金分割比例區間內。

京骨穴是足太陽膀胱經的原穴，至陰到腳跟附近的僕參是5公分，至陰到京骨是2公分，2÷5＝0.4。丘墟則處於足趾尖到膝關節的0.302355位置上。所以足三陽經的三個原穴，京骨、丘墟、沖陽都在太極黃金分割的0.3～0.4區間。手上的原穴，合谷在陽溪到商陽的2/5（0.4），合谷穴位於從食指商陽穴到陽溪穴的0.605處。陽池穴在手腕部，手中指尖到手肘的1/3處。都在太極黃金分割的0.3～0.4或0.6～0.7區間內。

●五輸穴與四季的對應關係，《黃帝內經》、《難經》有不同說法，養生時可以綜合運用

五輸穴與四季的對應關係，在《難經》及《黃帝內經》裡，有兩種不同的學說，在當時是並存的。

《難經．七十四難》說：「春刺井者，邪在肝。夏刺榮者，邪在心。夏刺輸者，邪在脾。秋刺經者，邪在肺。冬刺合者，邪在腎。」在五行四季中，春氣主木，通於肝氣。在五輸穴中以五行排列，井屬木，榮屬火，以此類推，同氣相求，故春季當取屬木的井穴。

而《難經．六十三難》說：「井者東方春也，萬物之始生。」

這樣來看《黃帝內經》、《難經》學說其實是從不同的層面論述，那麼我們在這裡討論及運用不同學說進行保健養生時，就取了這個春刺井，就是春天刺激井穴，夏天刺激榮穴，長夏是輸穴，秋天是經穴，冬天是合穴。

在春天也可以刺激相應的原穴、井穴，和絡穴。而絡穴的位置，也和黃金分割有關係的。我們就是將上述所說的《黃帝內經》與《難經》有關五輸穴與四季對應的不同理論與方法，綜合運用於四季十二時辰養生。

有關這一點及經絡之氣看來似乎截然不同的運行方向與銜接方式等諸多疑問，如果明白了前面所說有關人體場論、量子力學、光的波粒二相性，事物有多種實相並非一個，則上述相關疑問，相信就會迎刃而解了。

經絡氣旺理論的中醫解釋和西方科學驗證

四季四時中，人的氣血隨著太陽、地球相對位置的變化，產生升沉浮降的變化，就是場的變化。《黃帝內經》要求人應當「春夏養陽，秋冬養陰，以從其根」，所謂「根」即根本，是天地陽氣的「根本」變化的規律，這一規律是根源於太陽、地球、月球相對位置變化，所造成一年四季中春生、夏長、秋收、冬藏的陽氣升降盛衰變化，以及對人體生命氣化運行的客觀影響。「以從其根」，就是先要明瞭上述的客觀道理，然後再從主觀上「人法天地」，採取一些措施，順應這個規律來做出相應的調整。

春季養生的特點是「春三月，此謂發陳」，發陳就是把陳舊的東西散發出去。所以養生時，要刺激黃金分割點上的原穴和其相應的絡穴。因為絡穴處於兩個經絡會合的地方，而且偏重於由裡出表，所以刺激這裡，就能把陳舊的東西，包括身體及情志上的「瘀阻癈物」，從內部散發出去。許多養生書都講到春季要注意情志的調整，但這些書都未從天人相應場互動共振的角度說明，為什麼春天要「賞而勿罰，予而勿奪」，就是要把該往外散發的，順應春升的特點進行養生。情志上也有一定要做什麼，及不要做什麼；比如，春天要順應肝氣，就是不能輕易發怒。

你們可以根據我講的這個思路，在自己身體不同經絡上實驗、摸索，比如足趾尖到踝關節，算一個全息單元；從足尖到膝關節是另一個全息單元；足到大腿及腰部的關節，又是一個全息單元。在這裡相應找到黃金分割區間，並循經按壓，如果發現很痠痛的點，那一定是跟養生或疾病有關係。

《黃帝內經．靈樞．九針十二原》之所以放在《靈樞經》的開頭第一篇，就是要強調在腕關節跟踝關節上的重大原穴，包括臟跟腑的原穴，對人體的養生及治病，都有很重大的調整作用。

可能有讀者會問，十二個時辰到底是不是真的有經絡之氣不一樣的走行，或在某個時間，某條經絡之氣會特別旺盛？在大量的醫療實踐，和「子午流注」的針法當中，都已經體現出與一般針法確實有明顯的差異。

一九八六年《四川中醫》第三期中，有一篇文章「一日四時的甲皺微循環變化」，從甲皺微循環變化來探討人體的陽氣周日變化。文章中說到，如果把血流速度加快，血管口徑擴張，滲出液多，血管運動加強等，看做微循環功能旺盛的表現；反之，則做為微循環功能抑制型表現，因為微循環可以表現人的氣血旺跟衰。觀察結果是，早晨、中午微循環呈旺盛性遞增變化；傍晚到夜半為抑制性遞增改變，中午和夜半的差別非常明顯。

它的實驗表明，人體陽氣周日變化的時間性為晝盛夜衰，這與我們觀察的太陽造成人體陽氣的朝午夕夜變化規律是非常相似。再有十二經脈的經絡之氣，實驗證明，它的變化確實是按時間不同而變化的，它確實有十二時辰的變化。

● 子午流注針法

按時間選經排穴的子午流注的針法，已經有近一千多年的歷史了，很多科學家都在研究，他們發現，很多病人確實有按子午流注的規律生理相應的病兆，即發病的規律。

比如肝經相應的時間是凌晨1點到3點氣旺，有的病人就是在這個時間定時發病；脾經

的時間是上午9點到11點，有的病人就在這個時間定時發病。（參看p170十二時辰對照表）

我有一個美國的女病人，她在近一年當中，因爲有一些特殊的事情發生，讓她有了很大的情緒變化。她注意到一年半以來，每天早晨9點到11點，她就會感覺咽喉不舒服、胸悶，而且心慌，好像喉嚨裡有一個異物，像痰一樣塞住；但過了11點之後就好了。

她找了很多醫生，做了各種檢查都找不出原因。

我摸她的脈象，她的右關脈濡、滑，左關脈弦中帶細。這類病人是長期思慮過度傷脾以後，造成脾經不能運化飲食精微而生痰濕，所以在脾經值日旺時的上午9點到11點間，痰濕就壅塞，防礙了她胸中的經絡之氣運行，導致她產生不適症狀。

我根據子午流注的針法，讓她早上10點鐘來診所，我給她選用此時氣旺的脾經的原穴太白，及相應其他穴位針刺治療。兩次以後，她很興奮的告訴我，上個星期感覺非常好，在9點到11點那段時間沒有再發病，而且喉嚨第一次感覺那麼清爽。

其實脾經連舌本，一直通過胸部跟咽喉，而且脾主思慮，脾不運化的時候，就會生痰濕。要點就是，我們根據上述的實驗和天人相應太極黃金分割共振的理論，按不同的經絡，相應在其旺盛的時候，再把它放到天人相應的黃金分割場的共振程序當中，先讓它產生一個天人相應太極共振，然後再按這個時間，計算出哪條經絡旺盛，而在這條旺盛時間相應的經絡上，找到一個或多個黃金分割的相應敏感點，根據四時、時辰，再進行保健養生。比如，「春刺井、夏刺滎、秋刺經、冬刺合」。讀者在家裡可用手指或其他器具按摩、按揉，比如砭石、按摩器，養生的效果會更明顯。

五輸穴和大部分絡穴在十二經絡的位置

手太陰肺經的絡穴是列缺，在太淵後一寸五分，也是處在0.3～0.4的太極黃金分割的區間上，與腕橫紋非常接近。手厥陰心經的絡穴是內關，在腕後兩寸，內關穴處於從手中指到腋下距離0.36842這個位置上；比如，手中指尖中沖到內關是7公分，手中指尖到腋下是19公分，7÷19＝0.36842。以此類推，心少陰心經的絡穴是通裡，處在0.3的位置上。足太陰脾經絡穴公孫在0.4的位置上。足厥陰肝經絡穴蠡溝處於0.39的位置上。足少陰腎經絡穴大鐘的位置是0.35。手陽明大腸經絡穴偏厲是0.37，手少陽三焦經絡穴外關是0.35，手太陽小腸經絡穴支正是0.3571。足陽明胃經絡穴豐隆的位置比例是0.367，足少陽膽經絡穴光明為0.3571，足太陽膀胱經絡穴飛揚0.326。以上所有絡穴都處在黃金分割帶裡。

肺經的井穴是少商，在手大指外側。滎穴魚際，從手腕的太淵到少商測算，魚際處在手大指少商到手腕太淵的0.33位置上。輸穴（陰經手是原穴）太淵則是處在手腕上，就是從手拇指一直到肘部的黃金分割帶，在少商到尺澤距離0.3454的位置上。經穴經渠、絡穴列缺也都很類似，大概處在0.3～0.4，或0.6～0.7的位置之上。

如果我們把它巧妙的利用，並把它放到「法天則地」的太極黃金分割共振的場中，再按揉這些特定的黃金分割穴，就有事半功倍的效果。

手太陰肺經合穴尺澤，在從手到肩到腋下整體當中的下1／3處，或說是近心端的1／3

處。手的魚際在肺經手部的太極黃金分割區間上，手厥陰心包經的滎穴勞宮，跟手少陰心經的滎穴少府，都在手尖到腕橫紋距離的下1／3處，也在手部心經與心包經的黃金分割區間裡。

神門和大陵是心經和心包經的原穴，都是處在腕關節的腕橫紋上。肺經的原穴太淵與心包經的原穴大陵、心經的原穴神門一樣，都處在腕橫紋上，也在黃金分割區間上。

而經穴，手太陰肺的經渠、手厥陰心包的間使、跟手少陰心經的靈道，也都在相應的太極黃金分割區間。它們的合穴則都在肘關節上。

手上六條經絡相應的合穴，就是肺經的尺澤、心包經的曲澤、心經的少海，都在手臂的內側。而手臂的外側就是手三陽經合穴的所在，即手陽明大腸經的合穴曲池、手太陽小腸經的合穴小海、手少陽三焦經的合穴天井。

手臂六條經絡就是手三陽經、手三陰經的一共六個合穴，基本上都在肘關節上，就是從手指尖到腋下、腋橫紋，近心端的1/3處，也在黃金分割區間裡面。

足三陰經、足三陽經，也有它特殊的穴位排列規律，有時可以橫著看，有時可以縱著看。橫著看是一個平面，縱著看又有另外太極黃金分割的平面。

足太陰脾經的井穴是隱白，足厥陰肝經的井穴大敦，足少陰腎經的井穴湧泉。一般井穴都在手指尖或足趾尖，但足少陰腎經的井穴是在足底的上1/3，也在黃金分割帶上。

脾經的滎穴大都，肝經的滎穴行間，它們好像和黃金分割關係不大，但是腎經的滎穴然谷，在足大趾到足踝關節的1/3位置上，在跟胃經沖陽穴比較接近的平面上。脾經的原穴也是它的輸穴，是太白，肝經的輸穴、原穴是太沖，它們是在足部從大趾關節到踝關節的1／3。腎經的原穴太溪，則在足尖到膝關節的1/3處。

這些重要的穴位大都在人體相應的全息單元的黃金分割帶裡，瞭解了這個道理，再去學習及理解針灸的深層機理，或進行養生，就比較容易簡單。刺激這些相應穴位的時候，不管是用針灸、或按摩，都可以這個地方做為切入點，相應啟動人體的太極黃金分割場與天地大的太極黃金分割場，產生強有力的共振，這也是為什麼針灸這些特定穴位有它獨特的效果。

第三章
小腦新區和海馬新區

肚臍是第一個先天的黃金分割點

在這一章裡，我們要談與養生長壽關係重大的小腦新區和海馬新區，以及它們在太極黃金分割共振扶正理論與養生保健方法當中的重要作用。

如果以一個胎兒在母體裡蹺縮的狀態及形狀來看，其肚臍就是臍帶與母體相連的部位，肚臍的位置在整個身體長度的大概1/3，這也是黃金分割0.3～0.4的區間。丹道養生理論中講「先天胎息」的關鍵位置與神闕部位（即肚臍）密切相關，因為胎兒的肺還不會呼吸，是通過臍帶跟母體進行物質、營養、能量跟廢物的交換。胎兒出生以後，臍帶剪開，連結斷了，本身後天啟動，他就開始用鼻子、肺呼吸。在母體裡的時候，臍帶的位置約在肚臍的神闕穴，而胎兒的鼻子、腦幹跟小腦部分的平面，大概相當於上1/3，就在胎兒蹺縮在子宮裡時，身體上半部的黃金分割區域。

由上所述，如果我們把肚臍做為第一個先天的黃金分割點，小腦其實是處在第二個黃金分割點上，也就是後天的黃金分割點。

小腦新區是後天的黃金分割點

小腦的外形像蝴蝶一樣，小腦半球即相當於蝴蝶翅膀，蝴蝶的軀體相當於小腦蚓，它大概跟一個小手指頭一樣粗。小腦蚓部加小腦半球上的一組穴位，就是我的老師林學儉教授發現的「頭皮針小腦新區」。它的位置在顱骨的枕外粗隆下面，相當於體外的定位投影，這是非常重要的一個區。

林學儉教授發現的小腦新區穴位組，一共是十一個穴位，這組穴位對運動系統疾病和疑難疾病，有非常特殊的效果。大量臨床顯示跟其他頭皮針體系不一樣，用這個方法，相對療效更好。據我的研究，原因是這個區域正好在從左大腦進入右側肢體，或右大腦進入左側肢體的神經傳導路的交叉點上；這正好是一個太極結構的剪切點。有的頭皮針療法、其他針灸療法，針灸當時很有效，但起針幾小時之後，很多原有經過治療已經減輕或緩解的症狀又逐漸出現反覆。但如果加用了小腦新區，效果比較好，而且療效相當鞏固。

三年前，舊金山灣區一位非常成功的高科技企業家，某天，他忽然發現自己在走路的時候，右腳不自覺地會踢地，導致右腳鞋底經常跟地面產生重重的磨擦。他到史丹佛醫院和一些美國知名的大醫院去檢查，神經科醫生懷疑他大腦出了問題，擔心他有腦瘤，或小中風，但經過檢查，結果都沒有問題。後來，經人介紹來找我治療。

我發現他走路的步姿，顯得有些笨拙，右腿有點無力。我診斷可能是小腦的病變，因爲我治過類似情況的病人。非常奇妙的是，當我給他放上針以後，特別是在大腦的功能定位區，配合小腦新區，再加上手臂上的體針，形成一個太極結構；然後讓他帶針行走，他的右腿馬上就能抬高了，右腳也不會踢地了，可走得非常輕盈。治了幾次以後，他明顯地好轉了！

他覺得非常奇怪，因爲他很難理解，爲什麼在大醫院都查不明，治不好的病，竟然用針灸如此有效。當然他也非常開心。我本來要繼續給他治幾次，以鞏固療效。但他有兩個月症狀完全消失，以爲自己已經完全治癒，就把本來預約來看我的掛號全取消了。半年之後，他的腳踢地症狀再次出現了，並逐漸加重。他又再去大醫院檢查診治，但還是查不出原因，找不到方法，他才又回來找我治療。

他朋友的一位親戚是上海有名的腦神經外科醫生教授，在哈佛作研究，正好來加州休假，便隨著他一起來找我。外科醫生看到我給他扎上針，他的右腳就馬上不踢地，且走路很輕盈。這位教授很興奮，激動地一再問我，「怎麼知道、判斷這是小腦病變？你怎麼發現如此有效的

小腦新區：小腦部位處在母體胎兒全長的上三分之一，而這裡神經傳導路已經交叉，腦幹是人體最重要的生命中樞之一，呼吸中樞、心血管調節中樞等都在這裡。人體的神經傳導路，左側大腦主管右側肢體；而右側大腦主管左側肢體，但小腦半球則是主管同側的，也就是說人體的神經傳導路在小腦、腦幹這個平面進行了交叉。從解剖學上說，小腦是中樞運動控制系統主要的組成部分；它參與運動的開始和協調。對人體的精細運動的調整，肌張力的協調，語言的構成，和靈活性的控制和平衡。所以對於傳入、感覺，或其他傳出，小腦是一個整合的中心。訊息從小腦傳入的數目大概是從小腦傳出的40倍。

方法？」

他的言外之意就是，怎麼西醫腦神經專家教授都看不出來的問題，我這個中醫竟然能看出來，並有辦法治療？我說我在教學醫院做過內科急診醫生，有很多神經科急症經驗，還有我用針灸治好過類似的病。

小腦新區位於一個關鍵的位置上，在太極黃金分割共振扶正體系當中，是非常重要的一個黃金分割剪切點。如果我們把神闕（肚臍）、命門這個平面，或腰陽關與肚臍在一條線、一個平面上，用一條束帶環繞這個平面，並把這個區域做為人體第一個太極黃金分割剪切點、交叉點，來治療各種痛症疾病。那麼小腦新區就是可以治療運動系統疾病、腦源性疾病、疑難疾病的第二個太極黃金分割剪切點。

第三個太極黃金分割剪切點：海馬新區

近年來，我又發現了第三個太極黃金分割剪切點——**海馬新區**。如果我們簡單分析一下，為什麼小腦新區可以治療很多疾病，我在美國二〇〇〇年出版了和我的老師林學儉教授合寫的《頭皮針小腦新區及疑難病瓶頸突破》，當時引起了很大的迴響，因為林學儉教授研究頭皮針很多年，很有名望。在書的最後一章，我用太極理論把這套新的頭皮針理論體系烘托建立完善起來，就是把小腦新區做為人體太極結構體系中，第二個太極結構的高層剪切點。

就像《黃帝內經》：「人以天地之氣生，四時之法成。」

說到全息，大腦相當於人體最高的司令部，外觀像一個球狀，就像地球一樣，在大腦皮層有一個中央溝，前面是運動區，後面是感覺區，這是頂葉裡面很重要的一個解剖結構。研究頭皮針的醫生一定要非常瞭解，否則針灸的時候就會針錯位置。但有意思的是，林學儉教授發現中央溝的角度是67.5度，就是中央溝跟前後正中線呈現的角度。當時我很敏感的發覺這個角度和地球的地軸是66.5度，為什麼竟然會如此的接近與相像？後來看到一本天文學的書中，說到黃赤交角的形成和變動，我一下就明白了「天機」，原來從地球自轉（赤道）與繞太陽公轉（黃道）的相互運動當中，所產生的黃赤交角23.5度，並非是一成不變的。而是在四萬兩千年的長期運動當中，從20.8到24.2度的區間當中變動，那麼應當會在某一段時間，它的黃赤交角是22.5度，而當時地軸的傾斜度相應應該是67.5度。這地軸的傾斜度跟現代人體大腦中央溝的度數是完全一樣的，這就是人法天地一個非常清楚的佐證。

如果把大腦看做一個地球，它的水平面，平分中線應該在鼻尖左右，沿鼻尖圍著枕外粗隆轉一圈，這就相當於「頭部地球」的赤道；在它的上面，耳尖上方大概一公分左右區域，畫一條線圍著大腦轉一圈，就相當於頭部地球的北回歸線；這也是在黃金分割的區域裡面。而在耳尖上方，從解剖位置往裡面看，會發現大腦內部有一個非常重要的腺體，這也是大腦科學目前研究非常多的一個區域，就是在總論中提過的「海馬迴（hippocampus）」，是由海馬及其鄰近地區齒狀迴組成。所謂「海馬區」包括內嗅區和下托，我們看到海馬，就很像海洋動物的海馬一樣，但如果我們再仔細看，海馬的齒狀迴跟它的阿蒙氏角，其整體的解剖結構就形成像互相抱合的太極圖，也是S形的，下面的長度跟上面的長度比，大概也是三比二，也符合黃金分割比例。

前面總論已經講過海馬迴，最新研究表明大腦有上千億個細胞，每天都要死掉很多細胞，但是只有海馬迴的齒狀迴，在相應的刺激下，它的細胞是可以再生的，這是一個非常有意思的研究課題。日本一位科學家對它做了大量的研究，發表很多令醫學界非常觀注的內容。其中有一項是，海馬迴在大腦缺血的情況下，可以產生一種名為GPR40受體，而這些受體可刺激大腦的幹細胞再生，從而使大腦及人體相應受損傷的部位，有一個整體高層次的再調整、再修復。

臨床研究發現，如果要刺激動物大腦和海馬迴齒迴，使其細胞再生，需要一種名為K40的生物化學物質，從動物肝臟裡可以提取合成，但必須是開顱注射；所以從倫理道德上講，目前尚且無法以人做實驗和進行治療。但是我在臨床發現，給患者做太極黃金分割針灸時，通過針灸可以用念力定向把相應資訊傳進大腦及海馬區，並激活人體深層的正氣，改善失調的內環境，使機體產生良好的再修復。

治眼睛黃斑病變和乾燥綜合症的實症

一位六十多歲的美國婦人來找我治療眼睛黃斑病變。黃斑病變分濕性和乾性兩種，都很難治，但濕性比乾性更難治療。她被西醫眼科醫生診爲黃斑濕性病變，主要的症狀是右眼的顳側（右外上視野）上方，看東西是彎曲的，視野變得很模糊。

我用針灸取穴在她大腦後部的視區、小腦新區跟海馬新區，加上體針相應的太極黃金分割穴位。行針十分鐘後，她原來視物不清的幾條曲線，竟然在很短的時間內都變直了，視野模糊也得到明顯的改善。後來，她去找眼科醫生做檢驗，西醫用高科技的照影發現，在眼底黃斑結構上，確實發生了良性的改變。

這也證實了表觀遺傳學學說的研究，就是說如果能夠改變它的內環境，很多問題當時就可以發生變化，而且變化的速度是非常快，相當於光速。我有許多臨床上成功的、類似的例子，本來被認爲不可能解決的問題，在人體的自我修復系統啓動以後，患者就會有很好的轉變。

另一個例子是「乾燥綜合症」的病人，此病與免疫系統有關。

這位患者的症狀是口腔和前額非常灼熱，顳頜牙關節很不舒服，同時前額眼睛乾澀並時有疼痛，有時甚至要滴人工眼淚。她大約病了三、四年，找了很多醫生效果都不好。

我替她診治時，會先調整診床位置，使她的任督脈環對準太陽、地球太極能場，再選擇相應經絡氣旺的時辰，比如，早晨9點到11點，氣旺脾經，患者在這段時間就診，便在脾經找相應的黃金分割點，扎上針，然後在她的小腦新區、海馬新區、視區和頭皮針上的伏臟區針灸，再幫她在海馬區貫氣、行氣，使她的任督脈環（太極環）跟天地的太極黃金分割場產生共振。

診治兩、三分鐘之內，她覺得前額開始發涼，原本非常乾澀的眼球，也開始感覺清涼，這種清涼的感覺好像一股清泉，眼睛就慢慢好起來了。

大概經過三、四次的治療，她前額的燒灼感消失了。而這個感覺已經困擾了她很長的時間，她試過很多辦法都沒有效果，經過我的治療，她眼睛乾澀的問題有了明顯的改善。這就表明，她的極深層自我修復系統被天人相應太極黃金分割共振啓動了。

如何啟動太極黃金分割共振，激發人體極深層的自我修復系統

前述的兩個例子，我把它「深入淺出」，用來養生，特點就是，要在相應不同的十二個時辰中，特別注重**子**、**午**、**卯**、**酉**這四個時辰。如果用一個圓周來表示十二個時辰，就會發現子、午、卯、酉這四個時辰，就是天地陰陽進行轉換兩儀四象的時間。比如，午時的時間，以中午十二點為界，是太陽上升到最高點，然後逐漸下降，從陽中之陽轉為陽中之陰。子時是太陽降到最低點的時候，由下降轉為上升，由陰中之陰轉化為陰中之陽，就是陰陽交替的關鍵時刻。卯時是從黑夜黎明轉變成白天，從陰中之陽轉為陽中之陽，從地平線之下轉到地平線之上，從陰儀轉到陽儀。酉時是從陽中之陰轉化成陰中之陰，太陽從地平線上逐漸落入地平線下，從陽入陰，白天轉入黑夜。

所以這四個時辰是道家歷來強調練功最重要的時辰。在這四個時辰當中找到相應的經絡，午時是心經最旺，子時是膽經最旺，卯時是大腸經最旺，酉時則是腎經最旺；找到相應經絡的太極黃金分割點，做一下按摩，就能喚起保健抗衰老作用。

從陰陽合氣，注重陽氣的角度來講，在這四個時辰裡，更重要的是子時、卯時。

卯時是5～7點，此時要選在太陽未出地平線之前。

在凌晨24點之後的子時及太陽未出地平線之前的卯時，太陽中微子和其他光譜的光線，穿過地球，產生陰陽合氣，是上升的陽氣；所以要**背對**太陽。

子時是23點～凌晨1點，夜裡23～24點是太陽下降到最低點，這時要**面對**太陽；午夜24～1點，太陽由下降又轉為上升的時候，就要**背對**太陽方向。這一點請大家要牢記。

牽一髮而動千鈞的，還有下面幾個黃金分割點：**第一個黃金分割點神闕穴，順時針揉一百二十次，再逆時針一百二十次轉動。第二個黃金分割點就是小腦、小腦新區。**

在枕外粗隆下面，找到一個痠痛的壓痛點，這就是小腦新區的位置；也是**左轉順時針一百二十次，再逆時針一百二十次旋轉按摩**。然後再**用兩手刺激耳尖上面的海馬新區，也是順時針一百二十次，逆時針一百二十次。**

如果能堅持這個方法，你就能夠激發自己深層的自我修復系統。像《黃帝內經》說的，啟動了你的正氣，能夠造成「氣脈常通，腎氣有餘」，達到百歲天年。

這一不傳之秘，我是在臨床大量的實踐中發現的，而且本人也身體力行，確實有它的特殊效果，可以用震聾發聵、煥然一新，來形容這種感覺。因為大腦裡的海馬體、小腦等等一系列神秘的腺體，在一種特殊的設計之下，能夠啟動某種特殊的機制。而一旦啟動以後，就能激活大腦深層裡備用的幹細胞，而達到重新調整的目的。

我自己用這個方法，經常自我調整，得到很好的效果。我的病人非常多，很多是重症病人，診務很繁忙，感到很疲累時，我就會走到診間旁邊的大廳，那裡有朝東、朝南的大窗戶，加州的太陽非常充足，所以很容易知道太陽的位置和方向。如果是**上午**，我就**背對**太陽，使任督脈環和太陽、地球的場產生共振，再按神闕、小腦、海馬的順序，揉一下太極黃金分割點，以及不同時間相應氣旺經絡的黃金分割穴位。比如，手陽明大腸經上的曲池、手三里等等；只要站立五到十分鐘，就會感覺眼球後面突然一陣清涼，大腦好像醍醐灌頂、煥然一新，有一種清涼振奮的感覺；就像充足電的電池一樣，我又精力充沛、精神百倍地再為病人治病，而且效果也非常好。

我是從臨床，同時自己的驗證實踐當中，發現了這個特殊的辦法。到底是不是有什麼特殊療效、特殊機理，還有待有志於研究的學者，不斷的通過各種學科和方法來進行研究。但從良好效果往回推論，確實是有使人長生久視的好效果。

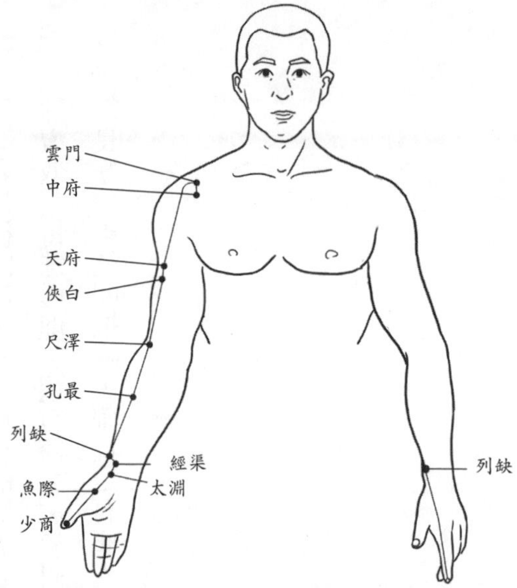

手太陰肺經行穴位圖

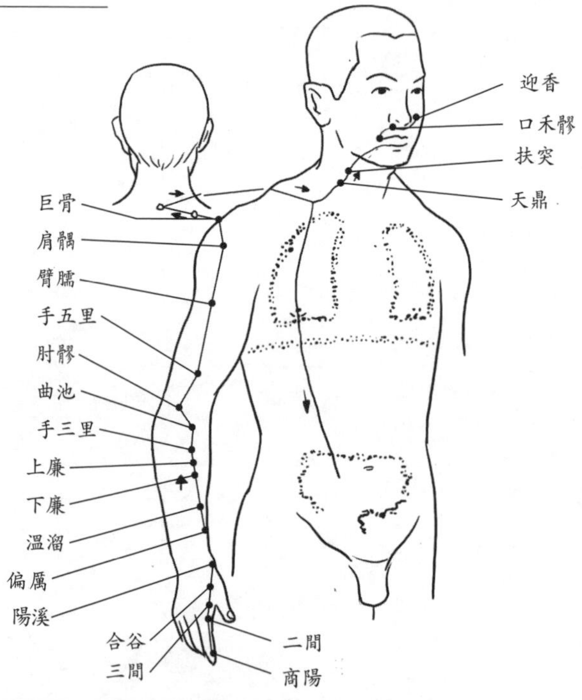

手陽明大腸經循行穴位圖

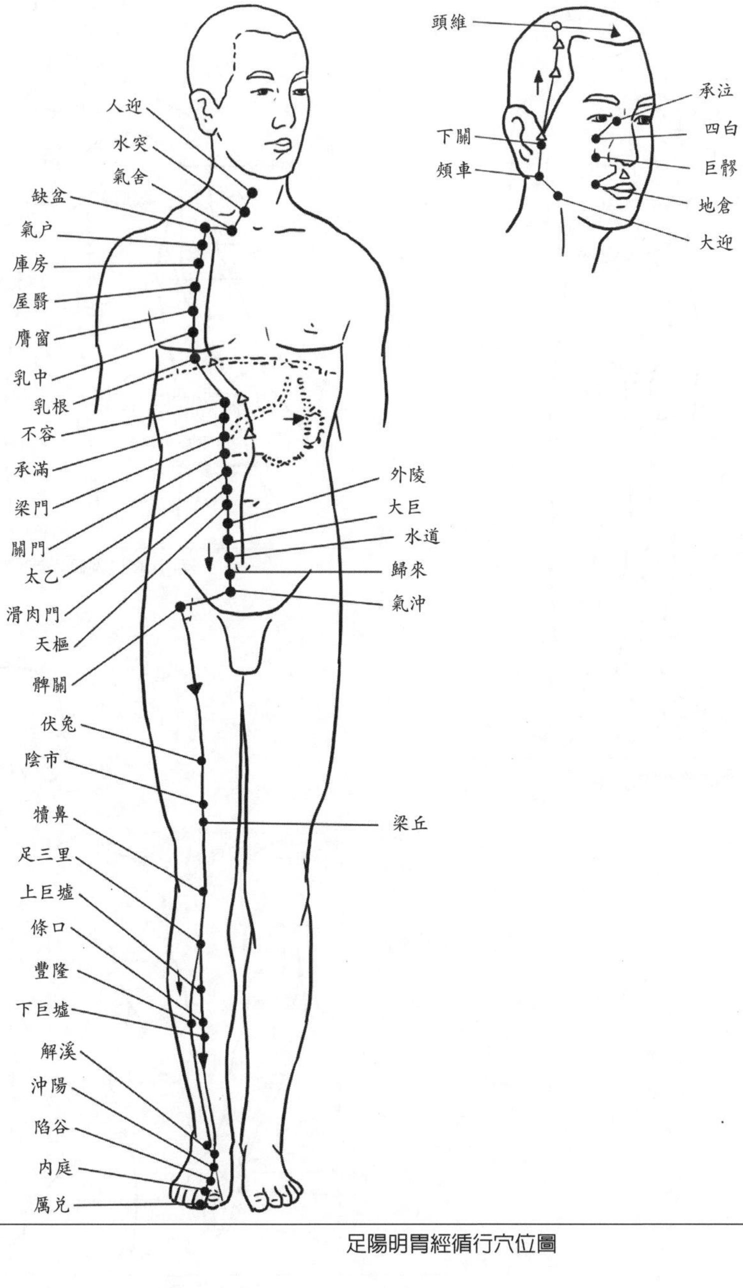
頭維
承泣
四白
下關
頰車
巨髎
地倉
大迎
人迎
水突
氣舍
缺盆
氣户
庫房
屋翳
膺窗
乳中
乳根
不容
承滿
梁門
關門
太乙
滑肉門
天樞
髀關
外陵
大巨
水道
歸來
氣沖
伏兔
陰市
梁丘
犢鼻
足三里
上巨墟
條口
豐隆
下巨墟
解溪
沖陽
陷谷
内庭
厲兑

足陽明胃經循行穴位圖

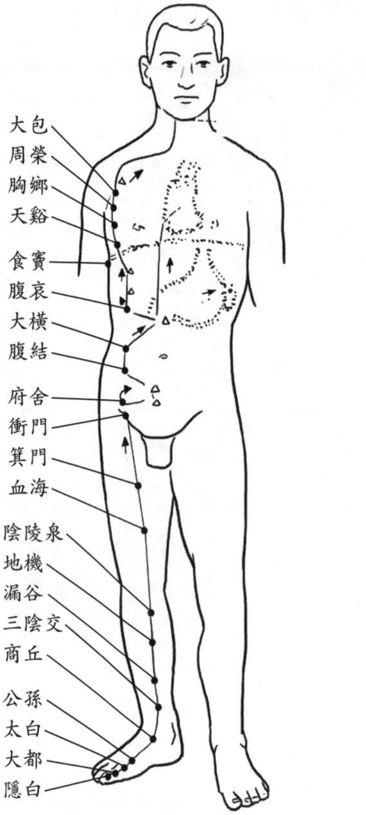

足太陰脾經循行穴位圖

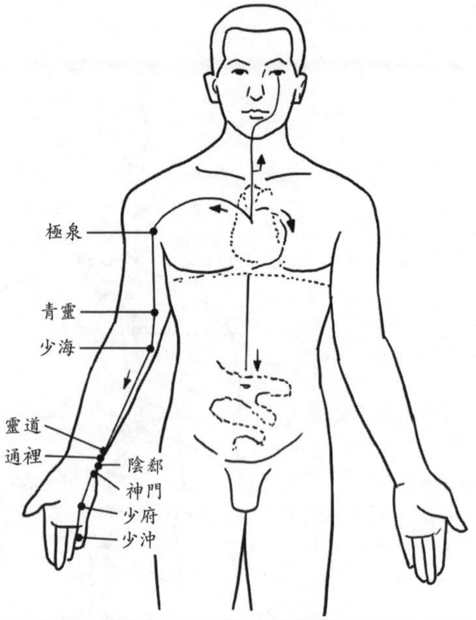

手少陰心經循行穴位圖

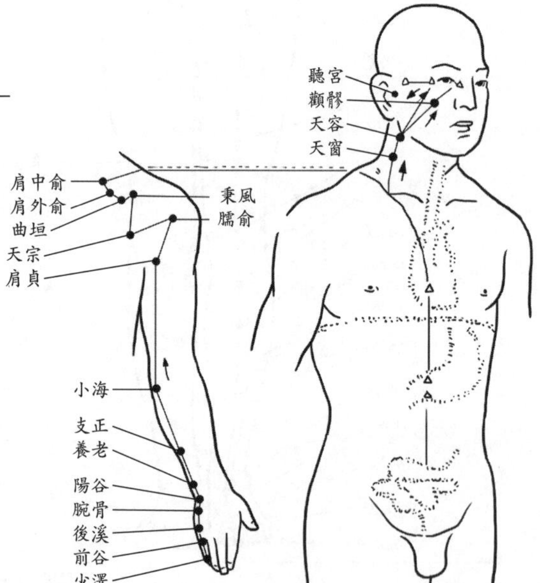

手太陽小腸經循行穴位圖

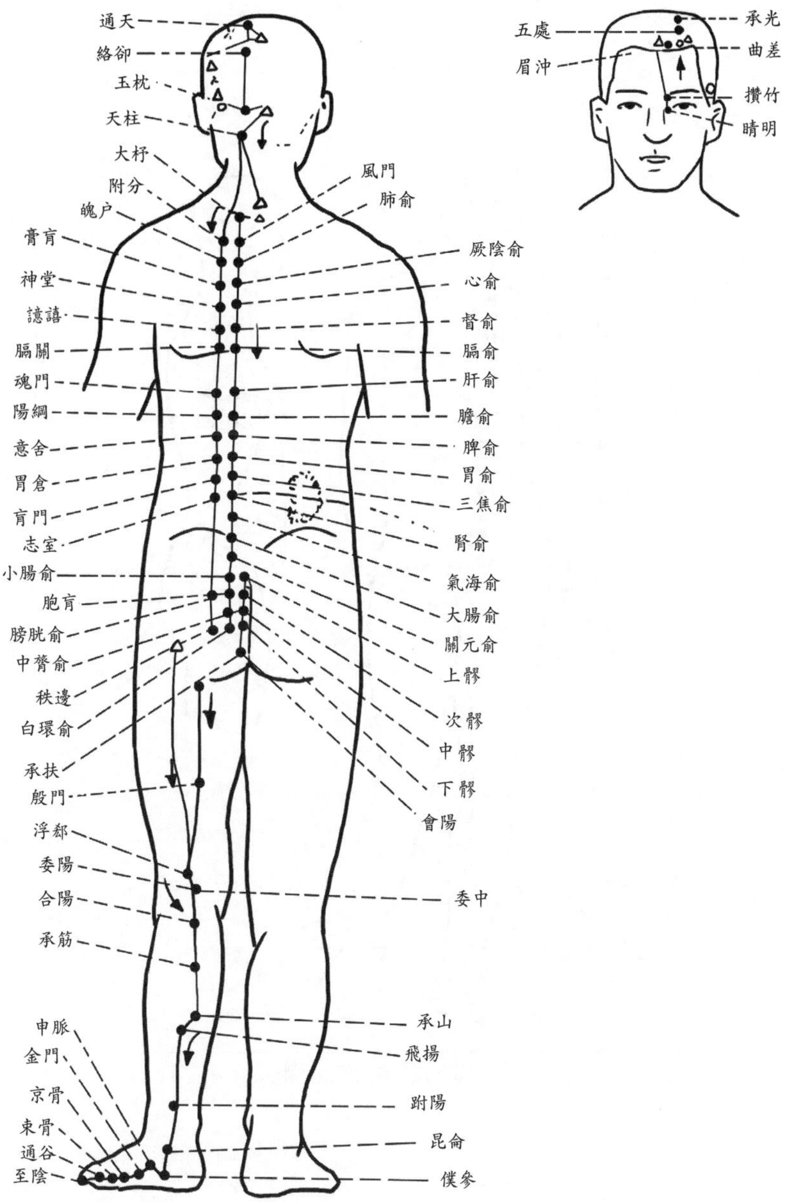
通天
絡卻
玉枕
天柱
大杼
附分
魄户
膏肓
神堂
譩譆
膈關
魂門
陽綱
意舍
胃倉
肓門
志室
小腸俞
胞肓
膀胱俞
中膂俞
秩邊
白環俞
承扶
殷門
浮郄
委陽
合陽
承筋
申脈
金門
京骨
束骨
通谷
至陰
風門
肺俞
厥陰俞
心俞
督俞
膈俞
肝俞
膽俞
脾俞
胃俞
三焦俞
腎俞
氣海俞
大腸俞
關元俞
上髎
次髎
中髎
下髎
會陽
委中
承山
飛揚
跗陽
昆侖
僕參
五處
眉沖
承光
曲差
攢竹
睛明

足太陽膀胱經循行穴位圖

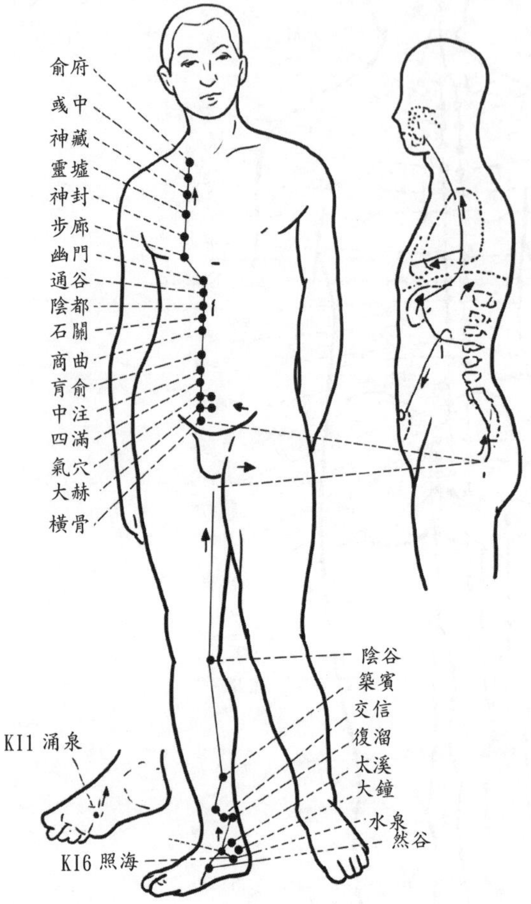
俞府
彧中
神藏
靈墟
神封
步廊
幽門
通谷
陰都
石關
商曲
肓俞
中注
四滿
氣穴
大赫
橫骨
陰谷
築賓
交信
復溜
太溪
大鐘
水泉
然谷
KI1 涌泉
KI6 照海

足少陰腎經循行穴位圖

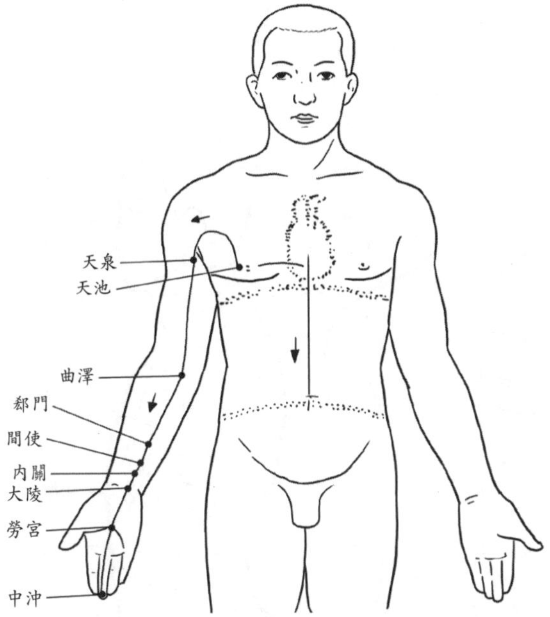

手厥陰心包經循行穴位

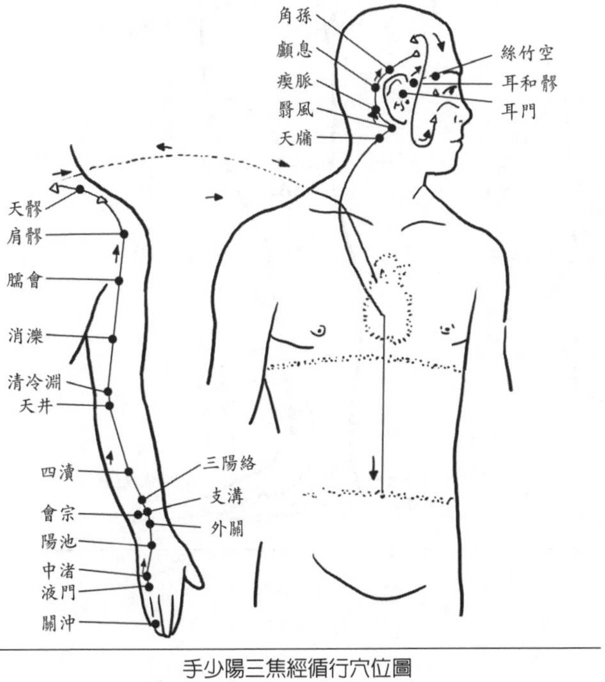

手少陽三焦經循行穴位圖

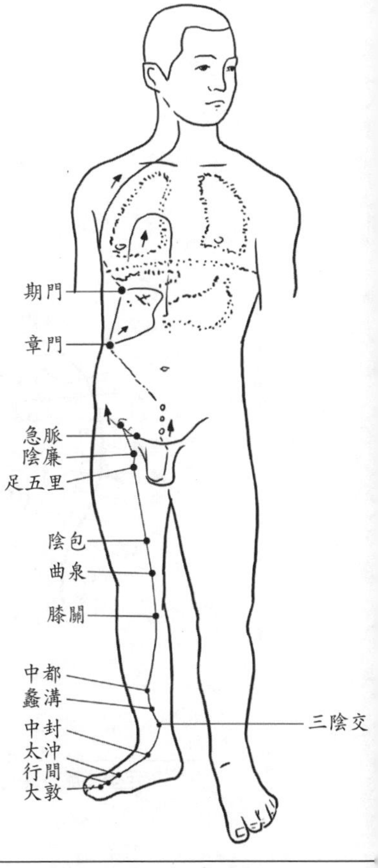

足厥陰肝經循行穴位圖

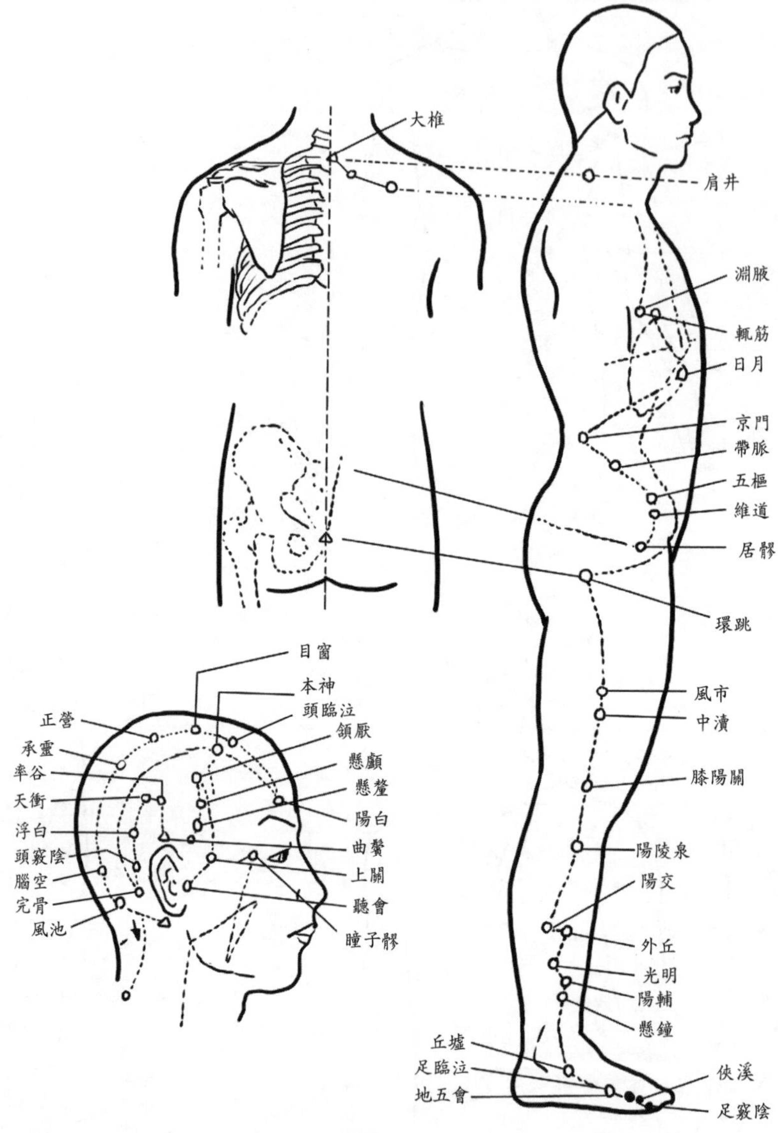
大椎
肩井
淵腋
輒筋
日月
京門
帶脈
五樞
維道
居髎
環跳
風市
中瀆
膝陽關
陽陵泉
陽交
外丘
光明
陽輔
懸鐘
丘墟
足臨泣
地五會
俠溪
足竅陰
目窗
本神
頭臨泣
正營
頷厭
承靈
率谷
懸顱
懸釐
天衝
陽白
浮白
曲鬢
頭竅陰
上關
腦空
完骨
聽會
風池
瞳子髎

足少陽膽經循行穴位圖

第四章 春季十二時辰養生法1

十二時辰是中國古代計算時間的方法，把一天二十四小時分成子、丑、寅、卯、辰、巳、午、未、申、酉、戌、亥，十二個時段；每個時段為二小時。

下頁的表格從寅時開始，將「太極黃金分割四季十二時辰」養生方法所對應的不同組合排列，從本章開始至本書結尾的講述內容，都要時時參考這張表格和p162～168的穴位圖。

春季寅時養肺經

（穴位圖參考p162）

根據中醫的理論，寅時是早上3點到5點，氣旺肺經。肺經起行於手大指末端，循手臂內側向上循行至胸，肺經的魚際、太淵和尺澤三個穴，是本經的黃金分割點。

從手指到手腕的第一個全息單位的黃金分割點是魚際。從手指尖到腋下、腋前線，就是

太極黃金分割四季十二時辰

時辰	時間	氣旺	黃金分割 基本組合	春	夏	秋	冬	穴位圖 參考
寅	3 ~ 5 點	手太陰 肺經	太淵、 魚際、尺澤	少商 魚際	魚際 太淵	經渠 孔最 尺澤	少商 尺澤 中府	P162
卯	5 ~ 7 點	手陽明 大腸經	合谷、二間 三間、曲池	商陽 偏厲	二間 三間	陽溪 溫溜 曲池	商陽 曲池 天樞	P162
辰	7 ~ 9 點	足陽明 胃經	沖陽、陷谷 解溪、 足三里	厲兑 內庭 豐隆	內庭 陷谷	解溪 梁丘 足三里	厲兑 足三里 中脘	P163
巳	9 ~ 11 點	足太陰 脾經	太白、 商丘、 陰陵泉	隱白 大都 公孫	大都 太白	商丘 地機 陰陵泉	隱白 陰陵泉 章門	P164
午	11 ~ 13 點	手少陰 心經	神門、 少府、 少海	少沖 少府 通裡	少府 神門	靈道 陰郄 少海	少沖 少海 巨闕	P164
未	13 ~ 15 點	手太陽 小腸經	腕骨、後溪、 陽谷、小海	少澤 前谷 支正	前谷 後溪	陽谷 養老 小海	少澤 小海 關元	P164
申	15 ~ 17 點	足太陽 膀胱經	京骨、束骨、 昆侖、委中	至陰 足通谷 飛揚	足通谷 束骨	昆侖 金門 委中	至陰 委中 中極	P165
酉	17 ~ 19 點	足少陰 腎經	太溪、湧泉、 然谷、陰谷	湧泉 然谷 大鐘	然谷 太溪	復溜 水泉 陰谷	湧泉 陰谷 京門	P166
戌	19 ~ 21 點	手厥陰 心包經	大陵、勞宮、 曲澤	中沖 勞宮 內關	勞宮 大陵	間使 郄門 曲澤	中沖 曲澤 膻中	P167
亥	21 ~ 23 點	手少陽 三焦經	陽池、液門、 中渚、天井	關沖 液門 外關	液門 中渚	支溝 會宗 天井	關沖 天井 石門	P167
子	23 ~ 1 點	足少陽 膽經	丘墟、俠溪、 臨泣、 陽陵泉	竅陰 俠溪 光明	俠溪 臨泣	陽輔 外丘 陽陵泉	竅陰 陽陵泉 日月	P168
丑	1 ~ 3 點	足厥陰 肝經	太沖、中封、 曲泉	大敦 行間 蠡溝	行間 太沖	中封 中都 曲泉	大敦 曲泉 期門	P167
子	23 ~ 1 點		原滎、輸合	加井滎 絡	加滎輸	加經郄合	加井合募	

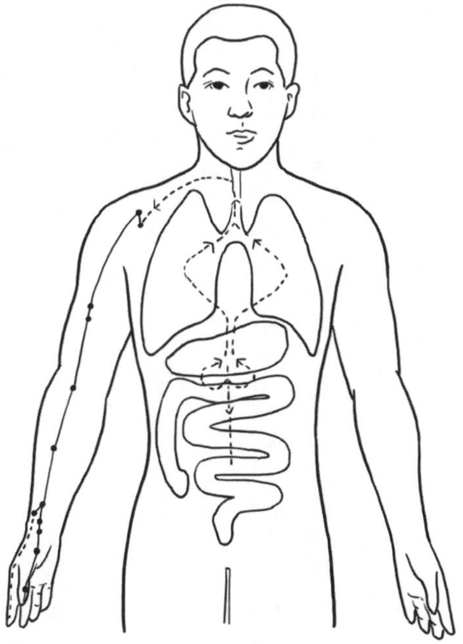

手太陰肺經循行起止圖

到肩部，它的後兩個黃金分割點是太淵和尺澤。

早上3點到5點，這時大家可能還都在沉睡，但有些年紀大的人或許醒了，可以這樣做，第一，找準太陽的方向，春季寅時，太陽約在東北方45度。在你找到這個位置以後，找一個清靜的地方打坐，有調節一身之氣的作用。建議最好不要在臥室裡打坐，因為你的先生或太太在睡覺，丹道家講，臥室是有濁氣的地方，特別是夜裡。打坐時，**背對太陽**（東北方），使你的任督脈環的平面對準太陽，就是使太陽和地球的兩個中心點連成一直線，當這條直線和你的任督脈環處在同一個平面內，就會產生共振。

找太陽的方向，還有一個方法，將兩手自然下垂約45度，以你的後背督脈，就是脊椎骨做為軸，帶動上半身像雷達一樣慢慢旋轉，用你的手心在你的正前方尋找，會發現一個使你手心最麻的地方，那就是太陽所在的大概方向及位置。

注意：第一，打坐時間至少要足夠半小時。第二，你身體要不時輕輕地移動、轉動一下，因為這就是《周易參同契》所說的「子當右轉，午乃東旋」。太陽從東北逐漸挪向正東，斜著日出，你背對它，任督脈環與太陽、地球形成的場在一個平面，就會產生同步的共振（太極共振）。

此時保養肺經，要找哪一個穴？《難經》講「春天刺井」，要找到井穴少商。這時我們可將《難經》的「春天刺井」，刺激本經元氣；和《黃帝內經》的「春刺滎穴」，是季節變化的天人相應，改善本經的營氣循環；兩者兼而併之。

肺經的井穴少商，在大拇指指甲外側端，距離指甲角約0.1寸；若側掌微握拳，就在指甲根的偏於內側。可用左手按壓右手、或右手按壓左手，少商按時比較痛，約壓個幾分鐘，對喉嚨痛、喉嚨乾、咳嗽都有很好的效果。內可清瀉肺熱，外可宣散風熱；有清熱解毒，利咽消腫的功效，是治療咽喉腫痛的要穴。刺激少商可激發肺經的元氣。

肺經的滎穴魚際在手拇指第一關節凹陷處，約在第一掌骨終點的橈側，赤白肉際處。滎穴有疏通清熱，宣肺利咽的功效。可治咽喉腫痛、失音。從黃金分割的角度來說，魚際處在從大拇指尖的少商穴到手腕的太淵穴，全長的0.33的位置上。我們實際測量，手少商到太淵是4.8公分，太淵到魚際是1.6公分，1.6÷4.8＝0.33，從下面往上測量則在0.67，都在黃金分割比例的區域域裡面。

肺經的絡穴是列缺，因為「春三月，此謂發陳」，在春季養生，就是要從身體裡把陳舊的垃圾設法清除出去，這就是絡穴的功能。取穴就是左右兩手虎口交叉，一手食指壓在另一

> 太陽中午是在正南，夜裡是在正北，但「運行」軌跡會根據你處在的緯度不一樣，而位置不同。最近iPad上有可以尋找一天不同時間，不同地點，太陽不同位置的軟體「Sun Seeker Lite」，讀者可以利用。

手的橈骨莖突處上，當食指到達凹陷之處就是列缺穴。或者立掌或側掌，食指外向上翹，先取兩筋之間的陽溪穴——在手腕，大手指後側；在陽溪上方1.5寸，橈骨莖突中部有一凹陷處，就是列缺。

列缺穴除了是手太陰的絡穴，同時又是八脈交會穴中通於任脈的穴。肺主氣，所以有宣利肺氣、止咳平喘的功效。列缺還可通達與之相表裡的手陽明大腸經的脈氣，由於通於循行陰部的任脈，所以本身有清熱去濕，利尿止疼的功能，可用來治療尿血、小便熱、陰莖痛，還可治療口眼歪斜、驚癲、痰多、哮喘、頸椎病等等。春天寅時養肺，有特殊的功效，因為列缺通於任脈，而任脈是諸陰之會，在寅時修練，可以補養身體。

金為肺，水為腎，可通過調肺氣來補腎氣

春天在寅時，如果已經睡醒了，你可以在找到天地太極相應共振的場的情況下，刺激手上肺經的井穴少商、滎穴魚際和絡穴列缺。肺經的原穴是太淵穴，在腕橫紋橈動脈跳動處，也是處於黃金分割點上，有養肺、通絡、止咳、補充元氣的作用。同時也把尺澤按摩一下。尺澤穴是肺經的合穴，在肘部，臂彎的肘橫紋處，按揉六十四下，有止咳，治網球肘，同時補充人體元氣的作用。

在春天寅時，要按肺經的原穴太淵、井穴少商、滎穴魚際，就起到了補肺養腎，同時調補一身之氣的作用。如果有時間，還可順序按一下神闕肚臍、後腦的小腦新區及耳朵上方的海馬新區。

《黃帝內經．素問．刺法論》：「腎有久病者，可以寅時面向南，淨神不亂思，閉氣不息七遍，以引頸嚥氣，順之如嚥甚硬物，如此七遍後，餌舌下津令無數。」

《黃帝內經》：「腎有久病者，可以寅時面向南。」便是根據中醫五行和經絡的學說，寅時是肺，肺在五行中屬金，金可生水，而肺又主一身之氣，為氣的華蓋，為相傳之官。

養生提示

肺經穴位：少商穴、魚際穴、列缺穴、太淵穴、列缺穴。
按摩時間：寅時，凌晨3～5點之間。
動作要領：背對太陽方位，按揉各穴以得氣（痠、痲、脹、涼或癢感等）為度。
主治：養肺、止咳、治網球肘等。

春季卯時養大腸經

（穴位圖參考p162）

大腸經旺時是卯時，早上5點到7點，這時候要**背對**太陽，先按揉神闕穴，再按大腦後腦部的小腦新區及耳上的海馬新區，然後刺激合谷、陽溪、曲池。合谷就在手虎口處。陽溪在手腕。而曲池在曲肘時，肘臂彎線的盡頭處。

《黃帝內經．靈樞．順氣一日分為四時篇》講到一日的朝、午、夕、夜四時，與一年春、夏、秋、冬四季在陽氣的升降變化上，是很相似的，所謂相似是講陽氣升降盛衰的模式與塲的變化。

以十二時辰來講，「朝則為春」，是早晨日出前後的5點到7點的卯時；所以春季要著重養與之相對應的卯時大腸經。「日中為夏」，11點到13點的午時，夏季時應著重於養與之相對應的午時心經。以此類推，秋季應養以之相對應的酉時腎經，冬季應養與之相對應的子時膽經。

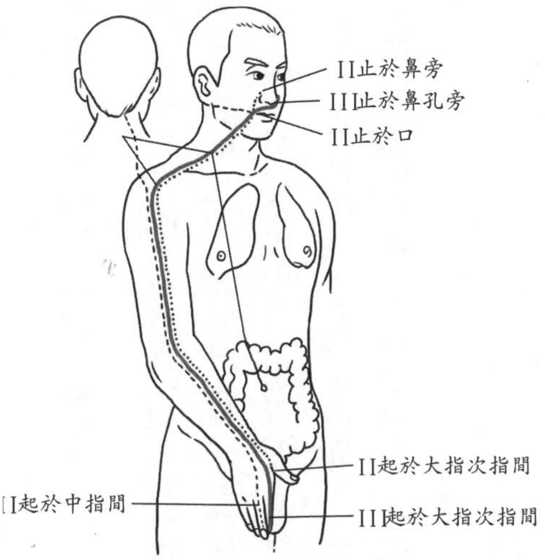

手陽明大腸經循行止路徑

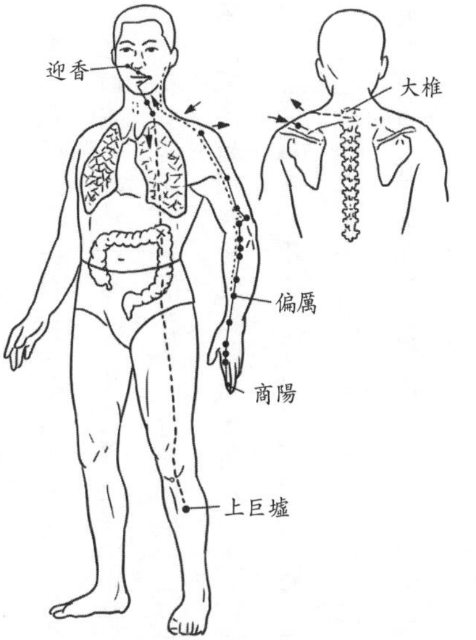

手陽明大腸之經脈與絡脈

中老年人春季卯時起床要注意三慢

卯時是早上5點到7點，有的人早早就醒了，特別是老年人覺少，醒了以後，有人就看電視、看報紙。這裡要特別強調，起床的時候，最好要慢一點，醒了先躺5分鐘，最少2、3分鐘，起身時不要猛然坐起來，在床上再坐個3～5分鐘，靜一下心氣。這時候，你可以先按一按大腸經。不要急著馬上去上廁所，因為很多人中風，就是在夜裡或清晨上廁所時；可能前一天晚上吃太好了，或跟孩子生氣，結果大便乾燥，在大腸蠕動的時候，卯時大腸經最旺盛，你上廁所用力過度，氣血上衝，會造成了腦出血或腦栓塞。卯時對中老年人，可能是好時間，同時又是一個很危險的時間，好像一把雙刃劍。

坐在床上時，先按一按曲池、合

《黃帝內經．靈樞．順氣一日分為四時篇》：「春生夏長，秋收冬藏，是氣之常也，人亦應之，以一日分為四時，朝則為春，日中為夏，日入為秋，夜半為冬。朝則人氣始生，病氣衰，故旦慧；日中人氣長，長則勝邪，故安；夕則人氣始衰，邪氣始生，故加；夜半人氣入臟，邪氣獨居于身，故甚也。」

谷、三間，再對應太極黃金分割相應共振場，調整失調的大腸經，會有更好的效果。

●春季卯時養大腸經，刺激哪裡呢？

第一是井穴商陽，在食指橈側，距食指的指甲角大概0.1寸處。井穴商陽能清熱解表，通便消腫，利咽止痛，有聰耳明目、瀉熱開竅醒神之功效，可以治療昏厥、中風昏迷。所以卯時按商陽，可以預防中風，還可治療許多頭臉的疾病。

假如有便秘的毛病，在春天的卯時，使你的大腸經產生太極天人相應的黃金分割共振，對大腸經、身體健康都有很大的幫助。這個穴位同時還可以治療頸椎病、手指麻木、肩背疼痛等等。

記住這一招，如果你或你的親人中風了，不要著急，你可以找一支針，把病人的十個手指頭尖和十個腳趾頭尖放血；如果你知道穴位，就在井穴上刺血；要爭分奪秒，當機立斷，就可能在短時內，救他一命。不要急著送醫院，你趕快先這樣處理，效果會非常好。

我有一個同事是很有名的針灸醫生，她在中風的時候，就覺得舌頭開始發硬，而且大腦開始不清醒，她因爲有這個知識，所以馬上先給自己的手指、腳上放血，結果不但命保住了，而且本來非常嚴重的中風，使她在被送到醫院急診時，病情已經有了很大的緩解徵象。

我也幫她針刺小腦新區，配合太極針灸方法，使她原來失調軟弱的右腿跟右手的功能有了很大的改善。她現在恢復得很好，有時看不出來她中風過。

大腸經的滎穴二間穴，在手食指到手腕陽溪穴位的大約 $3/5$ 處，即相對處於它的上 0.4，或者說下 0.6 之間，正好在黃金分割比例的區域。

二間穴是手陽明經的滎穴，有清熱解毒，內瀉陽明火熱，外瀉風熱之邪，利咽消腫，清利頭目的功用；可治便秘、口眼歪斜、肩背痛等許多病症。手陽明經循行所通過的大腸經、臟腑有關的病變，它都可以調整。

手陽明大腸經的絡穴是偏厲，在腕橫紋上三寸、陽溪與曲池穴連線上。實測的話，它處於從手陽明大腸經手食指指尖商陽穴，到肩頭肩髃（音ㄩˊ是中醫特定發音）穴，位於全長的 0.3428 位置上，在黃金分割的區域；因為偏厲穴是聯絡大腸、肺兩條經脈「氣」的樞紐，有疏風利水，清熱宣肺之功，卯時刺激、按揉它，可以治五官科、胃腸的疾症。在春天大腸經所旺的卯時調動，通過太極黃金分割天人相應的共振，來啟動大腸經的經氣，調動人體的陽氣，從整體調整手陽明大腸經，調節氣血，同時加強人體的排泄功能。

如果小孩經常會便祕、口臭、挑食，或晚上睡覺頭部會冒汗，表示他的大腸排泄功能不好，可以幫他揉一下二間穴和偏厲穴，會有很好的效果。

大腸經的原穴是合谷，在手腕到手指之間的下 $1/3$ 處，手掌的黃金分割點上，可治頭部、臉部的各種疾患，也可理氣、化瘀、治療便祕、腕關節痛，對於調氣醒神有非常好的效果。同時，也可以順序按揉肚臍（神闕），頭部後腦的小腦新區及耳朵上方的海馬新區。

在春天的卯時，刺激手陽明大腸經，從手指到手腕之間的黃金分割穴位，能更有效激發手陽明大腸經的轉輸糟粕跟通利經氣的功能，使人的身體處在推陳出新的更好狀態。

大腸經穴位：商陽穴、偏厲穴、合谷穴、二間穴、曲池穴。
按摩時間：卯時，早上5～7點之間。
動作要領：背對太陽方位，按揉各穴以得氣（痠、痲、脹、涼或癢感等）為度。
主治：便秘、肩背疼痛、還可預防中風等。

養生提示

春季辰時養胃經

（穴位圖參考p163）

辰時是早上7點到9點，是足陽明胃經旺時，此時要**背對**太陽，先按神闕穴，順時針一百二十下，逆時針一百二十下。把手食指按到神闕穴的坑裡，輕輕的按揉，可補腎氣，也可調整中氣。然後再在陽明胃經上取陷谷、解溪、足三里，各按揉二～三分鐘。陷谷在腳上，在相鄰於太沖穴的外側；解溪穴又叫鞋帶穴，就在腳踝上，兩筋之間。

如何找到最適合自己的太極黃金分割反應點

討論針灸時刺激的角度，與經氣發生點及功效，在《黃帝內經．靈樞．本輸篇》裡講的是元氣的運行；元氣是從井穴出發，然後井、滎、輸、經、合，從小到大，是向心性的。而《靈樞經》的《經脈篇》則講「如環無端」，是另一派學說，是營氣的運行。一個營氣，一個

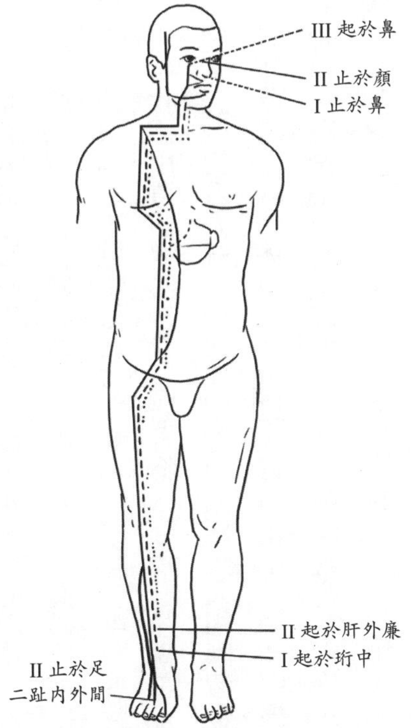

足陽明胃經循行起止路徑圖

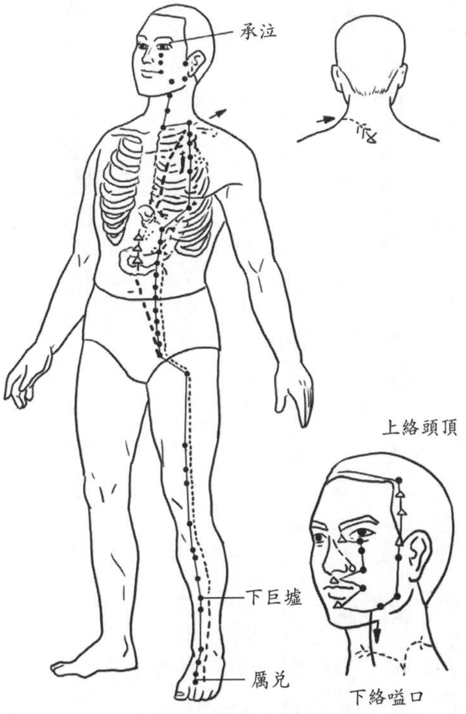

足陽明胃之經脈與絡脈圖

元氣，它們運行的方式不一樣，並不矛盾。我們以太極黃金分割理論做為指導基礎，進行法天則地的養生，既參考了《黃帝內經》及《難經》的說法，又兼而有之設計太極黃金分割天人相應共振扶正的養生方法，兩種學說可兼而用之，照顧到了元氣，又照顧了經絡氣化的運行。

有些讀者及學生問我，到底應該是以哪個為準？其實每個人的情況不一樣，每個人出生的時候，受到五運六氣影響，就是天地、太陽系內不同的行星，及太陽、地球、月球，造成的五運六氣打在你身上的印記，還有你從父母的遺傳，加上你生長的環境都各自不一樣。相應來說，你的經絡上反應的黃金分割點，就是它對於按壓時敏感的程度，和對應的經絡；每個人都不太一樣。最好的辦法就是在你的經絡循行，在相應的黃金分割區域裡，通過按壓找到哪個地方最痠，哪個地方會有一種條索狀的東西，那就是最適合你的太極黃金分割的反應點，之後就可按壓那裡。

而我們用這個辦法，就是把人體三百六十五個穴，包括各種經外奇穴，以及十二經絡，奇經八脈的複雜系統，用法天則地、太極天人相應黃金分割共振的思想指導，把它相對的、而且相當有道理的簡單化，也比較實用化了。因為中醫理論上有「以痛為輸」一說，如果哪條經絡、哪個地方有了問題，局部按壓時就會特別痠。按了很痛，感應很強烈，就是「有其內，必形之於其外」，它反應出你內在相應的經絡、氣血乃至臟腑，一定有失調的問題。所以，這地方、這個穴位，就是調整氣血時最好的切入點。

氣旺胃經相應的穴位

胃經旺時是辰時，在早上7～9點，營氣運行在胃經是最旺盛的。因為陽明經是多氣多血，加上它這時候旺盛，辰時按壓，會比其他時間更有效。

在一天當中，早晨7點到9點是一般人精神最充沛，上課、上班效率最高的時候。春天對應井穴，胃經的井穴是厲兌，在足第二趾外側，距趾甲角0.1寸左右。有清熱和胃、開竅醒神、通經活絡的作用，可治足脛寒冷、胸腹脹滿、神志病症，以及跟胃經循行所過部位有關的病症。在春天刺激厲兌穴，會對胃經起到很好的調整作用，因為春天肝氣旺，木氣容易剋傷脾胃，剋脾土，所以胃經首當其衝。

在按壓穴位的時候，先找到天人相應太極場太極的共振，就是用你的任督脈環在**背對**太陽方向坐下，用左手來按壓右腳，右手按壓左腳的厲兌穴，大約按壓一分鐘。

胃經的滎穴內庭在足背，第二蹠趾關節前方，當第二、三趾縫間的紋頭處。這與黃金分割關係雖不是很大，但仍有其功效。可清胃瀉火、理氣止痛，也可祛風通絡、消腫止痛，治足背腫痛、熱病、神志病等等。同樣按壓大概半分鐘到一分鐘的時間。

按摩內庭穴還可以治療小兒吐乳，也可以治腹股溝內疼痛、對腹股溝淋巴結腫大，淋巴腺炎，也都有非常好的效果。

豐隆是足陽明經的絡穴，有非常好的化痰功效，因為陽明經多氣多血，對人體的保健有非常重要的作用。豐隆穴有通腑瀉熱、祛風化痰、清胃瀉火、消腫止痛的功效，可以治胃腸疾病，以及胃經所循行經過部位的疾病；比如，對牙痛、頭痛或膝關節疼痛都很好的效果。豐隆穴位在小腿前外側，當外踝尖上8寸，在條口穴外，距離脛骨前緣大概二橫指。在前述同樣的標準針灸人模型上實測，從足踝部的解溪穴（胃經的經穴），到井穴厲兌是4.5公分，厲兌穴處於第二腳趾外側，從解溪到犢鼻穴，在膝蓋的外側是9.7公分，9.7 + 4.5 = 14.2，從膝蓋犢鼻穴到豐隆穴是5公分，5÷14.2 = 0.3521，就在從膝蓋到腳尖的太極黃金分割點。

操作方法也是一樣，單盤、散盤，或是正坐，定時找到太陽、地球的場，**背對**太陽，用手指來按揉穴位。在春天的辰時，按壓或灸豐隆穴，可調整並造成胃經、或全身與天地的太極黃金分割場產生相諧共振的功效，通過調節胃經會使多氣多血的陽明經絡運行得更好。

當然最主要的穴位還是它的原穴，在十二條經絡裡，四季十二時辰養生，每條經絡都要包括原穴，因為「五臟有疾，取之十二原」。胃經的原穴是沖陽穴，位於足背動脈上，沖陽穴在古代是禁針的，因為古代的針比較粗，有時針刺會刺破足背動脈，會出血不止是非常危險的。所以古醫書有一句話「沖陽出血投幽冥」，一般傳統針刺也很少取沖陽穴。

沖陽穴位在足背動脈上，從足趾尖到踝關節的解溪穴計算度量，是在1/3的黃金分割點上。按揉沖陽穴，有和胃化濕、寧神通絡的作用。臨床上對牙痛、顏面神經麻痺、胃炎、消化不良、眩暈、風濕關節炎、足扭傷都有很好的療效。

養生提示

胃經穴位：厲兌穴、內庭穴、豐隆穴、沖陽穴、陷谷穴、解溪穴、足三里穴。
按摩時間：辰時，早上7～9點之間。
動作要領：背對太陽方位，按揉各穴以得氣（痠、麻、脹、涼或癢感等）為度。
主治：足背腫痛、股溝內疼痛、牙痛、頭痛、膝關節疼痛等。

春季巳時養脾經

（穴位圖參考p164）

脾經在五行裡屬土，是屬於陰土。脾胃是人體氣化的中樞，所以早上9～11點是一般人精力最旺盛的時候。如果在上午巳時，工作或念書感覺疲勞時，一樣先找到太陽的位置，**背對太陽**，正坐或仰臥，在足大趾末節內側，距趾甲角大概0.1寸，這個部位是足太陰經的井穴

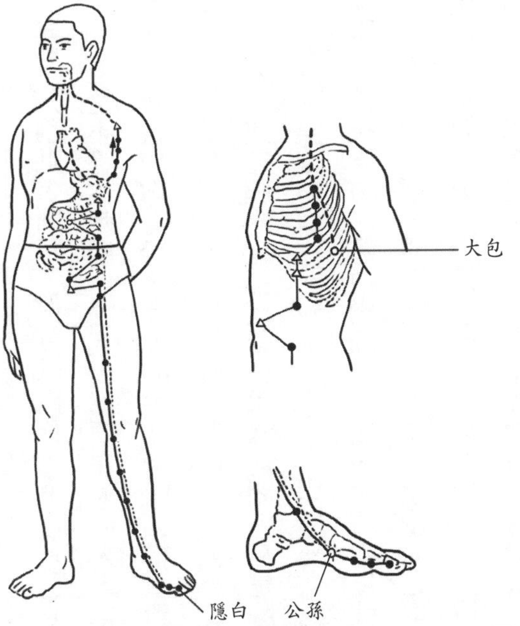

足太陰脾之經脈與絡脈圖

隱白。春天刺激井穴，能夠激發人體的初升清陽之氣，調節脾經。隱白穴有健脾益氣攝血之功，是治療出血的要穴；可以治月經過多、崩漏、吐血、衄血、便血、尿血等等，還能開竅醒神、治小兒驚風、癲狂、多夢、心煩善悲。脾經的井穴隱白位在大趾端上，跟黃金分割沒有太多的關係。

脾經的滎穴大都在足內側緣，足大趾本節前下方赤白肉際凹陷處。它有泄熱止痛、健脾和中的作用。足太陰經氣流過之處，能夠治腹脹、胃痛嘔吐、便秘等。而「滎主身熱」，所以也可以治療熱病，還可以健脾祛濕利水。但這個穴跟黃金分割關係也不是很大。

脾經的絡穴是公孫，公孫雖不在五俞穴內，但它在脾經是非常重要的一個穴，它是脾經的絡穴，同時也是八脈交會穴通於沖脈的穴。公孫穴在足內側緣，第一蹠骨基底前下緣，赤白肉際處。怎麼找呢？在垂足或仰臥，於足大趾內側後方，你用手推到了內側骨在第一蹠骨基底有一個凹陷的地方，像一個小窩，就是公孫穴。如果以針灸人實測，腳後跟到足大趾是8公分，腳後跟到公孫穴是5公分，5÷8＝0.625，在0.6～0.7的黃金分割區間之內。

公孫通於沖脈，具有理脾和胃、平沖降逆、通調腸腑、消食化滯、清熱利濕的功效，主治胃疼、嘔吐、飲食不化、腹痛、腸鳴腹脹、霍亂、痢疾等；而且能夠治脾經的濕熱。

針灸大成《標幽賦》說：「脾冷胃疼，瀉公孫而立瘉。」

古代針灸名賦《席弘賦》也說：「肚疼須是公孫妙，內關相應必然瘳。」

公孫穴可治失眠、心煩、精神病，腸風下血，有清熱利濕止血之功。還可以治水腫；也是診斷腹痛到底是功能性還是器質性病變的一個重要穴位。

簡單原則方法，一樣先**背對太陽**，當身體的任督脈環太極場與天地的太極場產生太極共振以後，再刺激脾經的隱白、大都跟公孫，使它產生相諧共振；按壓一、兩分鐘，就會有效。之後，再按摩它的原穴太白、踝關節上的商丘、膝關節上的陰陵泉，這是脾經常規的三個黃金分割點。同時，你可以檢查一下，看哪個穴較痠痛、敏感，就是你該刺激的地方。

但是不管你刺激什麼穴，都要在太極天人相應共振的基礎上，再加黃金分割的共振，就會產生有益於你身體，令你的生命耗散結構重新有序優化的漲落。這個遠離平衡點漲落的產生，可以使你身體的內環境往最好的方向發展，使你失調的機體達到再組織後有序化。

太白穴在脾經大都穴跟公孫穴之間，它是脾經的原穴，又是它的輸穴。太白處於從大腳趾趾尖到踝關節商丘穴的1/3處，在黃金分割的區間；就是在足內側沿，足大趾本節第一蹠趾關節後下方、赤白肉際凹陷處。太白穴位就是《九針十二原》裡，特別強調的「五臟有疾，取之十二原」的原穴。脾胃為人體後天之本，原穴太白有健脾和胃、清熱化濕的作用；臨床上對於胃炎、腸炎、消化不良、痢疾、便秘、痔瘡都有很好的療效。

早晨起床之後，找一處安靜地方，**背對**太陽，按揉脾經的原穴太白；因為春季容易肝木旺，木剋脾，腸胃不好的人，按太白穴，會有很好的效果。

按壓太白穴對於降血壓、控制血壓、降低血糖、控制膽固醇也都有很好的作用，因為脾主運化精微，很多脾虛的人的血糖、膽固醇都會過高，所以如果能在春季巳時使自己的太極黃金分割場與天地黃金分割場產生共振，對於重新修復、調整失調的脾經有很好的效果。

養生提示

脾經穴位：隱白穴、太白穴、公孫穴、商丘穴、陰陵泉穴、大都穴。

按摩時間：巳時，上午9～11點之間。

動作要領：背對太陽方位，按揉各穴以得氣（痠、麻、脹、涼或癢感等）為度。

主治：胃炎、失眠、心煩、降血壓等。

第五章 春季十二時辰養生法2

春季午時養心經

（穴位圖參考p164）

中午11點到13點是午時，也是心經的旺時。但午時是面對太陽，還是背對太陽？

關於這一點，我在剛開始研究太極黃金分割的時候，也有一些疑惑。按丹道修練的講法是「子時一陽生，午時一陰生」。但《周易參同契》的說法是「子當右轉，午乃東旋」。所以午時到底應當背對太陽，還是面對太陽？

其他時辰裡，太陽運行的軌跡比較單純，或單純上升，或單純下降；但是在午時，早上11～12點是上升軌跡，中午12～13點是下降軌跡；與之相對應的子時，則是半夜23～24點，太陽運行軌跡是下降，而24～1點，太陽運行軌跡則是上升。所以命相家特別有「早子時（半夜23～24點）」屬前一天，「晚子時（24～1點）」屬第二天之說。

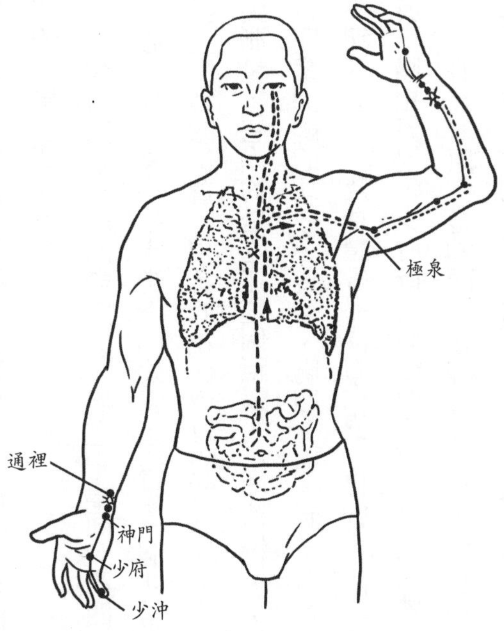

手少陰心之經脈與絡脈圖

午時11～12點，太陽運轉是上升軌跡，任督脈環的督脈屬陽，行於後背，所以11～12點要**背對**太陽。過了12點，太陽從頂端開始下降。正如《易經》乾卦的最後一爻，「亢龍有悔」了，「陽極」之後就會「陰生」，陽氣就開始要下降了，此時就要**面對**太陽，用太陽下降的能量氣場推動屬陰的任脈之氣向下運行。因為任督脈環是封閉的，任脈之氣下降，也同時會推動督脈之氣上升；這樣你的任督脈環就跟天地形成的大太極場產生了強大的良性共振。

在這個基礎上，我們再出找心經的井穴少沖、滎穴少府、絡穴是通裡。常規取法，先按神闕，之後再按小腦新區，必要時加海馬新區，再用心經的少府、神門跟少海。

少沖穴在小手指末節和橈側，距指甲根角約0.1寸，它是手少陰心經的井穴，也是脈氣心經元氣所出。所以一旦有親友中風、或心肌梗塞，如果你恰好在他旁邊，緊急情況來不及送醫院，可立即用針刺破心經的井穴，往往有起死回生的功效。書上記載，病人在中風昏迷或心肌梗塞休克的時候，手的十指尖放血有特效。從中醫的理論上來講，「心為君主之官。」更重要的穴位，是位於小指尖內側，就是少沖穴，為心的井穴；還有心包經的井穴中沖，位於中指尖內側；在這兩個穴點刺出血，相對於其他穴位是更關鍵且更有效的地方。

少沖穴有瀉熱甦厥、化痰開竅之功。在午時，調整體位，使得天地太極能場跟人的太極場產生共振，同時按壓心經井穴，對保養心臟，預防心臟病、降低或穩定血壓、預防腦出血，都有很好的作用。因為春氣在頭，此時很容易中風，對高血壓、頭昏眼花，或舌苔很紅，又有便祕，可以按揉按摩井穴少沖，六十到一百二十下。如果症狀還是不能緩解，可以在少沖、少府兩穴放血，也可同時在商陽、中沖放血；有的時候比吃藥還要有效，有四兩撥千金、小兵渡河成大將的功效。以前我在教學醫院急診室工作，常遇到心肌梗塞或心絞痛的病人有非常嚴重的胸痛不能緩解，在搶救的時候，上述少沖穴刺血的方法，有時候比針刺內關的效果還要好。

少府穴是心經的滎穴，少府在手掌面，第四、五掌骨之間。取穴法就是仰掌，手指屈向掌心橫紋，當小指指尖下凹陷處。這是一個非常重要的穴，仔細觀察我們的手掌，會發現小指尖觸到的位置，相當於在你手紋的智慧線上，就是手掌心處。這個位置如果從手腕到手指尖測量，它大約是處在整個距離的1/3位置上，所以這也是一個黃金分割點。刺激這裡，會有開竅醒神的功效，疲勞、胸悶、胸痛時，可按壓這裡。少府穴還可治療陰癢、陰痛、小便不利等症狀，及身體各部位的化膿、膿瘡。《黃帝內經》上說：「諸痛癢瘡，皆屬於心。」心與小腸相表裡，少府既是心經的滎穴，又是保健的要穴。

心經的原穴是神門，在腕掌側橫紋的尺側端，尺側彎曲肌腱的橈側的凹陷處；在肘部，即手少陰心經的少沖到肘部的合穴少海，這個全長距離，神門處在它大約上1/3處，也在黃

> 《甲乙經》全名《黃帝三部鍼灸甲乙經》，是現存最早的一部針灸專書。

金分割區間裡面。

神門是心經的原穴，這是在《難經》和《甲乙經》裡面補進去的，《黃帝內經》講「心不受邪，以心包經代」；後世在《甲乙經》補述了心經，它的原穴就是神門穴，在手尖到肘部的黃金分割點上，有寧心安神、扶正祛邪的作用。臨床上對於健忘、失眠、多夢、心悸、心絞痛，甚至精神疾病、噫症、癲癇都有相當好的療效。所以在午時可多按揉，約六十四到一百二十八次，**11～12點要背對太陽，12～13點要面對太陽**。

心經的絡穴是通裡，在前臂的掌側，神門與少海穴連線上，距神門穴1寸處。取法：仰掌，於尺側腕屈肌橈腱側緣，腕橫紋上大概1寸。實際的測量，從心經的井穴少沖到通裡是5.7公分，從少沖到通裡，再到腋下就是心經出入的地方，是13公分，13＋5.7＝18.7，5.7÷18.7＝0.3048，也在0.3～0.4黃金分割區間裡面。揉按通裡，能安神志、清虛熱、通經活絡，也可治胸悶、胸痛，還能治療言語不利，不能講話，特別是治暴啞。

心經，是我們身體上非常重要的一條經絡。我所設計的太極黃金分割養生法，有它的基本組合，即是每條經絡都是先有原穴。心經的原穴神門、滎穴少府，還有一個就是合穴少海，在肘部內側，正好在整個胳臂上的1/3近心端。假如把手臂分成三個黃金分割全息區域，則手掌是一，手指尖到手肘是二，手指尖到肩部是三，這三個區域各有相對不同區域的黃金分割點。

在天人相應太極共振時，再刺激心經相應不同的太極黃金分割點（穴

> 北京著名的針灸專家王居易教授曾說過，在臨床上治療中風、失語，有時候傳統常用位於頷下的廉泉穴的效果反而不如心經的通裡。據文獻記載，有一位蕭氏醫生的研究心得，通裡穴還可治療坐骨神經痛，左側痛取右側通裡，右側痛取左側通裡。這相當於巨刺、繆刺或太極針灸的取法，進針得氣以後，會有非常好的效果。這就是《黃帝內經》上所說的「上有病而下取之，左有病而右取之。」

道），就能夠保護、保養你的心臟、大腦和心血管，預防嚴重的疾病發生。因為「心為君主之官」，這是人體最要害的部位，除了要「隨時勤拂拭」，更要「防患於未然」。

養生提示

心經穴位：神門穴、少府穴、少沖穴、少海穴、通里穴。

按摩時間：午時，11～13點之間。

動作要領：12點前背對太陽，12點後面對太陽，按揉各穴以得氣（痠、麻、脹、涼或癢感等）為度。

主治：中風、心悸、心肌梗塞等。

春季未時養小腸經

（穴位圖參考p164）

下午13點到15點是未時，氣旺小腸經，我們可以刺激小腸經上，相應與春天相關的穴位來進行保健、養生。在春天未時取穴，有基本的組合，就是取它的原穴，再取它的三個基本穴位組合。從手指到手腕為一個單元，手指到肘部為另一個單元，手指到肩部則是第三個黃金分割全息單元。基本組合穴位，即是在不同關節點附近的三個黃金分割點。

對應春天，小腸經井穴是少澤穴，位於手小指末節尺側，距指甲根角約0.1寸，它可以清熱通乳，散瘀利竅。少澤穴是小腸經氣所出之處，因為心與小腸相表裡，刺激少澤穴可以調節心氣，有開竅瀉熱安神的功效。

中風昏迷的時候，在少澤穴放血，有非常好的效果。搶救昏迷、心肌梗塞的病人時，可以配合人中、太沖、豐隆、勞宮、關沖等穴位。

少澤穴還有一個特別作用，就是可以治療頸椎病，因為小腸經是沿手臂外側向上一直走到後背，直到頸部。我使用電腦測經絡時，發現有頸椎病症的人，往往小腸經是不通的；電腦會顯示出小腸經有很嚴重的堵塞。

少澤穴雖然與黃金分割關係不大，但在臨床對於產婦還有通經催乳、消腫的功效，可以治乳腺炎；還能治療小兒呃逆，效果非常好。按摩少澤穴，手法由輕漸重，慢慢用力按揉，一般約按五分鐘就可。

手太陽小腸經的滎穴是前谷，在手尺側。取法是微握拳，於第五掌指關節前緣白肉際處取穴。滎穴前谷，據我的臨床經驗，對頸椎病有很好的效果，同時還能治療耳鳴、目痛、鼻塞、咽喉腫痛、頰腫，也可以治療臂痛、肘攣、手指麻木、頭頸急痛、產後無乳。

我用自己的手實測，從少澤到前谷是6公分，從少澤到陽谷穴，就是手腕處為15公分，6÷15＝0.4，正好處在手指端到手腕部全長的0.4～0.3（或說0.6～0.7）的黃金分割比例區間。

手太陽小腸經的原穴是腕骨，在手外側第五掌骨基底溝物的凹陷處赤白肉際，也就是處在從小手指到肘部小海穴連線的上1/3。按本人具體實際測量，從肘部小海到少澤是42公分，腕骨到少澤是13公分，所以在0.3095的黃金分割點上。腕骨穴的特點是可以疏散風邪、清理濕熱，它在臨床上用於感冒頭痛、落枕、黃膽，同時可以治療腕關節痛。所以在春季的未時養小腸經，可以按揉手太陽小腸經的原穴腕骨，如果**面對**太陽，引起天地太極黃金分割場與人體的黃金分割場共振，療效會更好。

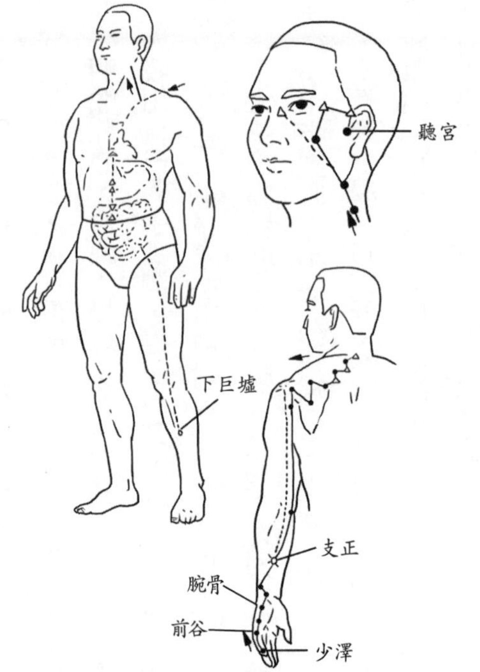

手太陽小腸經與絡脈圖

手太陽小腸經的絡穴是支正，在前臂背面尺側，陽谷穴與小海穴的連線上，腕背橫紋上5寸。從小手指尖的少澤到支正，在針灸人上實測是7.5公分，從少澤到肩是20公分，7.5÷20＝0.375，在黃金分割的區間裡。支正有清熱解毒、安神定志、通經活絡的功效，可以治療頭痛、項強、治感冒。它同時又是手太陽小腸經絡穴，能溝通小腸與心經的表裡二經，可發散體內冬日沉積的濁氣，具有清心安神、定驚之功；還可治療癲狂、驚悸、好笑、善忘。據文獻報導，按揉支正穴，對於扁平疣、傳染性軟疣有非常好的效果。

《醫宗金鑒》還用支正穴，主治消渴飲水不止，也就是我們現在說的糖尿病。支正穴可以幫助心經和體內的氣化調整。在太極黃金分割太極相應共振的時候，按揉它對扁平疣及舌尖痛效果會更好，但要注意，這時要**面對**太陽，因為午時太陽已經開始下沉。

養生提示

小腸經穴位：少澤穴、前谷穴、腕骨穴、支正穴、後溪穴、陽谷穴、小海穴。
按摩時間：未時，13～15點之間。
動作要領：面對太陽方位，按揉各穴以得氣（痠、麻、脹、涼或癢感等）為度。
主治：頸椎病、耳鳴、目痛、感冒等。

春季申時養膀胱經

（穴位圖參考p165）

在春季的申時，15點到17點調整膀胱經，要正前方面對太陽，可坐可臥，刺激與春季相應的井穴至陰，取穴在足小趾的末節外側，距足小趾甲約0.1寸。至陰穴的功效是活血理氣、正胎催產，清頭明目。在申時，按壓它可以治療膀胱經循行部位的病痛，比如，腰痛、背痛、頸痛、鼻塞，及可調整失調的膀胱經、人體的失調的陽氣。

至陰穴對於臨產孕婦的胎位不正，也有明顯的效果。我在美國，就曾用這個方法治療過幾位胎位不正、但孕婦本身不願意做手術的患者，我用灸至陰穴，把胎位完全正過來了。

至陰穴還可以治療腸套疊、痛經、難產、胎盤滯留等等症狀。如果捏壓的方式太疼，也可以用艾條點燃灸，每次大概五分鐘，就會有很好的效果了。

足太陽膀胱經的滎穴足通谷，在足外側，足小趾本節的前方處，穴性有疏通經氣、安神抑制的作用。按壓足通谷調整膀胱經的經氣，可以治療頭痛、膝痛、咳喘胸滿、慢性胃炎

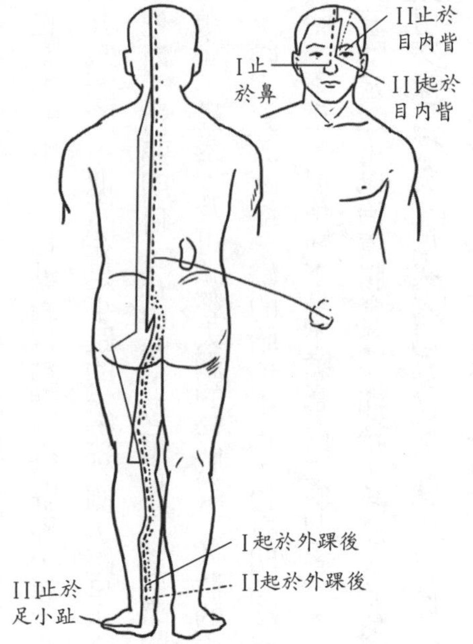

足太陽膀胱經循行起止路徑圖

等。

足太陽膀胱經的原穴京骨穴，處在足小趾本節第五蹠指關節的後方赤白肉際處，它距離是從足外側、小趾尖到足跟0.6的距離，在黃金分割的區間裡。京骨穴有清熱散風、寧心安神的作用。臨床上可以治療感冒、鼻出血、心肌炎、頭痛、腰痛。

足太陽膀胱經的絡穴飛揚穴，在外踝後，昆侖穴之上7寸，承山穴外下方1寸。飛揚穴，如果用同身寸算，很難看出是黃金分割相關穴。但如果我們實際用尺來測量，從至陰穴到昆侖（腳踝）再到飛陽是11公分，昆侖到與胯關節相平的大腸俞穴，就是跟肚臍相平的地方，是35公分，11÷35＝0.314285，也就是飛揚穴處在從腳尖到人體第一黃金分割剪切點神闕平面的距離，如果從下數是在0.685715的位置。

按揉太極黃金分割點飛揚穴，可溝通腎與膀胱的表裡，產生更良好的人體內環境，引發天人相應黃金分割共振。有化痰開竅、安神定志的功能；同時可以強腰

「五臟有疾，取之十二原」，不管在任何季節，在相應的氣旺經絡的時候，一般的原穴都與黃金分割有關。原穴對於調整經絡的失調，比其他穴位有更強的作用，如果讀者實在沒有時間按壓那麼多穴位，只單純按原穴，也會起到作用。

及止痺痛，治療腰腿痛、腿軟無力；對膀胱經所循行部位的頭暈目眩、鼻塞發熱症狀也有療效。

養生提示

膀胱經穴位：至陰穴、足通谷穴、飛揚穴、京骨穴、束骨穴、昆侖穴、委中穴。
按摩時間：申時，15～17點之間。
動作要領：面對太陽方位，按揉各穴以得氣（痠、痲、脹、涼或癢感等）為度。
主治：腰腿痛、背痛、頸痛、鼻塞，還可調整胎位不正。

春季酉時養腎經

（穴位圖參考p166）

17點到19點是酉時，氣旺足少陰腎經。遵照常規的養生法，太陽快下山了，你要找到太陽方向，坐下來，**面對**太陽，使你的任督脈環跟太陽、地球形成的太極黃金分割場的平面平行重合，再按揉腎經的井穴湧泉。它在足底的二、三趾縫源頭與足跟連線的前1/3處，在黃金分割點上。湧泉穴就是足少陰井穴，腎經交結於心經，水火既濟，所以可以調節心腎，開竅醒神、甦厥，是搶救的要穴；而且湧泉穴對非常難治的耳鳴有特殊效果。

我有好幾個病人，耳鳴幾年，非常難治，但是每次刺湧泉的時候，他們都有明顯的改善。可以用手或砭石按揉湧泉穴，湧泉有滋腎陰，降虛火，利咽喉的功效，主治目眩頭痛、

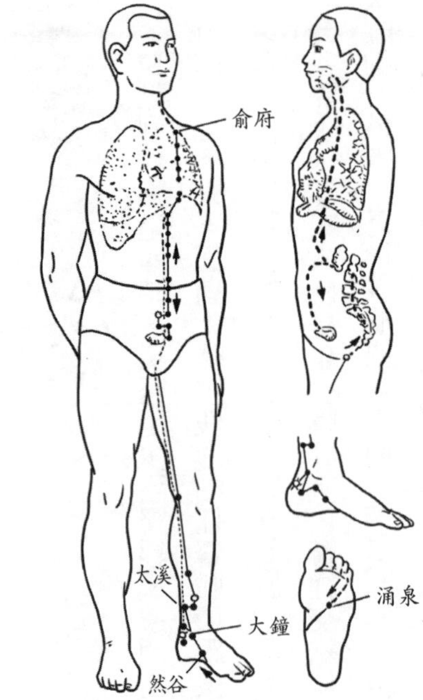

足少陰腎之經脈與絡脈圖

眼花、咽喉乾失音等等。

湧泉是一個非常重要的穴，也是全身陰陽之氣交會之處。人體其他十一經絡，所有的井穴，在上身的都是在手指尖上，在下半身就是在足腳趾不同的趾尖上，只有腎經井穴湧泉是在腳底，所以它有一個接通「地線」，取陰陽天地之氣相交的功效。

腎經的滎穴然谷，定位在足內側沿，足舟骨粗隆下方赤白肉際。如果從腳趾尖、大趾到然谷是4，從大趾到腳跟是6，它大概處在後1/3的位置，在黃金分割區間裡。滎穴可以滋補腎陰，清熱利濕；有壯筋骨通經絡，止痺痛的功效；還可以治療陰囊、黃膽、胸脇痛、下肢痿痺、腹痛。有研究發現，刺激然谷穴，對原發性高血壓有降壓作用；而且能提高內分泌系統的自調水平。

腎經的原穴太溪穴，同時又是腎經的輸穴，它處在足內側內踝後方，當內踝間與跟腱之間的一個凹陷處，剛好在足尖到膝蓋距離的大約1/3處，在黃金分割的區間。太溪穴除了是腎經的原穴，還有一個很重要的作用，中醫理論認為腎為先天之本，所以太溪穴能滋腎、益腎、滋陰，同時能治療很多跟泌尿系統、生殖系統有關的疾病。

春天酉時，按摩太溪有很好的補腎作用。

腎經的絡穴大鐘穴，在足內側，內踝後下方，跟腱附著部的內側、前方的凹陷處，大概跟照海穴相平，接近於跟腱。處於太溪穴和水泉穴的中間。大鐘穴能溝通腎經跟膀胱經的氣化，調節表裡二經的經氣，補腎氣，通利膀胱，納氣平喘。現在常用於治療哮喘、咽痛、口腔炎、便秘、瘧疾、神經衰弱、神經病，癡呆等等。

大鐘也處在腎經的黃金分割點上，膝部膕窩的陰谷穴是腎經的合穴，到大鐘是11.4公分，從大鐘到足心湧泉是5.5公分，湧泉穴是腎經的起點，$5.5 + 11.4 = 16.9$，大鐘到足心的 $5.5 \div 16.9 = 0.3254$，在黃金分割的區域裡。所以春天在下午17點到19點，對準太陽的位置上，按揉足少陰腎經的絡穴，可以幫助加強腎經的「發陳」，推陳出新及氣血的協調，令全身、特別是先天之本「腎」，產生非常好的再調整作用。

養生提示

腎經穴位：湧泉穴、然谷穴、大鐘穴、太溪穴、陰谷穴。

按摩時間：酉時，17～19點之間。

動作要領：面對太陽方位，按揉各穴以得氣（痠、麻、脹、涼或癢感等）為度。

主治：耳鳴、腹痛、泌尿系統疾病、生殖系統疾病。

第六章 春季十二時辰養生法3

春季戌時養心包經

（穴位圖參考p167）

19點到21點是戌時，氣旺手厥陰心包經。在春天的戌時，太陽已經降落到地平線以下，雖然天黑看不見太陽了，但是我們可以將手掌面對西北方向，找到手心最麻的地方停下來，太陽大概就在那個方向。

中沖穴的奇效

坐著**面對**太陽方向，太陽下降時的氣場，就是太陽中心跟地球中心連線產生的黃金分割場平面，和你的任督脈環產生太極共振的時候，先揉心包經的井穴中沖，在手中指末節端的中央處偏內側，距離指甲根0.1寸。中沖穴可以扶陽定逆，醒神通絡。

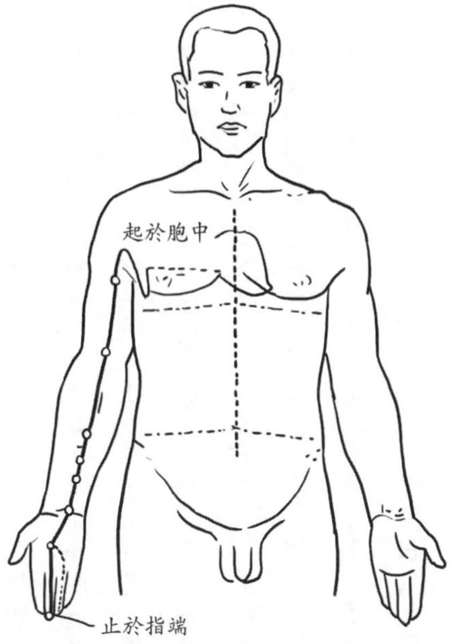

手厥陰心包經循行起止路徑圖

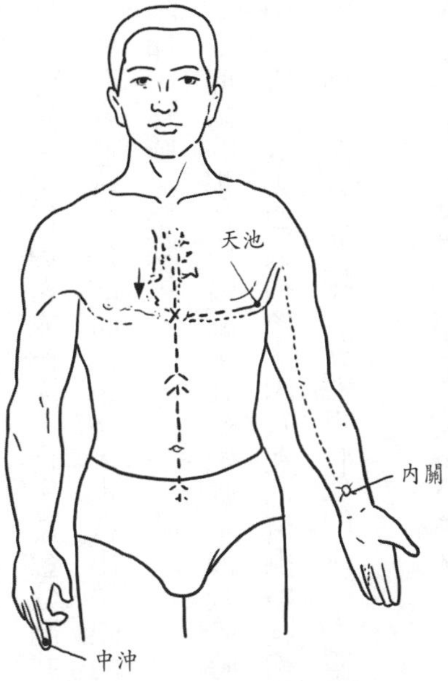

手厥陰心包之經脈與絡脈圖

如果有人突然中風、昏迷、或劇烈的頭痛，在中沖穴刺血會有非常好的效果。有的人吵架、生大氣以後，喘不上氣來，鬱悶、胸悶，感覺非常難受，好像就快死了，這是因為心包經、心經瘀塞了，這時刺激中沖穴，有時有奇效。

我曾經治過一位針灸醫生，她大概只有五十多歲。有一天晚上她打電話給我，用非常低微的聲音說：「我快要死了，你能不能來救我的命？我現在就讓我先生去接你。」她說話聲音非常低微，「我稍微一坐起來就會頭暈、天旋地轉，胸悶得很難過，好像快喘不過氣來。」

我很驚訝什麼病症這麼嚴重，她先生開車來接我時，大概是晚上八點半，也就是戌時心包經氣旺的時間。

到了她家以後，她說胸悶難忍，無法坐起來。我爲她摸脈，她的心包經和肺經，也就是她的左右寸脈非常的沉細。脈學上說：「下手脈沉便知是氣。」因爲她氣瘀、氣滯造成心經的瘀塞。我就問她先生，她是不是生氣了？他說是，因爲家庭的彆扭而生氣。

根據我在急診室多年的經驗，這種病表面看起來很可怕，但其實只要找到方法，不是很難治。她說最近一週已經去過幾次急診了，但解決不了問題，醫生也查不出病因來。

我診斷她整個心經鬱悶，氣跟血不能正常的運行，甚至有大氣下陷的表現，有一定的危險。當務之急，用其他方法幫她治療的效果都不會太好，這時候要刺激她心包經的井穴。我就給她放血，在心包經中指尖上，在中沖擠出來幾滴黑血以後，她長長地喘出一口大氣，胸悶竟然馬上就緩解了。

這是一個經驗，也是一個驗證，說明中沖穴確實能回陽救逆，醒神通絡。在春天戌時按揉中沖穴，可以通過太極天人合一黃金分割共振方法，來改善心血管或心腦血管循環的情況。同時在心經有熱的時候，病人也會出現眼睛的疾患，比如結膜炎，用中沖穴也可以治療眼睛痛、紅腫、結膜炎。

上面講的那位中醫師，我給她刺中沖穴的時候，我是讓她面對太陽方向，所以就比單純選中沖穴的效果要大很多，因為在治療調整經絡的同時，又借天地的力量，激活太極天人相應的太極黃金分割共振，就能更有效的激發人體深層的自我修復系統。

春季應該刺「井穴」還是「滎穴」？

我們在相應程序啟動涉及養生學說的指導理論與方法，根本的基礎一個是《黃帝內經》，一個是《難經》。前面已經論及，在《難經》的學說裡，是春天刺井，夏天刺滎，以季節配合井、滎、輸、經、合；而在《黃帝內經》裡的講法，冬天刺井，春天要刺滎，夏天要刺輸，以此類推；之間好像差了一個季節，差了一個穴，就是如果把井、滎、輸、經、合和春、夏、長夏、秋、冬相互對應，按《黃帝內經》的講法，好像跟季節不符，其實會有一個更不一樣的作用，也就是激發人的元氣。

氣血的運行，有上游和下游，把井滎輸經合變成一個如環無端的五行順序相生的水流或氣血之流的循環圈。井滎輸經合，木火土金水→木火土金水，由小到大，如環無端，從金到水之後又會再生木，又轉回來了！那麼它的合穴又變成了井穴的上游，正如春、夏、長夏、秋、冬季節流轉，冬天之後又變成了春天，是環形運轉的。

瞭解了這個道理之後，因為五輪穴的五行相生、相剋順序，及經絡之氣的五行運行模式是「如環無端」，在冬天刺激春天相應的井穴，春天刺激滎穴，實際是刺激它「下游」的穴，也就是井穴相當於合穴的下游，滎穴相當於井穴的下游，依次類推，我們刺激氣血運行通道下游的穴，就能使「上游」順利的向前走，使得氣行暢通。

從井滎輸經合的五行相配分析，實際上是按木火土金水相生的方向運轉，季節是春、夏、長夏、秋、冬，「冬」水又生「春」木，如環無端，是順時針方向轉動，跟太陽在朝午夕夜的東升西落，一年春夏秋冬季節循環的順序是一致的。

所以照《難經》理論，冬天應該是刺合穴，但按《黃帝內經》的講法應刺它的下游井穴，就是刺木來使水能夠暢通無阻。同理春天是木，照《難經》講法，當刺井，但用《黃帝內經》理論刺屬於火的對應夏季的滎穴，就是木氣的下游，使它生命能量流動渠道的下游暢通，它的上游自然就暢行無阻；其餘以此類推。

在這章節中，既講了春刺井，又講了春刺滎，兩者並不矛盾，卻各得其所，正如同前面講的光的「波粒二相性」等諸多道理，說明人體氣血運行氣化所形成的場結構，耗散結構是異常複雜的，有諸多實相，很難用單一的模式來論述。

《黃帝內經》作者們長期觀察發現特殊氣血四季元氣運行模式及與五輸穴相對應，從而要冬刺井，春刺滎等的學說；但《難經・七十四難》，就是以春、夏、長夏、秋、冬對應的五行，而對應井滎輸經合；所以春天對井，夏天對滎，長夏對輸，秋天對經，冬天對合穴。

我們可以把兩個學說合起來，因為《難經・七十四難》講的是如環無端的井、滎、輸、經、合生命能量運行規律，是跟營衛氣血運行有關；而《黃帝內經・靈樞・本輸篇》講的井穴是元氣的脈氣所發；這兩個理論觀點，看似不一樣，但其實互相並不矛盾，可以兼顧。

再強調一下，如果你按照黃金分割點的理論，在相應時間的相應經絡上，找到的最瘦、最脹的點，那就是對你最有用的穴位，這就是天人相應太極黃金分割共振打在你身上的印記。每個人的情況不一樣，因人而異，因時而異。

這本書講養生，就是希望大眾化，但是遇到疑問時，我們先要明白道理，自然就好操作，否則理不明而盲目的操作，有時反而會適得其反。

春季戌時刺激心包經哪些穴位？

勞宮穴是心包經的滎穴，在手掌心，第二、三掌骨之間，偏於第三掌骨，握拳曲指，中指指尖處就是營宮穴。讀者試的話，會發現你中指按到的地方，正是手心，而這個位置大概就相當於你手掌紋的生命線中部；如果從手掌的掌橫紋到手中指尖算一的，就是在0.6，也是處在黃金分割區間。而這一部位，從神經解剖學看，它有一個血管的迴流圈，溺水、上吊或休克搶救時，刺激勞宮穴，搶救病人有很好的效果。

春季養生，在戌時要**面對**太陽所在的方向，因這時太陽已落到地平線以下，再按常規程序，刺激按摩勞宮穴。每次按摩五分鐘左右，這樣可以交通心腎、調整心腦血管的循環，治療口瘡、牙痛、口臭，最主要是調整心腦血管，保護心腦血管的運行。

心包經的原穴大陵，處在腕橫紋上，跟太淵、神門在同一條線上，都是在手指尖到手肘的大約1/3處，在黃金分割的區域。我們在夏季的養生會詳細地講大陵穴，這裡先強調在春季心包經旺時，按揉它的原穴，再配合天人相應的太極黃金分割共振扶正，就有更好的扶陽、安神、養心、理氣的作用。

心包經的絡穴是內關穴，內關和外關都在手到肩膀部位的黃金分割比例區域，如果從中沖到內關是7.5公分，中沖到腋下是19公分，7.5÷19＝0.3974，是處在黃金分割比例的區域裡。內關的取穴是在前臂掌側，肘部的曲澤與手腕大陵穴的連線上，腕橫紋上兩寸，它又是八脈交會穴，通於陰維脈，能夠寧心安神，和胃降逆，緩中理氣，鎮靜止痛，能治療心血管、胃腸、胸部等疾病，還可治肩臂疼痛。

內關穴是針灸傳統四總穴（合谷、委中、足三里、內關）裡的一個大穴。四總穴的歌訣是：「腰背委中求，肚腹三里留，顏面合谷收，胸脇若有病，速與內關謀。」內關之所以能治療很多疾病，因為它處在居於君主之官的心經跟心包經上，又處在它相應的黃金分割全息元的黃金分割穴點上。

春天時，在心包經旺盛的戌時，刺激它的絡穴，又是八脈交會穴，可調整整個身心的內環境。就是利用「春三月的發陳」，來軟化血管，協調氣血，調動身體的內在修復能力，強化保護你的心腦循環跟氣血代謝。

養生提示

心包經穴位：中沖穴、勞宮穴、內關穴、大陵穴、曲澤穴。

按摩時間：戌時，19～21點之間。

動作要領：面對太陽方位，按揉各穴以得氣（痠、麻、脹、涼或癢感等）為度。

主治：中風、昏迷、鬱悶、眼睛痛、結膜炎，還可協調血氣等。

春季亥時養三焦經

（穴位圖參考p167）

晚上21點到23點是亥時，氣旺手少陽三焦經。春天的亥時，在西北方找到太陽方位以後，**面對**太陽，站立或坐下，刺激手少陽三焦經中跟春季有關的井穴、滎穴。井穴是對營衛

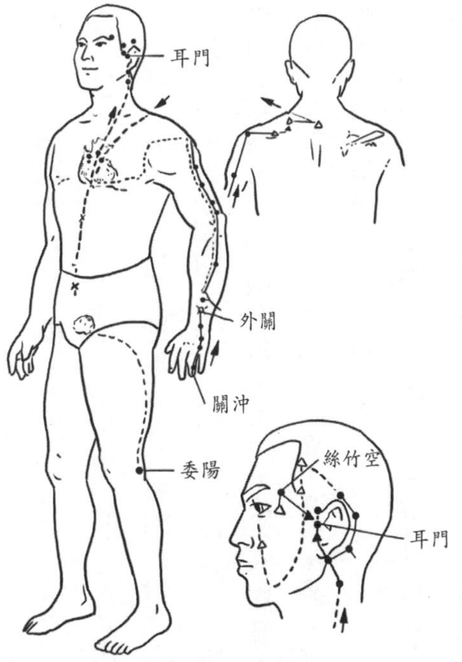

手少陽三焦之經脈與絡脈圖

之氣，滎穴是對元氣，加上三焦經的絡穴，可以發陳，推陳出新。因為三焦經是全身元氣所遊行出入的地方，是上、中、下三焦氣化之經，對人體的氣血、水液循環和淋巴循環都起了非常重要作用；就是人體的免疫系統，或者說自我修復系統。

春季亥時，刺激它的井穴關沖，在手無名指末節尺側，距離指甲角0.1寸。功用是清熱解毒、醒神通竅、活血通絡。按揉一、二分鐘，兩隻手交替，可以治療外感疾患、頭臉五官疾患和疼痛。

關沖也是急救穴，在中風昏迷的時候，也可在這個穴放血。有的小孩嚴重水瀉送到醫院裡，醫師不敢輕易給他用抗生素時，按揉關沖穴可以治療小兒水瀉。

按照營衛運行的理論，《黃帝內經》的辨法，春天在亥時刺激手少陽三焦經的滎穴液門穴，取穴在手背部，第四、五指之間，如果從少澤到手腕是一，它大概在0.6的位置，在黃金分割的區間。刺激液門穴，可以解表消熱，通絡止痛，治療咽喉腫痛、耳鳴、耳聾、目赤、頭痛、手臂痛等等。因為它跟循環系統、淋巴系統、水液代謝系統、免疫系統有關，所以它可治口舌痛、牙痛、頸部軟組織損傷等。在三焦經經氣旺盛的亥時，刺激三焦經，可以有效的調節失調的免疫系統，使代謝更趨於正常。

手少陽三焦經的原穴陽池，它的位置是在腕背橫紋中，指深肌腱的尺側凹陷中，陽池穴和神門、太淵、大陵、陽池、陽溪都在一條直線上，相當於手錶帶所經過的區間，都是在手臂的黃金分割區間裡。在三焦經旺時，對準太陽下降的方向，面對太陽，按壓陽池穴，對於調整免疫系統有很好的作用。臨床上可以和解表裡、益陰增液；可治感冒、扁桃體炎、腕關節及周圍軟組織損傷；同時根據它的太極結構，還可治療腳踝扭傷。

手少陽三焦經的絡穴外關，是屬於八脈交會穴之一，通於陽維脈，定位在前臂背側，與內關穴相對處，背側的腕橫紋上2寸，就是在腕橫紋後面的兩橫指處；在內側就是內關，外側就是外關，這兩個穴是相對的。手中指的尖端到外關處，在標準的針灸人模型上是6.5公分，從中指到肩膀的肩髃穴是20.5公分，$6.5 \div 20.5 = 0.31707$，在中指尖到肩膀的黃金分割比例的區域。

春天亥時，在法天則地太極共振的前提下，刺激手少陽三焦經的外關穴，可以調整人體失調的三焦經。用手或者砭石，按壓左右各一～二分鐘。外關穴的作用有解表清熱，通經活絡，可以治療上肢痛麻，頸椎病、肩背痛、肘臂曲伸不利、手指痛、手顫，及脇痛、腹痛、肝鬱疼痛、耳鳴。同時對於面癱、落枕、急性腰扭傷，也都有很好的效果。

如果家中有近視眼的小孩，家長可以在春天亥時，找到太陽的方位，調整小孩坐姿，在天人相應法天則地太極黃金分割共振的情況下，揉一揉孩子的外關

> 小兒水瀉是什麼原因呢？中醫認為是三焦的水液代謝不利，脾虛，或說水液代謝的障礙，所以尿不出來，反而排便出來，就是一種過敏性的疾病。有醫生用針灸針刺關沖穴，治療小兒水瀉超過一千例；每日就針刺一次，發病時及時針刺出血，大多一次就痊癒，時間久者兩、三次，效果非常好。讀者如果無法自行針灸，可用手按壓患兒的關沖穴，多按揉幾次，同樣有效。

穴，對於視力保健有很好的效果，但要持之以恆。同時還可捏揉太沖穴和光明穴；太沖在肝經上，是肝經的原穴；光明在膽經上，在外踝上面大約5寸。

養生提示

三焦經穴位：關沖穴、液門穴、陽池穴、外關穴、天井穴。

按摩時間：亥時，21～23點之間。

動作要領：面對太陽方位，按揉各穴以得氣（痠、麻、脹、涼或癢感等）為度。

主治：頭痛、牙痛、扁桃腺炎、腳踝扭傷，還可修復人體免疫系統。

春季子時養膽經

（穴位圖參考p168）

夜裡23點到凌晨1點是子時，為足少陽膽經旺時。在23點到24點，這個時候是太陽下降接近最低點的時候，就要**面對**北方太陽，要用下降的任脈對準下降的太陽。而24點以後，太陽又從下降開始轉為上升，此時就要**背對**北方，用上升的督脈對準開始上升的太陽。

膽經的井穴是足竅陰，與春相對應；位在足第四趾外側，距離足趾甲根外側大約0.1寸處，可以治療偏頭痛、目眩、目赤、腫痛、耳鳴、耳聾、咽喉腫痛等，還可以降血壓、清理頭目，並可以治療腳痛及多夢。

足竅陰穴位可以使主觀色覺改變，眼底顳部視網膜反光增強，治色盲有一定的效果。色盲是比較難治的病，但是如果在天人相應太極黃金分割共振扶正的前題下，在春季子時按壓

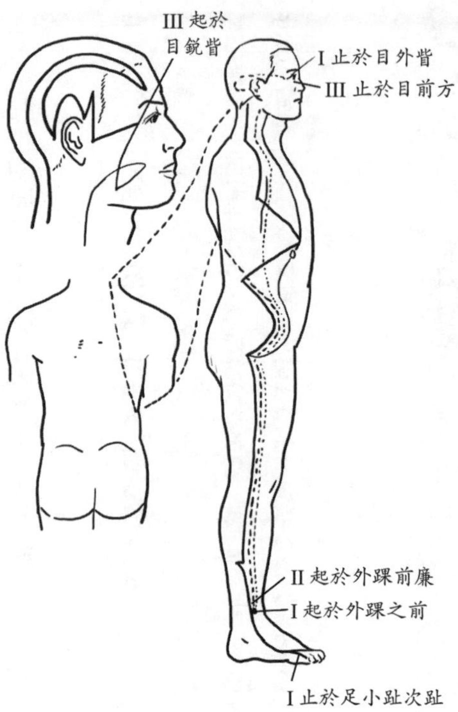

足少陽膽經循行起止路徑圖肝圖

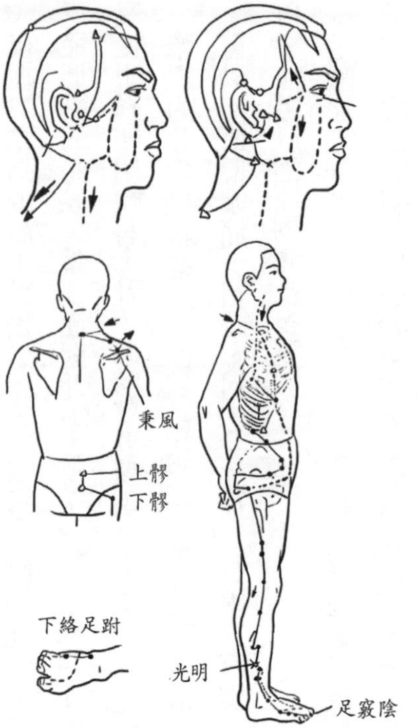

足少陽膽之經脈與絡脈圖

足竅陰穴，會有很好的效果；因為根據中醫傳統理論，足少陽膽屬甲木，肝是乙木，五行中又分陰陽，十天干（甲乙丙丁戊己庚辛壬癸），甲乙屬木，丙丁屬火，以此類推，甲為陽木，乙為陰木，木氣通於春，通於肝膽；臟為陰，腑為陽，肝屬陰通於乙木，膽屬陽通於甲木在五行上是與春季相應的。

足少陽膽經的滎穴是俠溪穴，處在足背側，第四、五趾間，在足蹼緣後赤白肉際處。這個穴位跟黃金分割的關係不是很大，但在春天子時，按揉它，可以治療目赤、腫痛、耳聾、咽喉腫痛、熱病、失眠、脇痛、月經不調。

足少陽膽經的原穴是丘墟穴，位置是在足外踝的前下方，趾長伸肌腱的外側凹陷處。我們把腳放平，呈直角的時候，用手按壓那個地方，有一個凹窩、凹陷即是。丘墟穴是臨床上經常用的穴。春季子時，按壓丘墟穴，對於預防腫瘤，調節免疫系統，改善身體的健康狀態，都有相當好的效果。

足少陽膽經的絡穴光明，在小腿外側，外踝尖直上5寸，在腓骨前緣。如果我們從標準的針灸模型人看，模型人大概有50公分，從足底到光明穴是5.5公分，足底到膝關節的委中穴是14公分，5.5÷14＝0.3928571，在黃金分割的區間之內。

「光明」顧名思義，它是可以治療眼疾，使眼睛變得更明亮，對視力損傷有很好的效果。而且它別走厥陰肝經，可以溝通肝膽二經，清肝瀉火，有明目之功，是治療眼睛疾病的要穴。同時可治療目痛、夜盲症。所以《針灸大成》特別提到眼疾、眼痛，治療取穴為光明、地五會。

《席弘賦》：「睛明治眼未效時，合谷、光明安可缺。」就是強調光明穴對眼睛有特殊效果，因為肝膽同開竅於目。

由於膽經經過乳房直接上到頭部，所以光明穴還可治乳脹痛、頰腫等，同時也可以治療偏頭痛、膝關節炎、腰扭傷。

有研究表明刺激光明、太溪、行間穴對原發性青光眼有降低眼壓的作用，對眼壓控制率達到64.9%。同時還可以再刺激原穴丘墟、陽陵泉。

道家非常注重「子時一陽生」，練功要練子、午、卯、酉時，其中子時、卯時最重要，因為子時太陽之陽氣是由下降轉為上升；卯時是從陰儀變陽儀，也是上升；再加上太極黃金分割的天人相應共振扶正，就有一加一大於二的明顯效果。

光明穴治青光眼的實証

根據我的研究，春季子時針灸或按壓光明穴，再加用頭皮針小腦新區和海馬新區，對於青光眼的效果就更加明顯。

我有一個青光眼患者，是七十多歲的越南華僑老太太，已經失明一年多，左眼眼壓是55，右眼眼壓是35，左眼幾近失明，看東西、簽名都要非常貼近眼前才能看清楚。

我用太極黃金分割天人相應共振扶正法替她針灸，選光明穴、復溜、外關穴，最主要是用黃金分割剪切點上的頭皮針小腦新區，加上頭部的視區。治療約兩個月之後，她右眼的眼壓開始下降，降到了14，眼睛完全正常了，也看得很清楚了。左眼雖然失明已久無法復明，但眼壓也在下降；最後竟然也降到了14。

她的眼科醫生很難相信，大聲說不可能，他在診斷報告書眼壓一欄寫上「14」，旁邊畫一個很大的「？」，可能他覺得他從專業角度很難相信這個事實，因爲青光眼的眼壓高到這種情況時，基本上是不可逆的，很難恢復。

西醫用手術、或鐳射、或點眼藥水治療青光眼、降低眼壓，但效果並不是那麼理想。而我的這個方法，則有可能啓動了她深層次的自我修復系統，而這種自我修復系統激活，是得力於天人相應、法天則地的太極黃金分割共振扶正。

養生提示

膽經穴位：足竅陰穴、俠溪穴、光明穴、丘墟穴、臨泣穴、陽陵泉穴。

按摩時間：子時，23～1點之間。

動作要領：23～24點，**面對太陽**。24～1點，**背對太陽**。按揉各穴以得氣（痠、麻、脹、涼或癢感等）為度。

主治：眼睛痛、夜盲症、青光眼。

春季丑時養肝經

（穴位圖參考p167）

夜裡1點到3點為丑時是肝經旺時，這時應該**背北面南**，因為太陽已經偏到了東北方向，所以**背部要對準北偏東**，**面向西偏南**。**選穴太沖**、**中封**、**曲泉**。但春季選穴是加取肝經的井穴大敦、滎穴行間、絡穴蠡溝。在之前或之後，還可以按摩一下小腦新區跟海馬新區。

丑時氣旺足厥陰肝經，午夜1～3點是肝臟魂的重要時刻，人體應當處於完全休息，深度睡眠，如同手機電池在充電的狀態。建議大家此時不要做按摩，最好保持高質量睡眠。但是如果你實在睡不著，像老年人、或失眠的人，可以試著壓揉肝經的井穴大敦。

大敦在足趾末節外側，距趾甲角0.1寸。它有回陽救逆，調經止淋的功效。因為肝經是過陰器（生殖器）的。大敦有溫經散寒、理氣止痛之功，同時也可醒腦開竅、清熱利濕、調理下焦，對於功能性子宮出血、月經不調、前列腺炎、高血壓都有相當好的效果。

在子時跟丑時，要**背對**太陽，找到太極共振的位置以後，可以打坐，然後用手來按摩你

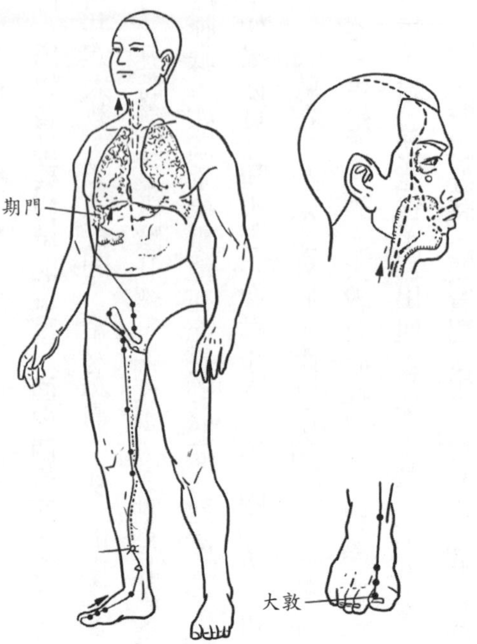

足厥陰肝之經與絡脈圖

的大敦穴。按壓左右兩側各一到二分鐘，可以激發你肝經的元氣。

我們還可以按肝經的滎穴行間，在足背部，第一、二趾間，趾蹼的後方赤白肉際。行間穴有平肝潛陽、瀉熱安神、涼血止血的效果；能夠清肝，調暢氣機；還可以治療眩暈、高血壓。每次按揉大約一到二分鐘左右。

如果你實在睡不著覺，就可以按行間，因為晚上睡不好覺是肝不藏魂，刺激行間，可以促進肝、腎經絡的協調。

肝經的原穴和輸穴是太沖，處在足背側，第一蹠骨間隙的後方凹陷處，就是在大腳趾和二腳趾之間，往上推，在骨頭縫那兒。從距離來看，它正好是處在從足大趾尖到踝關節距離的大約1/3處，與脾經原穴太白大概是相平的。

《黃帝內經》上講：「五臟有疾，取之十二原。」肝經又是主藏血，肝主目，肝為將軍之官，所以是非常重要的一條經絡，而太沖又是肝經的原穴。在丑時養肝，按壓原穴，如果很痠痛，你應該加重力道按壓，能夠調整氣血及陽氣的升發，調節肝膽脾胃協調，對於生殖系統也有很好的調整作用。特別對於女生月經不調、肝氣鬱結、乳腺增生；對男生的前列腺炎、陽痿都有相當好的療效。

蠡溝是肝經的絡穴，定位是在小腿內側，在足內踝尖上5寸，脛骨內側面的中央。我們用針灸小人實測，從膝部的委中穴到蠡溝是19公分，委中到足大趾間的大敦穴27.5公分，19÷27.5＝0.60690，在0.6～0.7的黃金分割的比例區間。

蠡溝穴歸於肝經，具有疏肝理氣、調經止痛之功，但又能跟膽經聯絡，所以能夠清利肝膽濕熱、解毒殺蟲、祛濕止癢。可主治赤白帶下、陰癢、睪丸腫痛，及男科和婦科的各種疾病。有理氣、升陽舉陷之功效，所以還可治療子宮脫垂，腰背拘急，不可仰俯、頸部痠痛等。據臨床研究，蠡溝穴治療陰癢、痛經也有非常好的效果。如果痛經，你自己按壓一下蠡溝穴位，或者用灸法，疼痛就會逐漸消失了。

在春天的丑時，肝經旺時，因為肝經屬木，通於春氣，在春天肝經的時間調節蠡溝穴，可以將肝經的鬱滯散開，對於血液循環、安神，調節身體有特殊的效果。

如果丑時你能入睡，表示你的肝經比較旺盛、健康。但是如果你實在睡不著，或每天到丑時就醒來，而且肝區會痛，甚至出汗，就要小心了！你很可能會得到或已經得了惡性的疾病，最好去醫院做一下身體檢查。我們在後面也會說到，在風市穴附近，大腿後側的新大郄穴，它也是身體從頭到腳，大概處在下0.618的位置，如果你感到有一個小肉墊，硬硬的，甚至有一點痛，那你要趕快去做體檢，可能得腫瘤了。

我們使用上述這些方法，就是借天地的力量來使你身體內在的、潛藏的自我修復系統復活，使你的身體向良性的方向轉化，改善你身體的各種問題，甚至包括腫瘤。

我再給大家強調一下，相應的時辰和相應的經絡，在黃金分割的原則上找到相應痠的壓痛點，這個點就是最適合你的位置，揉到那個點不痠了，你的身體健康狀態或相應氣血經絡失衡的狀態也就明顯的改善了。

養生提示

肝經穴位：大敦穴、太沖穴、行間穴、蠡溝穴、中封穴、曲泉穴。

按摩時間：丑時，1～3點之間。

動作要領：背對太陽方位，按揉各穴以得氣（痠、麻、脹、涼或癢感等）為度。

主治：月經不調、前列腺炎、陽痿。

太極黃金分割法，大家自己可隨時操作來保養自己，防患於未然，時時勤拂拭，使你的自我修復系統隨時保持在最好的狀態。

特點就是：

第一，先找到人體客觀的太極黃金分割系統。

第二，在主觀上想辦法使人體與生俱來的太極黃金分割系統，與天地巨大的太極黃金分割能量場產生共振。

第三，在相應時辰的經絡氣旺時，找到黃金分割的穴位切入點，使它產生天人相應黃金分割的共振，時空結合扶助潛藏的正氣。持之以恆，就能達到健康長壽的目的。

第七章 春季的情志養生與食療

順應春生，避免發怒，夜臥早起

有一句俗語說，「氣死人不償命」，人往往是很容易發怒、生氣的，尤其是別人與自己意見不一致的時候。歷史上因為生氣而突然死掉的人，不乏其人。在《三國演義》裡王朗聽到諸葛亮大罵他以後，氣得在馬上吐血而亡。還有諸葛亮三氣周瑜，氣到最後他吐血而死。所以生氣、大怒會傷肝，肝氣上逆，會使人的血隨著氣的上衝，衝到頭頂，而造成腦出血，中風而死。

尤其是年紀大的人，更不能生氣，因為生氣會令人突然產生像中風和心肌梗塞的病。就像孔夫子說：「及其老也，血氣已衰，戒之在得。」所以，為生氣而生病，是很不值得的，為此喪命就更不值得了。

在春天更不能生氣，因為春三月從天地太極能場的動態來看，天地陽氣逐漸在增長，由弱到強，氣化的趨勢是往上升的。春天陽氣往上升，這時候如果你再生氣，就會造成體內陽氣過於上衝，自然就會引起其他疾病、或氣血的失調。

《黃帝內經》裡特別提到，人為什麼會突然生病而死了呢？「血之與氣並走於上，則為大厥，厥則暴死，氣復反則生，不反則死。」講的大概就是這種情況。

所以在春天，特別要注意使自己的情志和暢、條達。春天生氣勃勃，就好像剛剛發芽長葉子的樹枝，你試著彎它，彎到一定的角度，由於樹枝的彈性，總會再彈直、伸直，如果強迫彎超過它的限度，就會斷了，這就是「肝氣喜條達而惡抑鬱」的特性。

《黃帝內經》說：「春夏養陽，秋冬養陰。」也是要求養生者順應太陽光在南北回歸線之間來回擺動的規律，來調整自己生命的活動頻率。因為從立春以後，天氣逐漸變暖，同時太陽日出的位置，在北半球，是由春分以前的東南方向，越來越逐漸偏向北方。

春分時太陽從正東出，從正西落。春分後，太陽光的日出點就會逐漸往東北的方向移動，就是從東偏北出，西偏北落；而太陽中午的位置也越來越高，這就是陽氣在逐漸上升；所以這時候要順應陽氣的變化，所謂「聖人春夏養陽，秋冬養陰，以從其根。」這個「根」就是要順應《黃帝內經》講的「人以天地之氣生，四時之法成」道理，因為身體陽氣的變化，是隨著太陽光的移動而升降浮沉，是隨著季節的變化而變化。而人體脈象四季的模式就是像一個正弦波，是隨著季節規律變化而規律性的擺動。

春天是屬於陽氣上升，白天逐漸加長，氣溫逐漸升高，所以這時要順應自

中醫的理論認為，五臟與七情是密切相關的，七情與五臟是對應的，即春季對應肝，情志上是怒；夏季對應心，情志對應是喜；長夏對應脾，情志對應是憂思，長夏就是在夏天跟秋天之間，是伏天又濕又熱的時候；秋季對應肺，相應的情志是悲傷；冬季對應腎，情志是恐驚。

然的變化，相對在情志上要比較寬容、大度、易於原諒別人，避免發怒，傷及肝及大腦。

《黃帝內經》說：「生而勿殺，予而勿奪，賞而勿罰。」就是說即使是當權者，在遇到犯人罪過時該殺、該罰的時候，都要寬容，從長計議。古人認為春天不要殺生，當權者本身也不能動太大的怒。

古代在處決囚犯的時候，一般多不在春天、夏天處決，而是在秋天——秋決；因為按《黃帝內經》、《易經》的說法，春生、夏長、秋收、冬藏，秋天才有肅殺之氣，應當順應天地，在有肅殺之氣的秋天，來處決死刑犯。

《黃帝內經》還說，「夜臥早起，廣步於庭。」是講人在起居上要與太陽的變化同步，不能太晚入睡，早上一定不要貪睡，要早早的起來，與天地同步。因為一天的早上相當於一年的春天，氣場都是相似的。

春季如何法天地而固護陽氣

在一年四季養生與一天四時養生的實質，就是要順應天地能量變化的震盪頻率與升降出入的方向。春天與怒、與肝是相關的，因為有相似的震盪、共振頻率，戒怒實質上就是要保護肝臟，順應肝氣的「發陳」和「春生」。

在《黃帝內經》的養生治未病上，一再強調固護陽氣的重要性。因為人的陽氣就像樹木的年輪一樣，是法天則地，是隨著太陽與地球相對運動、相對位置、相對時空的變化而變化。

太陽處在太陽系的中心，是恆星，看似不動的；其實太陽不是不動，它帶領著太陽系圍繞著銀河系的中心，以每秒鐘二百六十七公里的速度，在二點五億年當中轉一圈。地球實際是在自轉，因為自轉，就看到太陽的東升西落；早上、中午、晚上跟夜間。地球的自轉就使我們看到太陽好像在運動，而這就造成了《黃帝內經》上講的，朝午夕夜，陽氣的升沉浮降和盛衰波動的變化。

四季的變化與一天四時的變化很相似，比如，早上日出，太陽上升，氣溫逐漸升高，但天氣並不是很熱，相當於一年的春季；而中午炎熱，就相當於夏季；到下午太陽開始西斜，氣溫逐漸下降，相當於秋季；而夜間則相對比較寒冷，又是黑暗，就如同冬季。

在《黃帝內經》裡說，所有疾病的變化都有它一定的規律，就是天開始亮的時候，情況變得穩定；到中午，體力、精神比較旺盛一點，病情開始緩解；但是到了下午稍晚，病情又變得加重；到夜裡最嚴重。很多病患的情況也確實是如此。

我二十多年前在天津中醫藥大學第一附屬醫院的內科急症室工作，夜裡值班時，發現病房裡病人的變化，確實是按照這個規律。所以醫生最累的時候是在夜裡，因為天地陽氣下降，「人法天地」，病人自身陽氣減弱，陰氣增加的時候，他的病會變得更嚴重，所以急診室的醫生有時會比較急燥、容易疲勞，原因是他值夜班的作息違反了正常規律。

但「夫百病者，多以旦慧晝安，夕加夜甚」的原因是什麼？歧伯說：「四時之氣使然。」這是四時之氣造成的。

隨著陽氣的變化，陰氣病氣就開始衰減，「故旦慧」，白天天亮的時候就好一點了；「日

《黃帝內經》：「以一日分為四時，朝則為春，日中為夏，日入為秋，夜半為冬。朝則人氣始生，病氣衰。」

中人氣長，長則勝邪，故安」，陽氣隨著太陽升到日中的時候，能量最旺盛，所以人的陽氣也會旺，身體健康狀態也會改善。「夕則人氣始衰，邪氣始生，故加；夜半人氣入臟，邪氣獨居於身，故甚也。」午後太陽開始下降，氣溫降低，太陽對人體影響也逐漸減弱；到半夜的時候，太陽已落到地平線以下，人的陽氣越來越弱，而且屬於下降的趨勢，相對人的正氣得不到天陽的支持，所以晚上時病情就會加重。

生病和不生病，與天地的變化有密切關係

據我多年的研究，人之所以生病和不生病，與天地的變化是有密切相關的。正如本書前面所講的，所謂天地，這裡包括兩層意思，一是講太陽、地球、月球，就是太陽系的變化，造成我們身體太極的結構、節律，基本是固定的；再一種變化，就是地球在太陽系裡運轉的時候，它的周圍還有木、火、土、金、水五個關係密切的行星，對它產生重大的影響。

這是中醫最早五行的來源，是很重要的一個因素，而這五行所講的涵義，是五種不同氣場造成「氣」的變化和相互的互動，與太陽系中五顆行星有很大的關係。其中水星公轉的周期是88天，金星是224.7天，地球是365.25天，火星是687天，相當於2年。但還有兩顆很大的行星對人體影響非常大，一個是木星，一個是土星；木星的公轉周期是11.86年，將近12年，而土星公轉周期將近30年；12和30的最小公倍數是60，這就是中國六十干支甲子的來源。

運行六十年，一個週期又會回到原點，這樣五顆行星與地球的互動，再加上風、寒、

《黃帝內經．靈樞．順氣一日分為四時第四十四》：「夫百病之所始生者，必起於燥溼、寒暑、風雨、陰陽、喜怒、飲食、居處，氣合而有形，得臟而有名，余知其然也。」

暑、濕、燥、火，六種氣場的變化，就是中醫的「五運六氣理論」，其實它符合天文、地理跟人之間非常嚴謹的關係；是一種天文學對人體影響的變化。

人為什麼會生病，還有就是受父母遺傳的影響，及你自身所生存環境的影響。生在中國、非洲或美國，生長環境不一樣，即使是同樣的遺傳基因，它表達的方式就不一樣。綜合起來講，當人的陽氣開始衰弱的時候，就是四十、五十歲以後，人體的陽氣開始走下坡了，就要特別注意養生。而養生當中，一天的四時朝、午、夕、夜，也就是陽氣的升降變化，跟一年的春生、夏長、秋收、冬藏，都有相似的方向跟程度的變化。所謂「春夏養陽，秋冬養陰」即是順應陽氣，是法天則地的，春天是「發陳」，所以人們就更要小心，在情志調養的同時，再有就是相應飲食的調養。

春季養生的飲食藥膳調養

關於飲食的調養，清代的大醫學家張志聰在《素問集注》裡就說：「春夏之時，陽盛於外而虛於內；秋冬之時，陰盛於外，而虛於內。」所以「聖人春夏養陽，秋冬養陰，以從其根」而培養之。他認為的「從其根」是偏重養腎陽的意思，因為腎陽為一身陽氣之根本。春天、夏天人的陽氣充實於體表，相對的體內陽氣就顯得不足，故在飲食上要多吃一點培養腎陽的東西。

我認為所謂「春夏養陽，秋冬養陰，以從其根，故能與萬物浮沉於生長之門。」是說人

《黃帝內經》：「年過四十，腎氣自半，起居衰矣。」

體的陽氣升降盛衰，更要順從宇宙大的氣化盛衰升降變化。「人法天地」即人的陽氣與天地的陽氣相應，「法天則地」而產生相應的升降、盛衰的變化，這才是真正的「根」。

《黃帝內經》說：「肝苦急，急食甘以緩之。」關於這一點，被尊為藥王爺的唐代養生家孫思邈在《千金方》說：「春日宜省酸增甘，以養脾氣。」因為春天是肝旺，酸味入於肝，這時如果再吃多酸味的東西，就會使肝氣更旺。木旺會剋土，土是脾胃。所以，有胃病的人春天會發作加重。因為肝膽過旺，就會傷及脾胃；而脾胃的味道為「甘」，所謂能入脾胃的是甜的、甘的。所以孫思邈的意思是說，**在春季盡量要少吃酸味的東西，相對吃一些甜味的食品，就能補益人體的脾胃之氣，而抵禦太強的肝膽木旺之氣**。

四季對應的五臟、情志

四季	五臟	情志
春季	肝	怒
夏季	心	喜
長夏（夏秋之間又濕又熱的伏天）	脾	憂思
秋季	肺	悲傷
冬季	腎	恐驚

中醫認為脾胃是後天之本，氣血生化之源。如果肝過旺，就會影響脾胃的消化吸收功能，所以吃一點甘甜的東西，少吃一點酸的東西，來調整人體的平衡，也叫「以從其根」。

所謂「三分治，七分養」，在春季養生的時候，應當吃一些清淡的食物，少吃太油膩的東西。因為春天開始會出現「春睏」，所謂「春睏、秋乏、夏打盹」，吃得過於油膩，會造成脾氣運轉不足。春天本來肝就會旺，脾胃又弱，此時再吃大量油膩的食品，脾胃很難消化吸收。春天往往是脾胃病

《黃帝內經》：「夫百病者，多以旦慧晝安，夕加夜甚。」

發作期，有胃病的人，更應該要調肝、疏肝、健脾。

在中國北方，寒冷的冬天和春天剛開始的時候，蔬菜很少，就會出現維生素、微量元素和一些礦物質攝取不足的情況，所以在初春，人們經常發生舌炎、夜盲症、皮膚病、口腔炎等，都是因為少吃新鮮蔬菜所造成的，所以在春天應該多吃一點蔬菜，特別是綠葉菜、甘藍、十字花科的食物。

春季多風，風邪過多，會使皮膚乾燥，傷陰血，這時可適當的補充一點養陰的食物，但是不能過量；因為不少養陰的食品都是偏酸的，會使肝氣過亢而剋脾土。

春天是陽氣上升，體質偏陽氣過旺的人，及陰虛陽亢的人，一定要注意少補陽，因為過補的話，反而使人虛火上升，會出現便秘，眼乾、口乾等等的症狀。

春季宜吃甘甜食物：枸杞子、薏米、山藥、茯苓、胡桃肉

關於春季飲食的調養，所謂「食藥同源」，春天要少酸多甘，而且要補充一點腎氣，因為在肝陽萌動的時候，它需要以腎水做為滋養。所謂「滋水涵木」，水為腎，木為肝，適當的補腎陰，可以調節涵養腎陰，保養肝陰，使肝陽不致於過於亢盛。

●枸杞子

有一味很理想的藥又是食品，就是枸杞子。枸杞子被日本人稱之為養生的仙藥。枸杞子性平味甘，無毒，入肝腎經，有顯著的滋腎益精、養肝明目、健筋骨的作用，稱為可以補真

陰、真陽的抗老防衰妙品。

中醫古代文獻當中，有很多有關枸杞的記載，講「補精氣，助不足，令人長壽，久服兼精神不老」的記載。凡是因為肝腎不足，所造成腰膝痠軟，兩腿無力、耳鳴耳聾、頭暈目眩、視物昏花、口乾、老齡糖尿病、陽痿的人，都可以經常服用。據現代科學研究，它有輕度抗動脈硬化、降低血糖的作用，而且還有可以抑制脂肪在肝細胞內沉積，防止脂肪肝的作用；它還有一種成分可以降低血壓。據北京最新的研究，枸杞還有一定的壯陽作用，老年人在服用一種特製的枸杞子合劑的時候，性功能有所改善的比例達到百分之三十五。古時候有句諺語，「離家千里勿食枸杞」，說明枸杞確實是有特殊的壯陽作用，而且能夠防止衰老，增加免疫系統的協調性。

● 薏米

薏米也是春季飲食的聖品。薏米是一種亦藥亦米，食藥兩用的中藥，其味甘淡，性味涼，入脾肺腎經，具有健脾、補胃、清熱、利濕的四大功效。薏米可以熬粥，也可以入中藥，是難得的抗癌藥物、美容食品。據研究，薏仁還有可殺傷癌細胞，阻止其生長的成份；北京已故的名醫易偉忠教授說過，薏仁可以治療尋常疣，而且薏米可以美容。

● 山藥

春天還可多食山藥。山藥又稱為淮山藥，山藥性平，味甘，歸肺脾腎經，故有健脾益肺和補腎之功用。據《本草經》上說，久服能輕身駐顏。因為山藥是性平力緩，又可入菜，當為補養的食療。中國古代醫籍大量實踐證實，長期食用山藥，有增進食慾，改善人體的消化系統的吸收功能，增強體質，延年益壽。

● 茯苓

茯苓，在北京大家都知道茯苓糕，乾隆皇帝和慈禧太后經常用茯苓來養生，因為茯苓是《本草經》特別講到可以養生益壽的中藥。茯苓以雲南所產的質量最佳，又稱為雲苓，是正宗地道藥材，其味甘淡，甘可助脾胃，所以是春季食療聖品。茯苓性平歸心脾肺經，很多養生學家，就把它製成茯苓糕、茯苓餅、茯苓酒；老人服用耳聰目明，腰腿有力，身輕體健，益壽延年。

● 胡桃肉

再有一個是胡桃肉，又稱核桃仁，是古老的一味藥食兩用的食品。《神農本草經》記載，胡桃肉食之能令人肥健，它是性溫，味甘，入腎肺經，又補腎固精，溫肺定咳之功。

養生家有一個食胡桃法，開始是每天服一顆，然後每五天加服一顆，至二十顆止，周而復始。因為一開始食多會滋膩，不舒服。長服能令人皮膚細膩光滑，鬚髮黑澤，血脈通潤。胡桃肉適合肺腎虧虛或肝腎不足的人，還有對抗老人癡呆的作用，因為胡桃的外形非常像人的大腦。

●肉蓯蓉

最後介紹的是肉蓯（ㄘㄨㄥ）蓉，又稱為列當、大雲，它性溫、味甘、酸、鹹，入腎及大腸經。肉蓯蓉本身既能補陰，又能助陽，在《神農本草經》裡就記載它是補中養五臟、強陰、益精氣，久服輕身。據現在研究，肉蓯蓉可以治老年性便秘，同時能夠能補腎壯陽，增強性機能，抗衰老，在春季服用有非常好的效果。

上述講的亦食亦藥的幾樣東西，一年四季都可以用，但春天是偏甘、甜，所以對養肝效果更好。

我們討論「四季十二時辰法天則地養生」是從春季開始，在這一篇裡，大概討論了人體內環境的重要性，從如何改變內環境做為重點的角度，強調如何向我們內環境的根本來源——天地要健康，向黃金分割要長壽。

在天地自然規律，法天則地之下，創立一個最好的、能夠改變你能量場的內環境，使你的任督脈環與太陽、地球形成的太極場，隨時產生共振扶正。再根據春夏秋冬的季節，偏重於春天養卯時，夏天養午時，秋天養酉時，冬天養子時；每天根據十二時辰相對應的氣旺經絡穴位，找到它相應的黃金分割點，進行適當的按摩；但是相應以原穴為主。在這個基礎上，春天注重井穴、絡穴，夏天偏重於滎穴、俞穴，秋天偏重於經穴、郄穴，冬天偏重於合穴、募穴。

通過法天則地，太極黃金分割共振扶正的方法，結合四季十二時辰的特點，進行相應穴位的按摩，再加上飲食起居的調理，我們自然就會達到盡其天年、長生久視的美好願望。

「五臟有疾，取之十二原。」原穴不論是在陰經還是陽經，對於經絡的調整都有非常重要的作用，我獨創的新意，就是加上了天人相應太極黃金分割共振扶正，在氣旺經絡不同相應的時間應用原穴，這就是相應的時跟空。空間就是對準了太陽、地球形成的場，跟人體的場產生共振，再加上相應的氣旺經絡時間；這是其他的書裡沒有講過的，就是天地和人時空的結合，更有效激活人體內在的、潛在的自我修復系統，產生強力的再調整作用，能夠有效地改變你失調的內環境。

夏季篇

夏三月，此為蕃秀。天地氣交，萬物華實，夜臥早起， 無厭於日， 使志無怒，使華英成秀，使氣得泄，若所愛在外，此夏氣之應，養長之道也。逆之則傷心，秋為痎瘧，奉收者少，冬至重病。

《黃帝內經・素問・四氣調神大論》

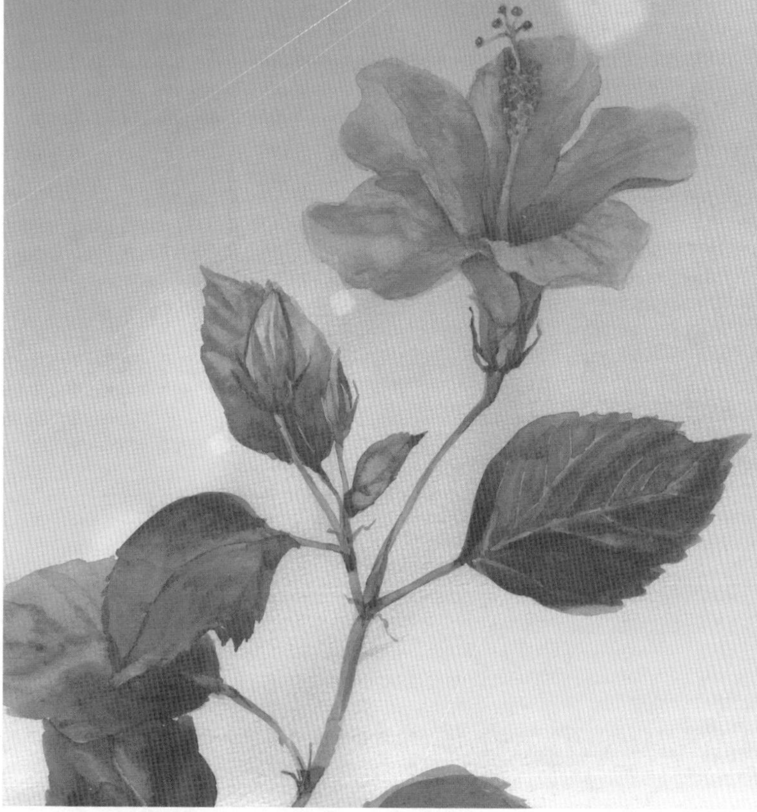

第八章 「夏長」概說

在前面的章節中，講述了《黃帝內經》四季養生的重要原則，因為太重要，我還要再重覆，使讀者印象深刻。《黃帝內經》強調一年四季又稱四時，人體陽氣變化的原則是「春生、夏長、秋收、冬藏」。

古人講：「人生一世，草木一秋。」是說春夏秋冬的陽氣變化是不一樣，而人相應也有「生長壯老已」的生命變化過程。

老子講「人法天地」，《黃帝內經》則強調養生要按照四時天地陽氣「春生、夏長、秋收、冬藏」的準則與規律來「人法天地」，也就是要「春夏養陽，秋冬養陰」。

在夏季篇裡，我們就要說明如何結合天地黃金分割共振扶正的機理，來實行「夏三月養長之道」的各種方法。

《黃帝內經・素問・四氣調神大論》：「夫四時陰陽者，萬物之根本也，所以聖人春夏養陽，秋冬養陰，以從其根，故與萬物浮沉於生長之門。」

人體健康與五運六氣的關係

唐詩中有一段名句：「年年歲歲花相似，歲歲年年人不同。」其實不但是歲歲年年人不同，而且由於五運六氣的不同，每年的相應季節特點也不一樣。

例如，二〇〇九年的夏天，跟二〇〇八年的夏天就不一樣；二〇〇八是戊子年，特點是早春非常的冷，夏季非常熱，到八月北京奧運會的時候更是濕熱，這就是戊子年的天氣特點；因為戊子年主要受火星的影響。而二〇〇九年是己丑年、牛年，是受土星的影響，所以上半年比較濕，下半年偏寒；其特點是，上半年容易忽冷忽熱。根據中國文化及中醫準則，陽為太過，陰為不足，己丑年為土運不足。

幾千年前形成的中醫五運六氣理論，直到現在還是可以很清楚地描述，每年當中不同季節的相應變化。只要記住氣候是以六十年為周期，六十年一甲子，然後又回到原點，重新開始。大家應該還記得二〇〇三年的「SARS」，二〇〇三是癸未年，根據五運六氣理論，未年和丑年都是屬於太陰濕土司天，太陽寒水在泉，全年的氣候特點跟二〇〇九年很相似，就是上半年偏濕，炎熱，下半年則偏寒。

由於人生活在地球上，不僅只是受太陽、地球的影響，太陽系裡除了地球以外，還有對地球影響很大的木星、土星、水星、火星、金星，這五顆行星由於運轉的速度不一樣，在六十年當中就會形成一個特定的周期，就是我們中國人最早發現的干支六十甲子周期。

每一年天干不同，就是甲、乙、丙、丁、戊、己、庚、辛、壬、癸；奇數為陽，偶數為陰；即甲、丙、戊、庚、壬為陽；乙、丁、己、辛、癸為陰；一陰一陽，就變成陽五組，陰五組；這就是「五運」。

而「六氣」則是指陰、陽各分為三，即厥陰、少陰、太陰為三陰；少陽、陽明、太陽，則為三陽。三陰三陽即形成了「六氣」。

善用中醫五運六氣理論：養生及治病都大有益處

《黃帝內經》特別強調了天人相應，也說生活在地球上的人類，並不是孤立的，而是與天地人息息相關。

中醫不像西醫理論，哪裡痛就治那裡，比如，頭痛、牙痛，西醫認為可能是哪裡發炎，就設法在局部消炎。而中醫認為局部往往與整體相聯，則會以整體來進行分析；像肝開竅於目，眼睛發炎可能就與肝經有關；而頭痛可能跟全身的經絡有關——頭頂痛與肝經有關、後頭痛與膀胱經有關、兩側太陽穴附近的偏頭痛與膽經有關、前額頭痛與胃經有關。中醫不但把一個人做為整體來進行分析，同時認為人體是一個小宇宙，天地是一個大宇宙，中醫是將大、小宇宙做進行對比分析，來通盤考慮療法。

我發現的太極黃金分割共振扶正的養生法，既跟《黃帝內經》有關係，同時又有一些前人從來沒講過的內容。《黃帝內經》雖然講到天人相應，但它是以「地心說」做為基礎，而這套理論則是在「日心說」的基礎上，與《黃帝內經》相結合；這本書還包括了對老子《道德經》中「道」的理解，及太極黃金分割法理分析。

我的研究發現，太陽系行星的運動，確實是影響了地球的氣候變化，按六十年甲子的周期，在有條不紊、規律有序的變化中，氣候變化不但影響地球上植物生長，而且直接影響每一個人的健康。因此要正確地養生保健，除了要從微觀上，個體上了解自己的身體狀況以外，還要從宏觀上，從天人相應的角度把握當年的天氣與季節，與五運六氣的走勢，寒熱燥

《黃帝內經》：「人以天地之氣生，四時之法成。人生於地，懸命於天，天地合氣，命之曰人。」

濕的情況，才能有的放矢，對症下藥。

二十多年前，我發現了天地太極的理論，以此為指導，之後治療了一些很特殊的病患，都很有效果。但有些病還是效果欠佳，就推動我不斷地研究，直到近年來，應用我所研究出的太極黃金分割理論的原則與方法，並不斷地進行臨床驗證與修正，漸漸自覺進入柳暗花明又一村的境界。

黃金分割共振治神經炎、類風濕關節炎的實證

有一個病人有很嚴重的神經炎，就是腰部以下到腿非常不舒服。這個病人腿疼到沒法走路，當時她是坐輪椅來找我的，她形容好像有一萬隻針刺在腿上的感覺，又痛、又麻、又脹，像有東西在燒灼。她用過各種西藥，怎麼治都不好，且用西藥過量，會出現嚴重的副作用，這副作用使她有時甚至想自殺，因此她不敢服用過多的西藥。

剛開始我用太極理論針灸，但效果不太好，後來我就把黃金分割共振的辦法加進去，讓太極黃金分割結構通過天人相應共振；兩天以後她再回來複診，跟我說上次針灸後，她的疼痛大大減輕，疼痛指數就從原本的8～10降到了5。

我就用同樣的辦法再給她治，又經過幾次診療，疼痛指數降到了2；最後有一條腿的疼痛指數已經降到0，一點都不痛了！

我很興奮的問：「您眞的一點都不疼啦？」她說：「是。」她先生也非常高興，直說太

奇妙了，她腿疼了這麼多年，從來沒有一點都不疼過。但她另一條腿的疼痛指數降到2～4之後，就停留在這個狀態，沒有顯著變化，畢竟她這個病已經好幾年了。雖然如此，她還是很快樂，疼痛減除了一大半。看著她快樂的樣子，我也非常高興。

從我給她扎針灸後的良好療效倒果為因來分析，太極黃金分割針灸療法有可能把她身體極深層次的自我修復系統激活了。傳統中醫的扶正（包括中藥與針灸）是講層次的，用傳統的扶正方法，對於一些西醫治不了的疾病，或很難治的慢性病，有時會有很好的效果；但對過於嚴重和複雜病症，就會很難突破瓶頸。而使用太極黃金分割共振扶正法指導針灸，由於借助天地場共振的力量，療效就會大大的加強。在我的大量臨床中發現，這種方法確實能夠把很多病患的極深層次自我修復系統啓動，從而取得優於常規方法的良好效果。

我們每個人都有自我修復系統，比如，我們的手被割破流血了，但過了一會兒，血就會止住，雖然有一個傷口，但過幾天就會又長好了，甚至外表完全看不出一點痕跡，這就是人體淺層的自我修復系統。同樣的，人體也有深層的自我修復系統。

上述腿疼的例子，也許有人會說，是不是偶然而中啊？我們做為一個嚴謹的學者、醫者，有時也要考慮這個問題。我可以說，我治療某個疑難病患者的某種特定方法如何、如何有特效，但問題是，雖然我能用某種方法治好某一個病人，但是我能用同一種方法治好更多病人嗎？這個方法我能重覆使用且一樣有效嗎？在這個前題下，我反覆思考，同時把這個理論進一步完善、修正，再去治別的病人，比如類風濕關節炎等等。在臨床實踐中不斷調整驗證，後來我發現這套理論與辨法，對類風濕關節炎也很有效。

我有一個越南裔病人，她有嚴重的類風濕。類風濕關節炎就是早晨醒來，手指、腳趾都非常僵硬、疼痛，難以屈伸，現代醫學稱之爲「晨僵」。類風濕的晨僵大概會持續半小時到一個小時以上，就是手、足關節很難打開，非常難受。而且隨著時間的延長，手的關節就會變形。

這個病人是美容理髮師，手關節的腫脹疼痛，不僅令她難受痛苦，也嚴重影響她的工作。她曾在史丹佛醫院住院治療三個月，但並無明顯療效，令她相當失望。

我用太極黃金分割共振扶正法給她治療，治了大概兩個月之後；她高興的告訴我，手指晨僵已經從原來的一個半小時降到了只有十分鐘，疼痛也大大減輕。

類風濕是跟免疫系統失調有關係，從醫學的統計來說，這個疾病實在是太難治了。這並不是單純的關節炎，所以它叫做「類」風濕關節炎。一般的退化性及骨關節炎也會有晨僵的現象，但不會超過五到十分鐘。我用太極黃金分割共振扶正法和小腦新區等，又治了很多其他的類風濕病人，治療效果都很好。

太極黃金分割共振扶正的機理與「善假於物」的關係

前述兩個極難醫治的成功病例，一為神經炎，二為類風濕關節炎，之所以取效，是因為巧妙地善假於物，通過天人相應太極黃金分割共振扶正從而取效。

在我多年大量的臨床研究中，還有許多成功的疑難疾病案例。我發現通過相應程序，使患者能產生太極天人合一共振扶正的時候，就能夠激發患者極深層次的自我修復系統，從而明顯地改善了患者體內失調的內環境，使其逐漸康復。嚴重的「已病」，尚且能治，何況調理症狀較輕的或處於亞健康的「未病」，所謂舉重若輕，我們也可以順理成章的把這套辦法引申到大眾養生保健上去。

有關法天則地太極黃金分割共振扶正的機理，在「總論」及「春季篇」中已有所論述，大家不妨翻回去看一下。中醫理論體系實際上是博大精深、源遠流長的中國文化的組成部分。它與古代先賢的各種哲學思想體系，諸如易經、老子、莊子、孔子、荀子等密切相關。荀子是我非常推崇的一位哲學大家，他在《勸學篇》說過：「吾嘗終日而思矣，不如須臾之所學也；吾嘗跂而望矣，不如登高之博見也。登高而招，臂非加長也，而見者遠；順風而呼，聲非加疾也，而聞者彰。假輿馬者，非利足也，而致千里。假舟楫者，非能水也，而絕江河。君子生非異也，善假於物也。」

荀子用了很多的比方，突顯他極為重要的人生哲學觀點，即是「君子生非異也，善假於物也」。人類的歷史就是「善假於物」的歷史，人類用火來禦寒及煮食，種棉花來織布縫衣以蔽體等等，製造工具來種田蓋房子。中醫其實也是一個「善假於物」的醫學，古代醫生利用砭石及金屬的針具乃至用各種草藥來為患者治病，都是「善假於物」的思路與過程。現代養生也是用各種不同的方法，教導人們「善假於物」，來調節人體失調的氣血、陰陽，其目的也是設法扶助調整人體失調的正氣。

但是，至今為止，還沒有任何一本書籍提到用「法天則地太極黃金分割共振扶正」來「善假於物」。本書則是討論如何巧妙利用這一套方法，來指導養生，借「天地人能場」良性共振之力來「善假於物」，用以扶助我們體內深層的自我修復系統。

●什麼是良性共振？

說到「太極黃金分割共振」、「天地人能場」良性共振，實際涉及到一個問題，就是「共振」。有一個故事，當初拿破崙打了勝仗，凱旋回到了法國的一個城市，就命令士兵正步走過一座橋，結果，士兵走到橋中央時，這座橋就突然塌了。後來科學家研究這橋為什麼不堅固，經過鑒定發現，不是橋不堅固，而是士兵們齊步走時的步伐跟橋樑產生的共振，把橋就震塌了。之後就有一個規定，大部隊過橋的時候一定要便步走，不能正步走。這就是共振的威力。同樣，一個小的音叉在另一個相似音叉旁邊的時候，當令其中一個音叉震動，另一個音叉就會同樣產生振動，這就是共振。

我為什麼講「共振」的道理呢？在總論中講到過，我們身體的各種結構及節律，都與天地、太陽、地球、月球等密切相關。在幾十億年當中，在太陽、地球、月球的相互運動之中，形成了一個巨大的天地太極能場，以及黃金分割的能量場，這樣的場打（投射）在我們身上以後，就形成了太極印記和黃金分割印記。

說到共振，比如地球為什麼那麼適合人類的生存呢？因為在南極大氣層的頂上，有一個大的臭氧層，就是在整個地球上的臭氧層，產生共振的時候，紫外線當中有害的氣體頻率和射線，都通過共振被臭氧層吸收了，然後陽光照射進來產生的熱量再往外散的時候，又被大氣層當中的二氧化碳擋住再產生共振，就又被吸收了；所以就像蓋了一件溫暖的棉被，地球就很溫暖，這就是所謂的「良性共振」。

同樣人之所以會生病，其根本原因，根據我研究的結果，是人體的生命能量流——氣化運動的共振頻率與天地能場的固有頻率有所偏離。為什麼小孩不容易生病，因為正如中醫所說，小孩為稚陽之體，沒有七情的干擾，像一部新的汽車，或像剛剛點着的火爐，他身體內的各種生命運動頻率，會隨時跟天地的大太極能場的頻率產生相諧共振，這樣就產生一個同步的固有頻率，它是良性的同步共振。可是一旦出現了其他問題，比如長期的情緒過於緊張，或者是過於勞累、悲傷、憤怒、恐懼，隨著年齡的增長，人體的陽氣開始衰滅，再加上諸多精神壓力等各種原因，它的相應振動頻率就開始脫離了正常的區間，跟天地不同步了。所以就會出現問題，人體內環境就出現了障礙，於是就出現亞健康乃至病態。

●利用太極共振治失眠

太極黃金分割共振扶正法還可應用在失眠，比如，上了年紀的中老年朋友，有時半夜醒了，或想睡覺卻睡不著、很煩，有什麼好辦法呢？

具體方法是，閉上眼睛，然後想像著你的眼睛看著太陽，從東邊升起來，就是用你的眼球試著畫一個太極曲線；想像一隻小蜜蜂從你左側的眼睛外邊，飛到左眼的正中上方，再向右下滑到兩眼之間的鼻樑，然後飛到右眼正中下方，再向右向上，到右眼外眼角，向上到右眼球正上方，再向鼻樑方向，之後滑向左眼下方，再上升滑向左眼外側，這樣完成了一個橫著的阿拉伯數字8的圖形。這個∞字，就是太極的曲線。你的眼球跟著它轉，但不要轉得太快，否則會頭暈，慢慢地轉動就好，可能不到十分鐘，就已經睡著了！

另一個方法是，在你的手腕上找相應經絡的黃金分割點，就是心經的原穴神門，取穴在手腕內側腕橫紋與手腕交接處，可以在這個地方按壓，順時針按六十下，逆時針再按六十下，會感覺很瘦。但可能還沒按完，你已經酣然入睡了！

人的臉部，從髮際到眉毛假如是1，眉毛到鼻中隔是1，鼻中隔到下巴又是1，這就是相書上所說的上庭、中庭、下庭，各佔臉部的⅓；兩眼中心，如果從頭頂至下巴的距離計算，這地方大約是⅓，而從下巴到頭頂的下⅓，就相當於人中穴，都是在黃金分割點上。
本書所講黃金分割比例就是一個特殊比例，是天文、地理的而不是純數學的推導，如前所述，根據我的研究，人體黃金分割比例的範圍是0.6～0.7，這是黃金分割概念的一個引申。

第九章 夏季十二時辰養長法 1

中醫有子午流注的學說，就是很多疾病都會在特定的時間發作或衰滅。而按照子午流注的規律，在特定的時間選穴、治療，會有特殊的效果。在大量的臨床實驗中，我也發現許多疾病確實會在特定時間發作或衰滅，與天地太極黃金分割的能場變化息息相關。如果能抓住這一個時間點，按摩相應穴位，往往會有事半功倍的效果。

那麼該如何根據自身健康狀況選擇最佳保健時機，在前面已經講過法天則地太極黃金分割共振的機理，接下來，就會按照夏季的養生規律，按十二時辰的順序，每段時間推薦幾個與黃金分割有關的重點穴位，如果你能按照相應的時間，選擇相應的能場，堅持按摩這些穴位，就能對一些日常疾病，起到很好的預防和治療作用。

前面說過，人體的黃金分割結構不僅是數學的推導結果，也是來源於黃赤交角變化所形成的黃金分割點與區間，這個天地黃金分割能量信息能場，投影在地球上，就形成了我們身體上各種各樣的黃金分割比例結構。

比如，DNA結構是雙股螺旋，像一個扭轉的S形梯子，它有微形結構的寬度和長度。現在科學家研究，寬是21，長是34，奈米級的，非常、非常小，但這個比例21÷34＝0.6176，正好落在黃金分割的區間。又比如，我身高是185公分，從腳底到我的肚臍距離是115公分，以整體來計算，黃金分割點肚臍所處的位置是在0.6上，不是0.618，所以它是有一個0.6～0.7區間的。

這天地的太極黃金分割場的印記會打在我們的身體結構上，同時也會打在微觀結構DNA上。我們的身體健康，乃至判斷美醜的密碼鑰匙，其實就是這個比例或生命頻率數碼。而黃金分割比例或生命頻率數碼，同樣會影響經絡體系和穴位分布位置，所以在經絡上可以找到許多相應的黃金分割點；往往這個黃金分割點恰好也是非常重要的穴位，比如，內關穴、人中穴、勞宮穴、足三里穴、太溪穴等等。

以這個觀點來看中醫的臟腑經絡理論，就會發現除了古今中醫書籍上，所論述的各種傳統理論與規律之外，還存在著許多奇妙的，與天人相應太極黃金分割比例能場息息相關的規律。

中國文化與中醫計算一天時間的起始，有兩種不同的算法，一為從子時，即半夜23點到1點鐘，為一天的開始；或者嚴格的說，是從子正，即半夜或凌晨24點起算，這與現行世界通用的時間計算方法是一樣的。

再一種算法是從寅時（凌晨3點到5點）氣旺肺經開始，我們在講春季養生時，就是用這種算法，所以下面講夏、秋、冬季養生，也會沿用這個算法。因為根據傳統中醫理論，是從肺經開始起算，到肝經結尾，又通達肺經，周而復始，如環無端。而臨床觀察，肺經氣旺寅時，肝經氣旺丑時。循行一天十二時辰，周而復始，與天地同步。

治肺癌、B型肝炎的實證

先講一個眞實的故事。我有一個病人是非常成功的高科技行業的大老闆，事業、財富、家庭都有了，但是健康卻沒有了！他來我這看病，還有一個有趣的緣起。

首先是他太太來看病，我看她的神態很驚慌，又很鬱悶、疲憊，愁眉不展。她說她的腿非常軟（無力），很不舒服。那時是二〇〇九年一月中，按中國曆法還是處在二〇〇八年戊子年年尾，這一年由於戊年天干戊火運太過，地支子爲少陰君火司天，陽明燥金在泉，上半年非常熱，冬天偏於乾燥與忽冷忽熱。我根據她出生的時間（一九五三年三月）分析，由於她心陽不足，脾土虛弱，加上戊子年的氣候影響，可以推斷她的脾胃很差，食欲不振，食後腹脹，經絡也不通暢、胸悶、睡眠不佳、情緒鬱悶、腰痠腿軟等等。她很驚訝我怎麼知道這麼準，又說她有嚴重的憂鬱症。其實我是用中醫五運六氣理論分析出來的。

中醫《傷寒論》上說：「觀其脈症知犯何逆，隨症治之。」

我就給她針灸，並解釋五運六氣和法天則地針灸的機理。給她治了兩、三次，情況有了明顯的改善。後來她問我，她先生身體一向健康，卻突然發現有肺癌，有什麼辦法嗎？

我問她，「先生的肺癌是何時發現的，有什麼症狀，有沒有咳嗽，痰裡有沒有帶血？」

她說沒有特別的症狀，大概從二〇〇八年六月左右開始乾咳，到了八月，咳嗽就加重，尤其是在早上三點到五點；看西醫吃藥都沒能治好，但也還能工作。到了二〇〇九年一月，這位太太突然地吐了兩口鮮血，趕緊去醫院做各種檢查，最後診斷結果，並沒有發現問題，但解釋不了爲什麼她會突然吐兩口鮮血。這位太太就對她先生說，「既然都來了，你去查查你的咳嗽是怎麼回事。」

結果竟檢查出她先生是右肺肺癌，腫瘤已經六公分大，並已轉移到胸骨上，是第四期肺癌了。如果不是因爲他太太吐血去醫院，他就會繼續延誤病情了。

我開始給他用「法天則地、太極黃金分割共振扶正」的機理來治病，從二〇〇九年初到二〇一一年初已有兩年，夜晚他可以睡得很好，早上三點到五點也不會再咳嗽了！而且他還在上班，有時候還能出國旅行。

人體氣化循行的規律

這個故事該怎麼解釋，為什麼先生的肺癌會讓太太吐血？這實際上是一個能量、能場交換與感應的現象，雖然現代科學無法解釋，但它是存在的。舉一個很簡單的例子，二十世紀最偉大的科學家愛因斯坦。他發現了「廣義相對論」、「狹義相對論」，改變了世界，但是他有一個很大的遺憾，在他臨死的前一個小時，他還在運算、研究，希望把四種力統一起來，做為統一的場論。四種力就是強核力、弱核力、電磁力、萬有引力。

近來科學家又發現有第五種力，有人講是「念力」，或者一種能量的交換。又有人講第五種力是「撓場」；有科學家試圖用撓場的理論解釋，蘇俄科學家已經反覆驗證了撓場的存在，但還是很多人並不知道撓場的存在。撓場的感應，傳導速度是光的10的9次方倍。

而這就非常像中醫針灸裡說的「氣」，針刺過程裡會產生的能量效應。《黃帝內經》用大量的篇幅討論這個問題，認為人體「氣」和「氣化」有許多特殊的規律，而它運行的軌道即是經絡，人體氣化循行有一定的規律。就是在十二時辰當中，相應運行於十二條不同經絡，並在某一時辰氣旺某一條特定經絡。比如，上午11點到下午13點，氣旺心經；早上3點到5點是氣旺肺經。

上述那個病人，因為肺出現了問題，所以在3點到5點，就會不斷地咳嗽，而且吃藥無效。經過治療，能量氣場逐漸趨於正常的時候，他也就不再咳嗽了！

但是這位大老闆，他平常極少生病，為什麼會突然得了四期肺癌呢？

這可以從五運六氣理論解釋。他生於一九四七年十月，是丁亥年，丁為木運不足，亥年則為厥陰風木司天，少陽相火在泉；十月為五之氣，主氣為陽明燥金，客氣為太陰濕土，一九四七年雖然木運不足，但全年厥陰風木司天，整體木氣旺侮金，金為肺氣。下半年少陽相火在泉，又剋金，所以他天生肺氣較弱。

到了二〇〇八年是戊子年，戊年為火運太過，地支子為少陰君火司天；六月則主氣為少陽相火，客氣為少陰君火司天，主氣、客氣加年運都是火剋肺金，使其相對本來較弱的肺氣就被火剋而垮下來。所以他是二〇〇八年六月因勞累而開始劇咳，肺正氣不支而生肺癌。在經我治療的兩年中，他的情況一直很好，不咳，能睡，保持體重，還可以上班。

類似的例子還有很多，他們從如此艱難的病情折磨當中，到現在還健在，就說明這套理論的客觀性和它的有效性。就像荀子說的：「君子生非異也，善假於物也。」而我們賴以生存的地球是圍繞著太陽自轉和公轉的，同時木、火、土、金、水這五顆行星，也無時無刻的在影響我們。

蘇東坡在《前赤壁賦》裡說：「天地之間，物各有主，苟非吾之所有，雖一毫而莫取。惟江上之清風，與山間之明月，耳得之而為聲，目遇之而成色，取之無禁，用之不竭，是造物者之無盡藏也，而吾與子所共適。」

這個太極黃金分割能場就好比「江上之清風，山間之明月」，是上天宇宙賜予給我們的無窮無盡，隨手可得的寶藏，比之清風、明月更加寶貴，更加不可思議，那就是太陽、地球、月球和五顆行星形成的太極黃金分割氣化能場。

B型肝炎一定要吃西藥嗎？

我有一個病人是B型肝炎，時常疲勞、食欲不振，他的DNA病毒指數已經到了八百萬，過了一億或一億五千萬就是肝癌了。他去急診，但醫生只說是B型肝炎，但不知道怎麼給他用藥，因爲西醫認爲B型肝炎可以預防，但是一旦得了病，就只能維持在那個狀態。

我用太極黃金分割理論指導針灸，結果只經過三次治療，他的病毒指數就降到只剩十五萬。

我還有一個很成功的病例，患者是我多年的好朋友，他每年體檢的時候，DNA病毒指數都低於一千。但二〇〇九年體檢時，竟發現他的B肝病毒DNA到了一百萬了，正常應該是幾百以下。當時醫生告訴他，得吃一種藥，這種藥可以把病毒減低，但每一片藥要三十多塊美金，而且每天要吃一片。雖然保險公司會負擔部分藥費，但他自己還是要負擔超過一萬塊美金，加上他不喜歡西藥，怕有副作用；便來找我治病。

我就用太極黃金分割法幫他針灸，治了三個月以後，他明顯感覺好起來了！他說以前渾身癢，半夜一點到三點睡不著，因爲這時是肝經的時間。後來他再去醫院檢查，病毒指數已經降到一千以下。降了一千倍啊！那位西醫說他應該接著吃藥。

他說：「我沒有吃藥，我是去扎針灸。」

西醫說：「扎針灸怎麼能減低DNA病毒指數？我從來沒聽說過。不過既然扎針灸有效，你又喜歡，就接著扎吧！」

現在美國越來越多的西醫，或主流醫學，已經開始認同中醫。為什麼？因為有效！西醫和一般傳統針灸，對乙型肝炎治療效果並不明顯；但我使用這套借天地之力的太極黃金分割共振方法，能有效降低很多B型肝炎患者的DNA病毒指數。

夏季寅時養肺經

（穴位圖參考p162）

寅時是肺經氣旺，在正常情況下，凌晨3點到5點，大家都在熟睡。如果你已經熟睡，就不要起來做保健運動，因為熟睡是極為重要的重新充電過程。但如果你半夜醒了，睡不著了，該怎麼辦？我們就找原始的根源，找太陽、地球、月球要健康，找太極黃金分割能場要長壽。

肺經的循行是起於中焦，下絡大腸，還循胃口，上膈屬肺，從肺系出腋下，沿肩臂直通手大指。但是在針灸模型上看，按井滎輸經合的順序，肺經是從手大指起，沿手臂一直到腋下。其中手大指到腕關節部是第一份，第二份到肘關節部，第三份到肩關節及腋下部。這三份的1/3在哪兒？第一份就在腕關節手大指內側的**太淵穴，是肺經的原穴，而同時又是肺經的黃金分割點，是人體的八會穴的脈會**。

肺主氣，司呼吸、藏魄，這個時間肺不能藏魄，功能出障礙，你可能在這個時間會醒而無法入睡。如果你睡不著了，就起來做保健運動，雖然晚上看不到太陽，但還是可以找到當時太陽的位置。

試著記錄，白天下午15～17點時，太陽的方位，在與其相反的位置，就是清晨3～5點的太陽方位。早上3～5點跟下午的15～17點，太陽位置是在一條直線的兩端上，是一百八十度對著的。

又比如，中午的太陽在正南，半夜的太陽就會在正北；就像一個鐘一樣，它一定是「周行而不殆」的；也一定會按照規矩走，二十四小時轉三百六十度，一小時是十五度。所以大致可以找到太陽方位。或像春季篇提到的，可以用手來找，當你轉到某個方向時，會覺得手心非常麻，那就是太陽所在的位置。

寅時，早上3～5點，你應該**背對**著太陽，這是第一步；當人體的任督脈環平面與太陽、地球中心連線所處的平面重合時，就會產生天地人太極能場共振；第二步，按壓肺經上的黃金分割點；比如，按壓肺經的原穴太淵穴，有益氣寧神、止嗽平喘的作用，而且還可以治療頭風、臉腫、牙疼、頭疼。

第二個黃金分割點在手掌上，就是從手臂的腕橫紋到大指的指尖上，在大約0.6或0.7的地方，就是在第一掌骨的中心赤白肉際處，這是肺經的滎穴魚際。如果你有時乾咳、或覺得嘴乾燥，可揉一揉它。按壓魚際穴會覺得比較痠，但要忍一下，至少要揉五十下，就會突然覺得很舒服了！

原則上每條經絡設計，都可以找出三個基本的黃金分割點。第三個黃金分割點則是位於肘關節的尺澤穴，它在手臂從手指到肩關節的2/3處，也在黃金分割區域0.6～0.7的區間。尺澤穴處在胳膊肘的橈側，按這兒會很痠。尺澤穴可以治咳嗽、氣喘、咳血、潮熱、胸部脹滿、咽喉腫痛、小兒驚風、吐瀉、肘臂攣痛。如果你感覺很累，或早上起床還是覺得很睏，就可以捏揉尺澤穴，一會兒精神就來了。因為肺主氣，全身的氣化是由肺來推動的。

養生提示

肺經穴位：太淵穴、魚際穴、尺澤穴。
按摩時間：寅時，淩晨3～5點之間。
動作要領：背對太陽方位，按揉各穴以得氣（痠、痲、脹、涼或癢感等）為度。
主治：失眠、口乾舌燥、咳嗽、睏倦等。

夏季卯時養大腸經

（穴位圖參考p162）

早晨5點到7點是卯時，氣旺大腸經。所以大腸經絡有問題的人，會有五更瀉，即早上天剛亮，就忍不住去上廁所，而且會腹瀉。因為經絡之氣走到這兒了，大腸經絡氣旺，而且病人腎氣虛虧。《黃帝內經》上說「腎司二便」，腎氣推不動，陽氣不足、或不夠暖，卯時就容易腹瀉。

大腸經從食指末端起來，沿著食指內側向上，沿前臂前方，過肘上肩，至頸部，從頸部缺盆處，進入體內，通過肺臟橫膈膜連接大腸；另一支從缺盆處上行過頸部，過臉頰連絡下齒齦，圍繞上唇向外交叉於人中；左脈向右，右脈向左，到達鼻孔兩側的迎香穴，最後與胃經相連。所以牙疼，中醫會在你手上扎合谷穴。西醫不理解中醫經絡的道理，一般認為針灸治病，應當是哪裡痛扎那裡。

二十多年前，我開始在美國開始看病時，給美國人治頭痛、牙痛，他們很疑惑為什麼牙疼卻扎手，問我：「你是不是英文不好啊？我是這兒（指牙的地方）疼，不是這兒（指手的地方）疼。」

我回答說：「不是我英文不好，而是經絡循行規律使然。」然後我拿針灸小人模型給他們看經絡循行路線，他們才明白了！

針灸的道理，不是哪兒疼扎那兒，而是遠端取穴——頭疼醫腳，腳疼醫頭。因為人是一個整體，頭疼醫腳，腳疼醫頭，往往能取得奇效。

如果大腸經失調，一早起來就瀉肚子怎麼辦？可以按壓大腸經的黃金分割點曲池穴，從上肢大腸經循行路線上找，如前所述，若手臂從食指端至肩膀分為三份，當你舉起手時，肘部為下1/3，曲池穴就位於肘部肺經尺澤穴旁。

還有一個很重要的穴，就是手虎口的合谷穴，可以治很多病。比如，困擾很多人的腸道疾病——便秘、或瀉肚子；早上起來覺得眼睛很難受，也可以捏合谷穴；它是大腸經的原穴。所以「五臟有疾，取之十二原」，而這些原穴大多都與黃金分割有關。

合谷穴還可治頭臉各種疾病，比如，頭暈、血壓高，或是感冒、喉嚨不舒服，凡是跟上焦有關的頭臉疾病都有療效。

三間穴可治小孩夜咳及便秘

根據前述四季與五輸穴相對應的原則，夏天養生要選取滎穴、輸穴、原穴。大腸經的輸穴是三間穴。取穴在合谷往上，就是手的掌骨按到頭了，這個窩就是三間穴。它在從腕關節到指尖的大約0.4處，也是在黃金分割比例區間裡。

三間穴可以治小兒便秘；很多母親都有這樣的經驗，小孩年幼時經常咳嗽，夜裡像蒸籠似的出汗，甚至夜睡時半睜著眼；看醫師吃西藥都不見效果。中醫將這個病叫小兒疳積，過去叫大肚子痞，就是說頭上熱，汗就出到脖子這裡，下面就沒有汗了；不想吃東西，咳嗽，用抗生素也止不住，因為大便不通。

按中醫的理論，肺與大腸相表裡，大腸塞住了，熱往上沖肺，就會咳嗽不止。此時要釜底抽薪，清理大腸就會有效。如果只給小孩抗生素或止咳糖漿，只能起到揚湯止沸的作用。

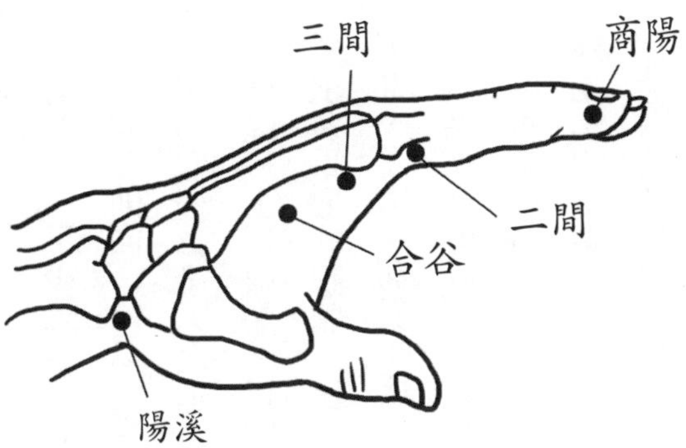

這個時候，你就給小孩捏三間穴，差不多捏2～3分鐘，每天給他捏，包括給他捏脊，捏後背，對小孩的消化不良，都有非常好的效果。

三間穴還可以治療急性結膜炎、牙痛、咽炎、肩周炎等。

再一個穴是二間穴，在手食指第二掌指關節前，是大腸經的滎穴，位於從食指尖商陽穴到腕關節陽溪穴的0.4或0.6的位置上，在黃金分割的區間內。按揉二間穴可以治療牙痛、咽喉炎、鼻出血、麥粒腫、肩周炎等。

養生提示

大腸經穴位：曲池穴、合谷穴、三間穴、二間穴。

按摩時間：卯時，早上5～7點之間。

動作要領：背對太陽方位，按揉各穴以得氣（痠、麻、脹、涼或癢感等）為度。

主治：晨起腹瀉、小兒便秘、小兒消化不良、眼睛不適、頭暈、高血壓、口臭、感冒、喉嚨痛、肩周炎等。

夏季辰時養胃經

（穴位圖參考p163）

早上7點到9點是辰時，是胃經氣旺時。如果胃有問題，在這個時候就會比較難受。根據我多年的臨床，很多已經患有或將有腫瘤的人，胃這條經絡上往往有問題。

胃經的循行，是從頭臉部鼻旁的承泣穴起，順著人體的前方下來，循行至頸再過胸，通過乳房下行到腹部。所以很多乳腺癌的患者，在電腦檢測的時候，胃經都有明顯的失調。胃經循行到胸腹部的時候，就拐一個彎下行，從肚臍旁邊過天樞，向下繞過生殖器，沿著大腿的前方，過膝，過足三里，一直到踝部，到第二腳趾的外側厲兌穴；是一條很長的經絡。

胃經與其他陽經不同，一般陽經就是循行人體的陽面或背面，比如，足太陽膀胱經循行於人體的背面，足少陽膽經循行於人體的側面；胃經雖然是陽經，但是它循行於人體的陰面，就是人體的前面。所以胃經既多氣是陽，屬陽經，又多血行於陰面。

中醫認為胃經為後天之本，是人體經絡系統中非常重要的經絡，很多保健的大穴，比如足三里、豐隆、上巨虛、下巨虛、天樞、梁門等都是在胃經上。而且胃經的循行路線從頭到腳，經過很多重要的腺體，比如，甲狀腺、胸腺、乳腺、腎上腺、胰腺，並通過男、女性生殖器，睪丸、子宮、卵巢；所以胃經可以治療與生殖系統相關的失調與疾病。

胃經的黃金分割基本組合，第一是它的原穴沖陽，在足背上有動脈跳動的地方；第二個是胃經的輸穴陷谷，還有胃經的經穴解溪，在踝部又叫鞋帶穴。第三就是胃經的合穴足三里。根據夏季的特點，又增加了胃經的滎穴內庭。可集中按摩滎穴內庭和輸穴陷谷，因為這是根據夏季陽氣升發的特點。

陷谷是胃經的輸穴，從足部開始計算尋找，從足尖到踝部的黃金分割點大約1／3的地方，在二趾跟三趾之間，拿手往上推，推到兩個骨節交叉的地方，再也上不去了，那個地方有個凹陷，就是陷谷穴。如果前一晚吃太多，隔天早上7～9點起床，你感覺脹氣、打飽嗝、胃痛，很難受等症狀，就可捏捏陷谷，揉約50～60下，就能緩解不舒服的症狀。

在陷谷穴上二寸是沖陽，為足陽明胃經的原穴。在春季養生篇中已說過沖陽穴的重要性，以及注意粗針不能在沖陽針刺，會造成足背動脈出血，有生命危險。如果在針灸小人實際測量，從胃經足二趾外側的井穴厲兌至踝部的解溪穴為5公分，沖陽穴至解溪穴為1.5公分，沖陽穴正好處於厲兌到解溪這段黃金分割全息元的0.3或0.7處，是另一個黃金分割點。在夏季辰時按摩沖陽穴，有化濕、和胃、寧神、通絡之效。同時還可用於牙痛、面癱、神經麻痺、胃炎、消化不良，乃至足扭傷的治療。

與夏季有關的穴，還有胃經的滎穴內庭，但它與黃金分割關係不大。在夏季辰時按摩內庭穴，有和胃健脾、清心安神的功效。內庭穴臨床上可用於胃炎、胃痙攣、膈肌痙攣、感冒、頭痛、牙痛，也可治療風疹塊、痛經等。

再一個黃金分割點是解溪穴，在踝關節上，從腳趾到膝關節的1／3處，也在黃金分割比例區間裡。解溪穴可以治腸胃的病，比如，便秘、胃痛，及胃經循行所過部位的各種疾病，比如，甲狀腺腫大、乳腺增生等。很多人有性功能障礙，實際上可能腸胃都不太好，胃經不太好，有些女生月經不調、或有子宮肌瘤，有時候在查胃經時，也可以找到相應的反應點。

足三里是大家比較熟悉的，也是胃經的黃金分割點。它處於從足底到大腿根部的大約0.635處，也在黃金分割比例區間裡。這是針灸治療中最常用的穴位，因為它處在多氣多血的胃經上，而且是胃經的合穴，全身強壯要穴。能調節改善身體免疫功能，有非常好的防病保健功能。必要的時候，可以用艾草灸足三里、灸天樞。

據北京中醫藥大學的研究，灸足三里可以提高人體的高密度脂蛋白HDL，降低調整人體失調的膽固醇，同時預防血管硬化及心臟病，能夠抗衰老。在氣旺胃經的時候，按摩相應的黃金分割點，對於全身的保健有強大的功效。

養生提示

胃經穴位：沖陽穴、陷谷穴、內庭穴、足三里穴、解溪穴。
按摩時間：辰時，早上7～9點之間。
動作要領：背對太陽方位，按揉各穴以得氣（痠、麻、脹、涼或癢感等）為度。
主治：脹氣、打飽嗝、胃痛、感冒、頭痛、月經不調，還能調節改善身體免疫功能。

夏季巳時氣旺脾經

（穴位圖參考p164）

早上9點到11點為巳時，是氣旺脾經。脾胃在中醫裡是非常重要的，如果一個人生了大病，但是從脈象和症狀來看，他的脾胃還能運轉，就是他的後天之本還能運作，那麼即便重病在身，還是有緩解的餘地。所以脾經是中醫經絡系統裡的一個樞紐，是非常重要的。

脾經的循行是從足大趾內側，沿著足部向上過小腿、大腿內側一直向上，然後經過腹部，一直到胸的外側，進入體內；還有一個分支能夠一直通到舌根，並與脾胃密切相關。

脾經出現的症狀和胃經有相似的地方。從中醫的理論上講，胃跟脾又有分工，胃氣主降，脾氣主升；胃是主納，脾是主化。所謂化跟納，胃主受納，有人很能吃，就是他的胃氣還很好，但吃完了馬上就脹，就是脾氣不能運化，所以中醫講脾升清，胃降濁。

如果你是屬牛、或屬羊，出生的年份尾數又是9或是4，就是跟脾土有關。在相應的年份，早晨7～9點氣旺胃經、9～11點氣旺脾經的時候，就會經常脾胃不舒服，或上午時總是比較累，原因就是你的脾經和胃經這兩條經絡之氣相應失調，所以此時就會無精打彩，並且脾胃不舒服。

如果是小孩子、年輕人，出現上述的問題，大概與出生時的五運六氣氣場印記有關。在這種情況下，最好找段數高的、懂五運六氣的中醫調整一下。

在嬰幼兒時期，盡量少吃西藥

小孩在生長的時候，盡量少吃西藥，這是我的經驗。我有三個小孩，從小到大，基本上他們一點西藥都沒有用過，長得也很好。其實小孩就像一個初升的太陽，他的正氣、陽氣和自我修復系統是最強的，但有一個問題，就是小孩幼年時的體能調適跟體溫調節中樞不健全；所以他感冒的時候，容易發高燒，讓家長很緊張。

怎樣能使小孩脾胃調得好一點呢？

我們在治療和調整他的時候，不要用太霸道的辦法，比如，抗生素、強力退燒藥，或高燒時用冰袋，都不是好辦法，最好是找王道的辦法，同樣可以把問題很圓滿地解決。

如果你一時找不到好的中醫，那麼我們可以通過太極黃金分割按摩法，從脾經下手。公孫穴和太白穴都是脾經上的黃金分割點。公孫穴可以清理濕熱。太白穴能夠健脾，是脾經的原穴，對降低血糖有很大的幫助，可以在這兩個穴按摩。

脾經的三個黃金分割基本保健要穴

我設計了三個要穴，做為脾經基本的三個保健按摩點，即與黃金分割相關的，就是脾經的原穴跟輸穴太白，和在踝部的經穴商丘。因為經穴商丘，對應於秋季，還有脾經的合穴陰陵泉。

陰陵泉穴與陽陵泉穴相對，都是在膝部以下；陰陵泉穴在膝的內下側，而陽陵泉是在膝的外下側。按針灸書上的標準穴位，陰陵泉處在小腿內側，當脛骨內側髁後下的凹陷處。《甲乙經》說：「在膝下內側輔骨之陷者中，伸足乃得之。」

這個地方有一個小的凹陷，按下去很痠，就是脾經的合穴陰陵泉。它有健脾滲濕，通利下焦的作用。臨床的應用很廣泛，可以用來治療遺尿、尿瀦留、尿路感染、腹脹、腹水、腸炎、痢疾、遺精、陽痿、痛經、月經不調、膝關節炎等，還可治療腎結石的腰痛。按揉陰陵泉也可緩解對側的肩頸痛。特別是在脾經氣旺時，背對太陽，按摩上述脾經的黃金分割穴位，會有很好的作用。

在夏季的巳時，根據《黃帝內經》與《難經》的道理，更要注重脾經的原穴、輸穴太白，跟脾經的滎穴大都。

大都穴處在足大趾本節後陷者中，由於它是脾經的滎穴，有健脾和胃、扶陽救逆的作用。它所處的位置，與黃金分割關係不大。但在夏季脾經氣旺時，按摩這個穴，會更有效地順應「夏季養長」的特點調節脾經。

太白穴既是脾經的原穴，又是脾經的輸穴，它處在足大趾的內側，大都後面、下方一寸，也就是在足內側核骨下陷中，在從足大趾內側到足踝部的0.3位置上，在黃金分割的區間。太白有健脾和胃，清熱化濕的作用。

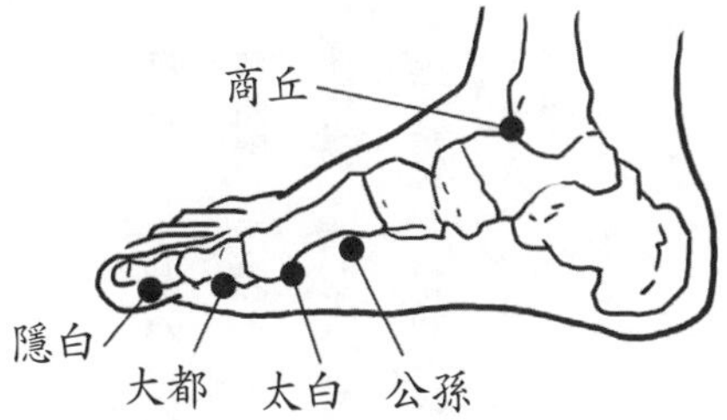

公孫穴除了能健脾和中、清利濕熱以外，還可治療紅眼病、眼結膜炎、臉面浮腫。同時對腹痛還能判斷是功能性還是器質性病變，這效果是一個醫師經過臨床多年的研究發現的。

夏天氣候炎熱，有人貪涼飲冷，喝了很多冰水，導致脾胃脹氣難受，或肚子痛，有時吃了藿香正氣丸（一種常用的中醫成藥），吃完以後也不見得好，這時可按揉陰陵泉，特別是在巳時，早上9～11點時，會有很好的效果。

三陰交穴也和黃金分割有關係，它是處在踝上的三寸，約四個橫指處；如果從膝蓋到足底是一，三陰交就處在下1/3的位置上。三陰交穴

公孫穴能測胰腺炎、胃穿孔

如果病人腹痛很厲害，在公孫穴上針刺十五分鐘以後出針，如果疼痛消失，就是功能性病變；如果疼痛減輕、或腹痛又反覆發作，就是器質性病變，可能是胰腺炎、或胃穿孔，最好馬上到醫院去檢查。

是經常用的穴，所謂三陰，就是三條陰經——足厥陰肝經、足太陰脾經、足少陰腎經，這三條經絡在踝骨上三寸滙合。

中醫認為「臟為陰，腑為陽」，肝、脾、腎這三個屬陰臟的經絡都在下肢的內側，像三叉口一樣，「三陰交」就是在這個位置，三條經絡交叉滙合又各自分開。所以三陰交穴，可以同時兼顧三條經絡和相關臟腑的疾病。

按摩三陰交穴，可治療女生的月經不調，甚至子宮肌瘤。如果子宮肌瘤嚴重的人，下巴及兩頰會生一些暗瘡，透過按摩，可調整內分泌，使暗瘡減輕。

三陰交還可以調整脾胃，比如，脹氣、瀉肚子，捏一捏，脹氣馬上就消失了；這就是脾經重新調整。

養生提示

脾經穴位：大都穴、太白穴、公孫穴、三陰交穴、陰陵泉穴、商丘穴。

按摩時間：巳時，9～11點之間。

動作要領：背對太陽方位，按揉各穴以得氣（痠、麻、脹、涼或癢感等）為度。

主治：脹氣、腹痛、腹瀉、月經不調、子宮肌瘤、痤瘡、內分泌失調等。

夏季午時養心經

（穴位圖參考p164）

午時是中午11點到下午13點，此時是氣旺心經。心經，是在手臂上。中醫認為跟心臟、大腦、中樞神經系統及心腦血管循環系統有關。中醫說「心主神明」、「心主血脈」，心經跟人的思維判斷、精神狀態及睡眠等有關。心經失調，或說心慌、氣短、心跳、胸悶的症狀，或心血管病、腦血管病，中醫認為大都跟心經有關。

心經的三個基本黃金分割點是神門、少府、少海。

如果以手掌做為一個整體，可以把它算做心經的第一個黃金分割全息元。少府就在手掌的下1/3位置上，是心經的滎穴。如果中午你想午睡又睡不好，感覺有點胸悶難受，這時可以揉一揉少府穴。

心經的第二個黃金分割點，是處在腕橫紋後面的神門穴，它是心經的原穴，又是心經的輸穴。從夏季養生的觀點，我們要調整它的滎穴、輸穴和原穴，所以神門就身兼二職。它處在從手指尖到手肘的1/3的位置上。

第三個穴是心經的合穴少海，也在黃金分割點上。它處於胳膊肘內側，就是從手尖到肩膀的下1/3處。這十二條經絡，每條經絡三個點，大都跟關節有關，上肢是腕和肘，下肢就是踝和膝。就是手掌（指尖到腕部）為下1/3，腕部到肘關節是第二個1/3，肘關節到肩部是第三個1/3。以此可類推腿上的度量。

我有一個病人，他覺得胸悶難受，吃了丹參片也沒用，而來找我。我用太極黃金分割法理論，捏揉他的少府穴、神門穴。

第二天，他就告訴我，「吳醫生，你捏的特別管事，我昨天下午胸口一點都不悶了，直到今天還挺好的。」

我告訴他，可以自己在家每天捏揉少府穴、神門穴。對著太陽能場，用這個法子就可以讓身體產生你自己的複方丹參片，能幫助你心臟經絡調得非常好。

上午11點到下午13點，身體如何對應太陽的位置，你要記住調整，就是**11～12點要背對太陽**，因爲12點以前太陽還在上升；而**12～13點要面對太陽**。因爲12點以後，太陽就開始從上升轉爲下降了。

夏季養午時的重要性及機理

在《黃帝內經．靈樞經》裡特別提到了午時與夏季有密切相關。大意是說，人體的陽氣升降盛衰是有規律的，這個規律與四季春夏秋冬的變化，與一天四時朝午夕夜的變化，是息息相關的。正如老子說的人法天地。其中強調四季中的夏季，與一天的中午，都是屬於陽氣最旺盛的時候，有相似的頻率和氣場。所以在四季養生中，春季要著重養卯時——朝，夏天着重養午時——午，秋天着重養酉時——夕，冬季着重養子時——夜，才能更好的順應「春生夏長，秋收冬藏，是氣之常也，人亦應之」。

特別要提醒有高血壓、心腦血管疾病的中老年朋友，在夏季的午時一定要注意休息，最好按照我說的方法，對準太陽方位（記住，12點以前背對太陽，12點以後面對太陽），做

《靈樞經．第四十四篇》：「夫百病者，多以旦慧晝安，夕加夜甚，何也？歧伯曰：四時之氣使然。黃帝曰：願聞四時之氣。歧伯曰：春生夏長，秋收冬藏，是氣之常也，人亦應之，以一日分為四時，朝則為春，日中為夏，日入為秋，夜半為冬。朝則人氣始生，病氣衰，故旦慧；日中人氣長，長則勝邪，故安；夕則人氣始衰，邪氣始生，故加；夜半人氣入臟，邪氣獨居于身，故甚也。」

10～15分鐘的心經太極黃金分割保健按摩；然後找一個清靜的地方，小睡20～30分鐘。持之以恆，幾年以後你一定會看到效果，因為這個方法可以幫助你頭腦清醒、腦力充沛，心臟有力，健康長壽。

養生提示

心經穴位：少府穴、神門穴、少海穴。
按摩時間：午時，11～13點之間。
動作要領：12點前，背對太陽。12點後，面對太陽。按揉各穴以得氣（痠、麻、脹、涼或癢感等）為度。
主治：心慌、氣短、胸悶、中風後遺症等。

夏季未時養小腸經

（穴位圖參考p164）

午時過了以後就是未時，下午13點到15點，是氣旺小腸經。

小腸經是從手小指的外側起始，沿著手小指外側，一直沿手臂外側上來，過腕、肘到肩，從肩胛和上背的後面一直到頭部，然後到耳部。它在肩胛上面的循行有像盤山公路一樣網狀的幾個急轉彎曲折，一直通過頸部，到頭部。所以小腸經往往跟頸椎病有密切的關係。有頸椎病的患者在用電腦測量的時候，小腸經都會有失調的表現。

小腸經的病變，按中醫的說法，除了跟消化系統有關，還跟泌尿系統密切相關；如果小便發黃、小便短赤、尿道發炎，中醫認為是心移熱於小腸，小腸經都會有失調的現象。在夏季調整小腸經，主要是按揉它的滎穴前谷和輸穴後溪。

前谷穴就在手掌的尺側，微握拳時，在小指本節第五掌指關節前的腕橫紋頭的赤白肉際，那有一個小的凹陷，就是前谷穴。這個位置處在從小手指端到手腕部黃金分割全息元的上0.4或0.6的位置，正好是在黃金分割區域。前谷穴有清心明目、聰耳理氣的作用，可以治療手指發麻、頭痛、耳鳴、腮腺炎。

根據我的經驗，前谷穴從《易理針灸》的角度來說，它屬於小腸經的蠱卦。如果你有頸椎病，針刺、或按揉這裡，可同時緩慢地左右活動你的頸椎，大約五到十分鐘以後，你會發現原本緊痛的脖子有明顯的改善。夏季未時，面對太陽做這個按摩，效果會更好。

小腸經的輸穴後溪，它在手掌尺側微握拳，就是你握起拳頭，在小指的下端、手掌的內側，鼓起來的位置；也就是手掌上的感情線起始的位置。

後溪穴按專業針灸書上講法，是在握拳時第五掌指關節後的尺側横紋頭。如果用尺量，它正好處在小手指尖到手腕的下0.4處，在黃金分割區間裡。它可以治療肩痛、肘臂痛、眼睛紅腫疼痛、流鼻血、耳聾、耳鳴、臉部痙攣、落枕等，還可以治療蕁麻疹、黃水瘡、腮腺炎、或急性的腰扭傷等。

後溪穴是臨床上經常使用的穴位，但由於它針感比較強烈，所以患有高血壓、心臟病的人要慎用；有的針灸書甚至建議不要用這個穴位。但後溪穴又是八脈交會穴之一，通於督脈，主治範圍大又多，有些書上又很推薦這個穴。

我在臨床上很少使用後溪穴，因為針刺進去真的比較痛，有時會造成病人暈針，但用手指按摩時，刺激強度就小多了。

夏季未時，面對太陽，按揉後溪穴，可調整小腸經，增加你的陽氣，調整頸椎病，甚至治療頭痛、失眠都會有明顯的效果。

小腸經常規的選穴，首先選取原穴，因為「五臟六腑有疾，取之十二原」，這是《靈樞經》的講法，所以在太極黃金分割共振扶正的按摩方法裡，每個經絡都有原穴，基本的組合，就是每個經絡選三個穴。

但在夏季對於小腸經的調整，如果按照《黃帝內經》的原則，要取它的輸穴，而按《難經》就要取它的滎穴前谷，我們二者併用，總之就是設法使這條經絡處在更加協調、旺盛，與天地同步的運行過程之中。

從黃金分割比例的角度來看，小腸經的原穴腕骨、滎穴後溪、經穴陽谷、合穴小海，都在黃金分割的區間內。原穴腕骨處在腕部前一寸，從手腕到手指尖的下1/3部位；陽谷在從手指尖到肘部的上1/3；小海則在肘部，相當於整個手臂長度的下1/3；都跟黃金分割有關係。

小腸經的合穴小海穴，在肘的內側，取穴法是你曲肘以後，在肘的鷹嘴後面有個凹陷處。它有散熱祛風、寧神定志的作用，臨床上可用於頭痛、網球肘，對於心煩失眠、頸椎病、或頻尿、膀胱弱、膀胱炎，都有很好的效果。在未時，面對太陽，按揉小海穴，讓你的任督脈環跟太陽、地球產生共振，養身的效果會更好。

養生提示

小腸經穴位：前谷穴、後溪穴、腕骨穴、陽谷穴、小海穴。

按摩時間：未時，13～15點之間。

動作要領：面對太陽。按揉各穴以得氣（痠、麻、脹、涼或癢感等）為度。

主治：頭痛、耳鳴、腮腺炎、臉部痙攣、落枕等。

第十章 夏季十二時辰養長法 2

夏季申時養膀胱經

（穴位圖參考p165）

申時是下午的15點到17點，是氣旺膀胱經。膀胱經是人體身上最長的一條經絡，而且穴位最多，一共有六十七個穴，它的最末端是在腳的小趾外側至陰穴。它的循行路線，是從腳的踝部沿著小腿、大腿，它是行於人體的背後，一直上來到臀部，分成兩條線上來，到頸部、頭部，再跨過頭部到眼睛的睛明穴。

如果我們看人體經絡圖的後背，會看到密密麻麻的穴位，主要的穴位都跟膀胱經有關係。人體經絡有五條線，中間的是督脈，而脊柱旁非常清晰的每邊各兩條線，就是膀胱經。

在膀胱經上有許多人體內相應的反應點，比如，肺、心、心包、肝、膽、脾胃、腎、膀胱、大腸、小腸、三焦，所有相對內臟在膀胱經上都有相應的反應點，所以中醫一般常用的刮痧療法或捏脊療法，主要作用就是刺激膀胱經；刺激別的地方，就沒有這麼大的效果。

在夏季的申時，調整膀胱經，我們要找哪裡呢？雖然背部很重要，但我們自己無法按摩到位於後背膀胱經的穴位。這時我們可以根據針灸的理論，找肘膝以下的六十六個穴位，就是井滎輸原經合，它可以通治全身的百病，而且也跟黃金分割比例有關係。根據傳統中醫針灸理論及歷代臨床經驗證明，越是遠端的穴位，效果越大。

這裡我們要強調膀胱經附近很重要的一個穴，它是在膝部以上、大腿後面的殷門穴下一寸半，再向外旁開半寸的新大郄穴，它也恰好處在人體高度大約0.6到0.7的太極黃金比例區間內，這個位置有什麼重要性呢？

可檢測癌症的新大郄穴和痞根穴

北京301總醫院主任蓋國才教授，他是西醫，但研究中醫、針灸很多年，也非常深入。他希望透過穴位來對病人進行診斷，經過多年臨症研究，他發現了一個可以診斷癌症的穴位，他把它叫做新大郄穴；這個穴就在殷門穴附近。

新大郄穴有什麼功效呢？你坐著看電視時，用手按一下你大腿的後側、背面，也就是在你大腿後從膕窩向上測量大概一個橫掌的位置，殷門穴旁邊，如果你覺得有一個小肉墊，按著還很痛的話，得趕快去檢查，你有可能得腫瘤了。

癌症的早期發現是世界級的醫學難題，因為癌腫瘤的體積如果小於0.5公分，在MRI上都是不能顯影的，可是一旦超0.5公分時，可能它的細胞總數已經超過十億個了。所以早期發現是非常重要的，但是現代醫學還做不到這一點。有的專家提議加大幅射量，就能提高檢測的精確性。但是大量的實驗表明，在提高CT幅射量做檢測的時候，會對病人造成更多的危險，所以很多專家反對提高幅射量。

蓋國才教授多年來努力研究，希望通過穴位的治療，穴位的診斷，能夠早期發現癌症。最後他終於發現新大郄穴，經過大量的臨床研究，和反覆實驗，發現如果這個地方確實有壓痛，那麼到臨床去驗證，有很大的機率是真的患了惡性腫瘤！蓋教授也發現在新大郄穴平行，向大腿內側移動一寸，即是可以早期發現及診斷良性腫瘤的新內郄穴，這一穴位也與黃金分割比例有關。

癌症與一般疾病不一樣，一般疾病是從外向裡走，而癌症因為是DNA的轉錄複製出了問題，它是從裡往外走，就像壞蘋果一樣，你看外面很好，其實裡面已經爛了！這就是癌症一旦發現了，也很難治的原因，因為已經到中晚期了。

老子說：「合抱之木，生於毫末。」如果癌症處於毫末，即早期狀態時，就比較容易激發人體的正氣與之對抗。那麼能不能早期預測呢？就是在它處於氣化狀態，無形狀態時，找到它的蛛絲馬跡，這個新大郄穴就是癌症處於毫末狀態時，顯示在人體膀胱經上的蛛絲馬跡。蓋國才教授經過大量的實踐，發現用新大郄穴做早期診斷、預警癌症，確實有它特殊的效果和作用。而我們從黃金分割的角度分析，這也是天人

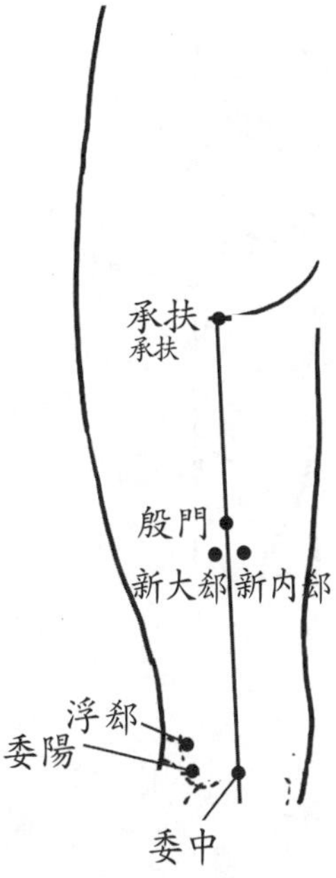

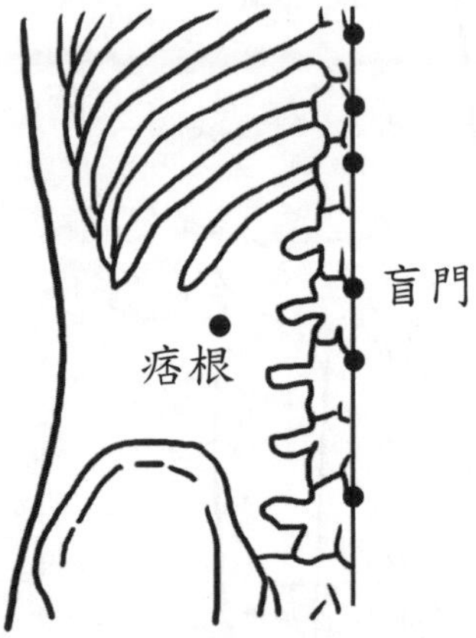

相應的特殊現象，或許它與天人相應黃金分割共振有關。體內有了腫瘤，經過現代各種先進儀器都未發現異常，但新大郄穴就會示警，為什麼會這樣呢？

蓋國才教授並沒有說明，可能還有待將來深入研究。但有一點可以肯定的是，根據天人相應太極黃金分割的理論，新大郄穴處在人體的黃金分割比例區間內，也確實是奇妙無窮。

如果測量從人體的頭頂到人體的腳底，新大郄穴是處在下面的大約0.618處，而如果反過來，從足底向上測量計算到頭頂，則是在第一腰椎旁開3.5寸，即肓門旁開0.5分的痞根穴，這個地方也相當於從頭頂到腳底的，差不多上面的0.618這個位置。

有許多針灸專家及臨床專家發現，痞根穴也可以早期預測腫瘤，比如，子宮肌瘤、前列腺肥大。上面0.618跟下面0.618都能夠預測到腫瘤，這個與黃金分割有密切關係，也更提示了天人相應黃金分割共振的奇妙人體現象。

根據我的臨床觀察，患有子宮肌瘤、卵巢囊腫及前列腺肥大等，患者的痞根穴、新內郄穴有壓痛，一旦經過治療有明顯改善之後，這兩個點反應明顯轉弱，甚至消失了。新內郄穴可檢測體內良性腫瘤；而痞根穴，則良性或惡性腫瘤都會有反應。

黃金分割點——束骨穴降血壓有奇效

膀胱經膝蓋以下黃金分割的反應點有，膀胱經的原穴是京骨，輸穴是束骨，經穴是昆侖，合穴是委中。而束骨就在相應的黃金分割區間內，我們把足外側，從腳尖到腳跟做為一個黃金分割全息元，它是處在這個全息元大概0.3～0.4的位置上。而昆崙是從足尖到踝、到膝蓋，處在大約1/3的位置上；委中則是處於從足尖到足的髂部，它的下1/3的地方；都跟黃金分割有關係。在夏季申時調整膀胱經穴位，就是取足太陽膀胱經的滎穴足通谷，和輸穴束骨。

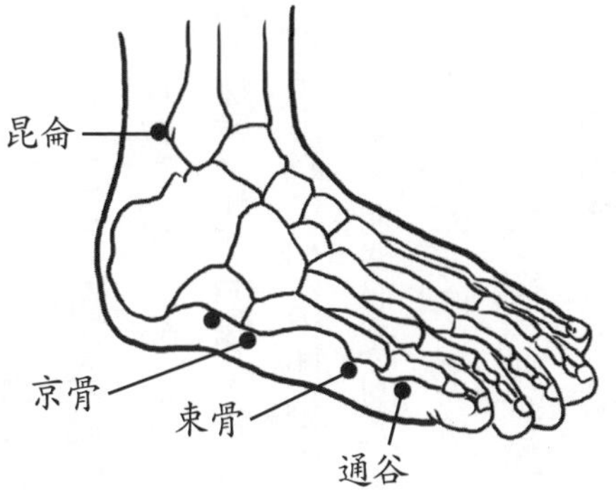

在針灸的穴位裡有兩個通谷穴，一個在腹部的腎經上，在正中線任脈上脘穴旁開0.5分，這是腹通谷。而足通谷在膀胱經的滎穴，與夏季相對，它是處在足外側，足小趾本節的前方赤白肉際處，距離小趾尖大概有一個橫指，小趾後面近趾骨底的外側面，可以找到一個凹陷處即是足通谷。它有輸通經氣、安神益志的作用，可以治頸項痛、頸椎病、頭痛。夏天的申時按摩足通谷，可以疏通膀胱經，對於明目醒神、通利小便有很好的效果。但是這個穴位與黃金分割的關係不大。

膀胱經的輸穴束骨穴，是在京骨前兩寸，在足外

> 1990 年《中醫雜誌》第三期中報導。
> 據文獻記載，有一牛氏醫生治療高血壓，取雙側的束骨穴斜刺進針0.5 寸，針尖朝向小趾端，提插捻轉瀉法，間歇運針每十分鐘一次，留針四十分鐘，治療三十餘例，屢治屢驗。

側、足小趾本節第五掌趾關節的後方赤白肉際處。束骨穴處在從足小趾端至外踝部申脈穴的0.36位置上，也在黃金分割的區間。

束骨做為膀胱經的輸穴，按《黃帝內經》和《難經》的講法，「輸主體重節痛。」它主要可以治療頸椎病、頭痛、眩暈、腰痛，也可以治療腓腸肌痙攣（即腿肚轉筋）、和高血壓。

夏季申時，如果你感覺頭部眩暈，血壓升高，就可盤腿打坐，面對太陽，使你的任督脈環與太陽、地球形成的太極黃金分割場產生共振；在這個前題下，用手指尖按壓束骨穴，就是向小趾端的方向用力按一～二分鐘，按得局部感覺很痠，同時可輕輕轉動你的頭部、頸部，五～十分鐘以後，就會覺得清醒了。這是很好的調整膀胱經的方法之一。

據我的經驗，束骨穴對眩暈、耳鳴、耳聾、眼睛紅腫疼痛、腰痛等，也有很好的效果。

膀胱經的原穴是京骨，對於鼻出血、感冒、腰痛都有很好的效果。當然從整體上調整膀胱經原穴，還有它特殊的效果，因為《黃帝內經》上講過：「五臟有疾，取之十二原。」

養生提示

膀胱經穴位：通谷穴、束骨穴、京骨穴、昆侖穴、委中穴。

按摩時間：申時，15～17點之間。

動作要領：面對太陽方位，按揉各穴以得氣（痠、麻、脹、涼或癢感等）為度。

主治：腰腿痛、痔瘡、項背痠痛、頸椎病、膀胱炎、前列腺炎。

新大郄穴和痞根穴，對於癌症可以早期診斷和鑒別。

夏季酉時養腎經

（穴位圖參考p166）

下午17點到19點是酉時，此時是氣旺腎經。中醫理論認為：「腎為先天之本，脾胃為後天之本。」所以腎經在人體經絡系統中非常重要。

如果你生了很重的病，但是你還能吃飯，就表示你還有胃氣，就有治癒的希望，因為脾胃可以源源不斷地提供能量，所以脾胃不好的人，一定要把它調理好。而腎則對人體的生命有重大的、根本的維繫作用。

腎經基本的組合就是原穴太溪，在這裡很有意思的是，它的井穴湧泉穴是處在足底，十二條經絡裡所有井穴，基本是在足趾端或在腳趾端，但是腎經的原穴是在足底，而且它是在腳掌的上1/3處，這是一個大穴。它的滎穴然谷是處在腳掌的下1/3處，合穴陰谷。

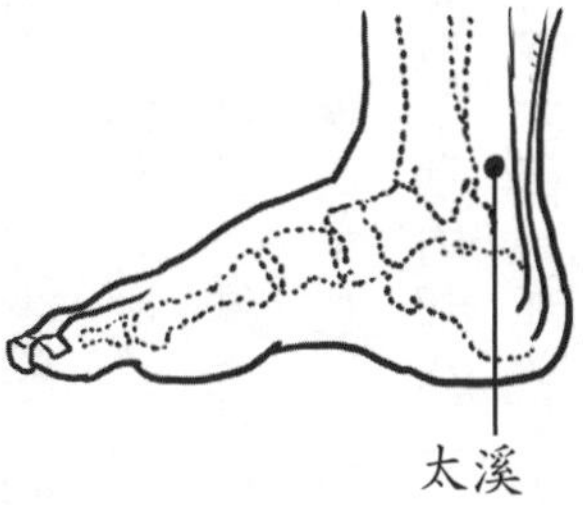

夏季的酉時養腎經，就集中在腎經的滎穴然谷、輸穴、原穴太溪上。

腎經的原穴和輸穴是同一個穴，就是太溪穴。如果以針灸小人來實側，從太溪穴到腎經的合穴，膝關節後側的合穴陰谷穴是14公分，從太溪穴到足尖是7.5公分，所以7.5÷（14＋7.5）＝0.651，太溪就是處於從膝關節到腳尖的0.651位置上，在太極黃金分割的區間內。

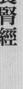

太溪穴的穴意有益腎滋陰、培土生金的作用，它所處的位置是在足內側，內踝後方，當內踝間與跟腱之間的凹陷處。有時太溪穴會很瘦、很麻，臨床應用非常的廣泛，因為腎主骨，齒為骨餘，所以可治療牙痛。

腎經一直通到咽喉，所以可以治療咽喉炎；腎開竅於耳，所以可以治療耳鳴；腎主骨生髮，腎其華在髮，所以又能治療脫髮；肺主呼吸，腎主納氣，如果有肺氣腫、神經衰弱，太溪也是常用的穴位。可治療失眠，因為它交通心腎。腰為腎之府，所以太溪又能治療腰痛；同時治療下肢的萎軟，膝痛、足跟痛。因為「腎主骨」，足跟痛往往跟骨刺有關係；還可以治療泌尿系統的疾病。總之，腎經的原穴太溪穴是人體非常重要且常用的穴位。在夏季酉時養腎經，可以着重按揉太溪穴。按揉五十到一百次，總之多按，如果能在天人相應太極黃金分割的基礎上，按揉太溪穴，會有更好的療效。

與黃金分割有關的穴位還有太溪下面靠近足心的然谷穴，和膝關節內側的陰谷穴。然谷穴在足內側緣，在足下舟骨粗隆下方的赤白肉際，是腎經的滎穴。腎經的基本組合規律，也是原穴第一，然後在不同的全息太極黃金分割元裡找到相應的黃金分割點，一般就是腳上一個，靠近踝關節一個，再一個膝關節，就是在腿上；如

北京有一個非常有名的醫生，大家都叫他做張太溪，他的真名其實是張士傑，但因為他給人治病，每次都用太溪穴，配一些其它穴位，而且他針太溪穴要出現很強的針感，所以大家就管他叫「張太溪」。

10 多年前，我拜會過這位張醫生，他送我一本他寫的書，從書中的病案看，他之所以每次都要用太溪穴，第一、因為太溪穴有效；第二、腎為先天之本，在臨床上可以看出腎經在治療各種疾病上的重要性。

但是太溪穴為什麼有效呢？為什麼他總用這個穴呢？我們可以說它是腎經的原穴也好，腎是人體先天之本也好，但還沒有一本書講過這一點，太溪是腎經上的人體黃金分割能場再調節的很重要的切入點；針刺太溪穴，激活了天地人之間的黃金分割場共振，從而改善了失調的內環境。

果是在上肢，就是在手掌上一個，靠近手腕一個，在肘部一個，這跟它的關節是一致的。

然谷穴處於足內踝前，它和湧泉很靠近，在它前面兩寸就是公孫穴。由於它是滎穴，處於水性穴當中的火穴，所以它有滋腎益陰，清心導赤的作用，臨床上用於咽喉炎、失音不語、對糖尿病有很好的效果，也可治療月經不調、陰癢、淋瀝、不孕症、失眠等等。

如果腎氣不足，特別是咽喉不舒服，聲音瘖啞時，在夏季酉時，面對太陽打坐，同時用手按摩然谷穴，對於養腎，調和交通心腎、治療失眠都有很好的效果。

關於腎經另外一個黃金分割點——陰谷穴，會在冬季養生裡詳加論述。

養生提示

腎經穴位：然谷穴、太溪穴、湧泉穴、陰谷穴。

按摩時間：酉時，17～19點之間。

動作要領：面對太陽方位，按揉各穴以得氣（痠、麻、脹、涼或癢感等）為度。

主治：與骨骼、頭髮、耳朵、腎臟、泌尿、生殖系統相關的疾病。

夏季戌時養心包經

（穴位圖參考p167）

晚上19點到21點是戌時，是氣旺心包經。

心包經就是代心行令，心經之外，心臟的另外一條經絡。中醫說：「心者君主之官，心

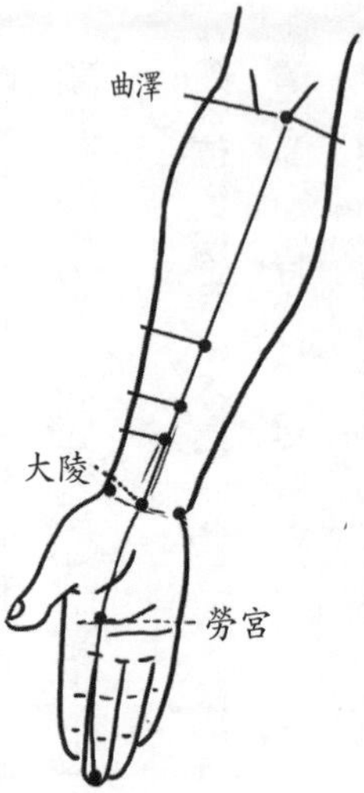

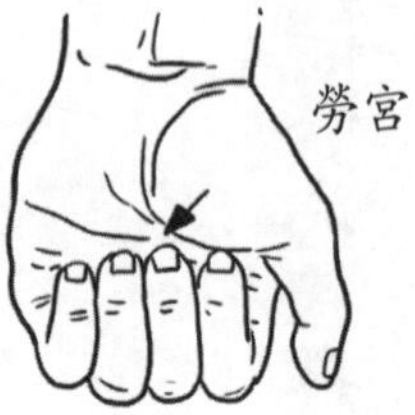

主神明。」心有兩條經絡都跟心臟、腎有密切相關，因為心腎是相通的。

心包經在手臂內側兩筋間，它從手的中指起來，過手腕，沿著手臂內側兩筋間一直向上，過肘一直進入胸部，到心包。心包經是一條特殊的經絡，不僅是因為心腎相通，更重要的是在這條經絡上，分布幾個救命大穴，有時碰上休克、觸電、溺水，眼看這人生命就要喪失了，人工呼吸也無效時，及時用針灸刺這幾個穴位，就可能起死回生。

這幾個救命大穴分布在什麼地方呢？萬一碰到緊急的情況，又該如何通過穴位按摩及時救人一命呢？

我在急診室工作時，經常看到病人一下子休克過去了，這時刺手心的勞宮穴，可以使休克的人甦醒過來，因為這裡有一個很強的循環的環路，就像高速公路的環行島一樣。

另外一個環路在人的腳心上。比如，有人觸電或溺水休克了，給他緊急搶救，有時人工呼吸救不回來，用針刺手心的勞宮跟腳心的湧泉，有可能就救回來了。湧泉是腎經的井穴，在腳底的1/3。如果你睡不着覺，坐起來，用你的勞宮使勁拍腳的湧泉，這就是心腎相交，拍一百下，但可能還沒拍到一百下，你就睏了，睡著了。

急救大穴還有人中穴，在鼻子下面的人中溝上的上1/3處。人中穴處在臉部從髮際算到下巴的下1/3，就是0.618的位置上，也在黃金分割的區域。

勞宮穴在什麼位置呢？按腧穴學的標準定位，勞宮穴在手掌心，第二、三掌骨之間，偏向第三掌骨，就是握拳曲指時，中指尖所接觸到的位置就是勞宮穴。用手按壓這裡會感覺很痠。打開你的手掌，從中指到手腕橫紋的地方，勞宮穴處在下1/3的位置上；有的人手掌比較大，有的人手掌比較小，有的人手比較長，手指比較短，但基本是處在0.6～0.7的區間，在黃金分割的區域。

勞宮是心包經的滎穴，也是火經裡的火穴，所以有安神降逆、清心止癢、強心醒腦的功效。它主治中風昏迷、中暑、心絞疼；心開竅於舌，所以又可治口腔炎、口臭；心主神明，可以治療小兒驚厥，精神病、噫病。它對於手指麻木、手汗、手癬也有療效。

曾經有一位陳氏醫生，他治療一個口臭患者，症狀已經五年多了，用各種辦法都沒有效果，但用艾條灸勞宮二十五分鐘，第二天就口臭大減；治療七次就治好了，而且沒有再復發。

手厥陰心包經的黃金分割點，也是先取原穴，再選取不同區間的黃金分割中的相應穴位，手厥陰心包經的原穴和輸穴都是大陵，而它第一個黃金分割點是滎穴勞宮，第二是手腕的大陵，第三是肘部的曲澤，是它的合穴。

大陵穴處在手腕橫紋，標準定位就在腕掌橫紋的中點，當掌橫肌腱與橈側腕曲腱之間。在從手中指尖到手肘部的1/3位置上，也是在黃金分割的區間。

《靈樞・九針十二原》中，把大陵穴算為心經的原穴，所以它可以主治心臟病、中風昏迷、中暑、心絞痛、口腔炎，有寧心安神、寬心和胃的作用。同時能治療胃炎、扁桃腺炎、肩神經痛、腕關節微軟組織的疾病。由於交通心腎，所以可治失眠、癲癇、精神病、噫病。如果右踝扭傷，你可以按左邊的大陵穴，會有立竿見影的效果，右踝很快不疼了。

養生提示

心包經穴位：勞宮穴、曲澤穴、大陵穴。
按摩時間：戌時，19～21點之間。
動作要領：面對太陽方位，按揉各穴以得氣（痠、麻、脹、涼或癢感等）為度。
主治：心慌、心悸、房顫、心律不齊、胸悶、心絞痛急救等。

夏季亥時養三焦經

（穴位圖參考p167）

晚上21點到23點，是屬於亥時，氣旺手少陽三焦經。手少陽三焦經與全身的氣化，水液代謝有密切的關係。按西醫的講法，就是跟免疫系統有關係。在夏季亥時調整手少陽三焦經，重點取它相應的滎穴液門、輸穴中渚、原穴陽池。

液門穴在手背部，第四、五指之間，指蹼沿後的赤白肉際處，也就是我們張開手指的時候，在第四、第五手指結合處的縫間的陷中。它與黃金分割的關係不大。有疏風散邪，調氣益沖的作用，可以治療耳鳴、感冒、頸痛、頭痛、眩暈、結膜炎、角膜炎。

因為三焦經轉輸全身的氣化跟水液代謝，同時三焦經還通到耳朵與牙齒，所以它可以治耳鳴、耳聾、牙痛、口瘡、咽炎。三焦經也一直通到頸部，所以它還可治頸椎炎、肩周炎。

三焦經的輸穴是中渚穴，在手背，第四、五掌骨之間的凹陷處。如果從手指尖算到手腕，它大概是處在0.646的位置上。有清熱散邪、明目益聰的作用；臨床對於三焦經相關的疾病失調，以及三焦經所過區域而造成的疾病，都有效果。比如，三焦經會通過眼睛，所以可治結膜炎、視神經炎；還可治耳鳴、耳聾、美尼爾氏綜合症，肋間神經痛、腰痛，肩周炎、指關節炎，對於落枕也特別有效果。

在夏季的亥時，面對太陽方向（西北方），坐好，按壓手背上的液門和中渚，可調整、協調人體的三焦經。三焦經的原穴是陽池穴，在手腕的背側，就是在手腕戴手錶的手背位置，在手的中指跟無名指指縫之間向下連線、與腕橫紋交叉的位置上。從黃金分割的角度來講，它是處在從手中指尖到肩部的1/3處。它能治糖尿病、心胸滿悶、鼻痛、手腕疼痛、腰無力、肩疼不能舉。夏季的亥時，面對太陽，按摩陽池穴，對於扁桃體炎、感冒、腕關節周圍綜合軟組織疾病、踝扭傷都有效。有報導說，陽池穴對睪丸炎有效，因為三焦通於膽經，手少陽通足少陽，膽經又跟肝經相接，肝經是通過生殖器官的。

三焦經的合穴天井，在肘外側，肘間直上一寸，也在黃金分割區間裡面。

在夏季亥時，面對太陽，多按摩與三焦經相關的、不同的太極黃金分割全息元裡的黃金分割點，激活人體與天地的太極黃金分割場，產生良性的共振，就能達到事半而功倍的養生效益。

養生提示

三焦經穴位：液門穴、中渚穴、陽池穴、天井穴。

按摩時間：亥時，21～23點之間。

動作要領：面對太陽方位，按揉各穴以得氣（痠、麻、脹、涼或癢感等）為度。

主治：水腫、咳喘、眼疾、耳鳴扁桃體炎、睪丸炎等。

夏季子時養膽經，丑時養肝經

（穴位圖參考p167－p168）

十二時辰與十二經絡相對應，《黃帝內經》講「凡十一臟皆取決於膽」，膽為甲木，膽與肝相表裡，肝與春氣相通，膽經對應於子時；子時是夜裡23點到1點。膽經井穴足竅陰位於足四趾外側，四、五趾之間。膽經的滎穴俠溪，它與黃金分割關係不大，但是俠溪穴有清熱祛風、消腫止痛的作用。臨床可以用於坐骨神經痛、肋間神經痛。在夏天子時主要調整的就是膽經的滎穴俠溪、輸穴臨泣、原穴丘墟。

膽經的循行路線，從下肢的外側直到頭頂。從趾端到踝關節的1/3就是臨泣穴，也是處在0.6～0.7的黃金分割比例區間裡。臨泣穴是足少陽膽經的輸穴，這個穴位很奇特，它可以清除膽經上的瘀塞，包括乳腺小葉增生，因為膽經循行通過乳房。

臨泣穴治乳腺小葉增生的奇效

我曾治過一位白人年輕女性，她患了七、八年的乳腺小葉增生，每次月經來之前，雙乳外側就會脹痛。我在她的臨泣穴位扎針，並用太極黃金分割相應的手法。在治療過程當中，很快就消下去了。其速度之快，令患者難以置信，但這確實是眞的。幾次之後，症狀就減輕，她非常開心。

這就是莊子說的：「聚而成形，散而爲氣。」

正如愛因斯坦的能量與物質互換公式。當人體氣化功能調動起來以後，自我修復系統啓動了，身體自己就會把不正常的東西給消掉了，根本不需要做手術。這不是一、兩個偶然的病例，很多患者都是這樣。

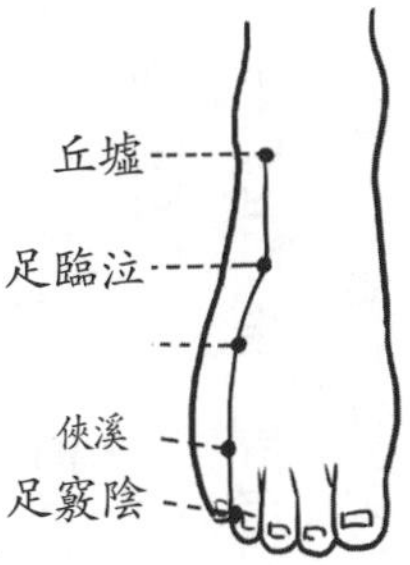

膽經的原穴是丘墟，在腳踝關節外側凹陷處，也是處在從腳趾端到膝關節的黃金分割比例區間裡。注意，如果你按自己的丘墟穴，感覺非常痠，表示你的免疫系統可能有問題了，要小心了。

我就是用丘墟穴針後加灸，來治療病人，並提高、改善他的免疫系統。如果患有腫瘤的人，渾身疼痛很難緩解，在丘墟穴放上針後再灸，效果非常好。

我有幾個美國的病人，在治療過程當中，我用太極黃金分割的辦法，使他們的腫瘤化驗指數明顯下降，而且放療、化療的副作用變得很輕。我現在把這個法寶分享給大家，你們通過這個切入點，即使你不會氣功，不會針灸，但是如果找對黃金分割點，你會發現丘墟穴這裡很痠，你就捏、揉，但不要指望剛捏完一天，第二天就變成神仙似的，生龍活虎，完全沒病了。如果你能堅持按揉一、兩個月以後，肯定效果不一樣。

陽陵泉是膽經的合穴，又是筋之會穴，是治療筋病，特別是下肢筋病的要穴。陽陵泉在膝蓋外側下方、腓骨小頭前下方凹陷中。在從腰際至足底的 0.6265 或說 0.3735 處，在黃金分割比例區間裡。夏天子時按揉陽陵泉，可以疏通肝膽瘀滯，對於頭痛、眩暈、坐骨神經痛、膝痛、耳鳴、肋間神經痛有良效。

有的書上強調敲膽經，其實就是敲風市穴。你的身子在站直以後，兩個中指下垂，碰到大腿外側的地方就是風市穴。風市穴處在從足底至頭部長度的 0.655 處，也是在黃金分割比例區間內。

●最好的美容法——按時早睡

現在好多年輕人看起來臉色很差，面有菜色，我年輕的時候，就是六〇年代，其實吃的東西並不好，可是大家看起來臉色都很好，原因是什麼？那時候沒有電視、智慧手機、平板電腦，大家每天晚上早早睡覺，好好唸書。古人講一個晚上睡不好覺，一百個晚上都補不回來，這樣說的有點嚴重，但是如果你在子時和丑時沒有休息好，第二天你的臉就像掛灰一樣，因為損傷到你的肝臟，也傷害你的健康了。所以奉勸大家，在夜裡 23 點到 3 點這段時間，不要做其他事情，好好睡覺。

夏季丑時養肝經

丑時是半夜1點到凌晨3點，這個時候氣旺肝經。經絡的運行，是從肺經開始到肝經結束，然後又從肝經連到肺經，叫「如環無端」，就像一個沒有終點的圓圈。這就像老子說的「周行而不殆」，人是法天地的。

子時是氣旺膽經，丑時是氣旺肝經，在肝經和肺經的時間裡，如果你沒有什麼健康問題，就不用按摩了，好好睡覺吧！直到第二天早上起來，比如早晨5、6點鐘醒了，就從大腸經開始按摩起。

養生提示

膽經穴位：臨泣穴、丘墟穴、陽陵泉穴、風市穴、俠溪穴。

按摩時間：子時，23～1點之間。

動作要領：23～24點，面對太陽。24～1點，背對太陽。按揉各穴以得氣（痠、痲、脹、涼或癢感等）為度。

主治：女性小葉增生、頭暈、頭痛、腰腿痛及改善免疫系統。

第十一章 夏季容易生哪些病？該怎麼辦？

年份尾數4和9的夏天，容易患脾胃病

前面我們重點講述了十二條經絡的夏季法天則地的養生保健，現在就結合一些相應的疾病來討論一下，並且結合五運六氣的知識，來進行分析，讓讀者能更明瞭。比如2009年的夏天會有什麼特點，會產生什麼疾病，應該怎麼辦？

2009年偏於濕、熱，是太陰濕土司天，太陽寒水在泉，所以對於出生年份尾數是4和9的人，影響更大一點。簡單的說，出生年份尾數是4和9的人，受太陽系裡土星的影響比較多，脾胃運轉就容易失調，腸胃會比較弱一點，運化的比較差一點。

2009年是己丑年，丑跟未年，是很相似的，都是太陰濕土司天，太陽寒水在泉，太陰濕土司天管上半年，所以從1月一直到7月偏濕，濕與熱相遇就會產生悶熱的氣候。下半年從7月到第二年的1月偏寒，2009年的冬天是比較冷的。

天干對應年份尾數、五行星、五臟、季節

天干	甲	乙	丙	丁	戊	己	庚	辛	壬	癸	甲
年份尾數	4	5	6	7	8	9	0	1	2	3	4→循環往復
行星	土	金	水	木	火	土	金	水	木	火	土
五臟	脾	肺	腎	肝	心	脾	肺	腎	肝	心	脾
五行五運	土運太過	金運不足	水運太過	木運不足	火運太過	土運不足	金運太過	水運不足	木運太過	火運不足	

所以五運六氣就是講到跟太陽系裡的木、火、土、金、水五顆行星有關係。

人的生命規律是很相似的，都有心、肝、脾、肺、腎；而每年的正常氣候，就是春生、夏長、秋收、冬藏；所以不同的內臟，相對應不同季節的變化。比如春天對應肝，夏天對應心，秋天對應肺，冬天對應腎。而長夏季節，就是在每季最後的各有十八天，這是一個說法，一種理論。還有一個說法是，是在夏天炎熱，進入伏天，就是暑熱跟濕混合的季節三伏天，也算是長夏，是另一種一般的規律。

但還有一個不一樣的規律，就是所謂「風水輪流轉」，跟木、火、土、金、水星的運行有關，其產生氣場的變化，它有另一個規律。以60年做一個周期，天干——甲、乙、丙、丁、戊、己、庚、辛、壬、癸，是10年一個周期。以尾數來推算，也很好推算，因為十年一圈，那麼甲年的尾數是4，乙年的尾數是5，丙年的尾數是6；以此類推，尾數7是丁年，尾數8是戊年，尾數9是己年；所以2009年是己丑年，尾數0是庚年，尾數1就是辛年，尾數2就是壬

年，尾數3就是癸年；尾數是4又回到甲。

這樣循環往復，尾數4和9就是甲和己，是化土的；尾數4是土運太過，尾數5是金運不足，尾數6是水運太過，尾數7是木運不足，尾數8是火運太過，尾數9是土運不足，尾數0是金運太過，尾數1是水運不足，尾數2是木運太過，尾數3是火運不足；尾數4又回到甲土運太過。

所以到了尾數是4和9的年，一般情況下，夏天應該熱，熱一段時間，又有濕重，熱不起來就會被濕壓下去，但它還是會熱，濕也還在，濕會壓迫熱，熱反彈就會變得忽冷忽熱，而且有的時候不該下雨卻下雨了，這樣就影響到土濕。有關脾土，那就是傷到了脾胃。

除了出生年尾數是4和9的人會不舒服，其他的人會不會生病啊？這要看狀況，據我多年的研究，五運六氣是很重要的，但是它並不能決定一個人所有的健康情況。

前面已討論過，一個人出生以後，他會受幾個因素影響，一是受父母的遺傳，再有一個就是你生活環境的不一樣。同一年出生，在非洲、或在台灣、美國，由於居住的衛生條件、經濟條件，各種環境都不一樣，身體健康狀態自然也就不一樣。

但是，五運六氣變化產生的天氣變化對人的影響確實很大，所以在年份尾數是4和9的時候，大家要注意脾胃會容易出現脾濕不化，比如容易腹瀉。你吃東西吃不好的話，容易出現脹氣，腸胃受傷，產生結腸炎、胃炎，或是某種消化不良的疾病。脾氣受傷也會讓你心情不愉快，因為脾是主思慮的，如果心境不愉快，就要著重在調養脾經和胃經。

二〇一一年為什麼牙痛的人特別多？

年的尾數是5和0，比如2000年、2010年，或者是2005年，就跟金星有關係，要小心呼吸系統。年的尾數是1和6，比如2011年，就要注意腎經，因為2011年是辛卯年，辛為水運不足，相對腎水不足，而且地支是卯，卯（在傳統五行屬木與五運六氣中的丁壬化木不一樣，不是一個體系）為木，木又吸水，所以水就會更不足。

在2011年2月時，我去看牙，我的牙科醫生跟我說：「不知道為什麼春節以後，很多人來做牙齒抽神經（根管治療）、牙痛，而且牙會裂。」

我問：「以前經常有這種情況嗎？」

她說：「最近幾年很少有，但是今年很多。不知道為什麼？」她做了十多年的牙醫，但像今年（2011），這麼多病人是牙根裂、來抽牙神經、牙痛的情況，在其他的年份是很少見的。

這個現象，根據中醫的五運六氣的原理來講，就比較好解釋。因為2011年是辛卯年，辛尾數是1，受水星影響，但就是水運不足，而卯又是木，木會吸水，真水本來就不足，再加上木運很旺，真水就更不足，而造成了五行屬水的腎氣就不得天助，就形成了地面上很多人群體化的腎虛。

而腎主骨，相對來講「齒為骨之餘」，就會造成人的牙出問題。當然這是一個猜測，按照五運六氣的理論，辛卯年本身是水運不足，陽明燥金司天，少陰君火在泉；但是從地支的屬性來講，卯是屬於陰木；從節氣和五運六氣特點來講，春天又是木，所以木過旺，而水不足；所以相對來講，腎氣和與腎有關的疾病就會發生，除了骨、牙齒以外，還有頭髮、生殖系統、泌尿系統等都容易生病。

二〇一二年運氣特點及對人類影響

所以2012年是壬辰年，受木星影響，為木運太過，加上從2004年至2014年為厥陰風木大司天，兩個強大的、屬木的天地氣場相疊加，即造成風動太過，氣候變化冷熱、旱澇不定，且多風，影響到人則易生肝病、心臟病、脾胃病等，並對久病纏身的疑難病患者來說是比較難過，甚至危及生命的一年。有興趣的讀者，可參照清代名醫陸九芝的《世補齋醫書》論述的「大司天三元甲子考」。

脾經和胃經的黃金分割點

脾經和胃經的黃金分割點在哪裡呢？

胃經最常用的穴就是足三里，在膝下約四個橫指，脛骨旁開一指，是胃經的合穴。胃經的氣旺是早上7點到9點。你吃完早飯，早上上班之前，空出五到十分鐘，坐著或站著，先找到太陽的方向，背對著太陽。這時太陽是處在上升的時候，太陽光向上的緩慢運動，會產生向上的矢量，因為太陽上升的路徑是弧形的，所以弧形的矢量產生一個向上的分矢量，和一個橫向的分矢量。向上的那個矢量，太陽光的能量就會推著你的陽氣，從你的後背往上推，這就把你的任督脈環的氣給推起來了。在這種狀態下，你再捏揉脾經、胃經上相應的黃金分割點，對脾胃的運轉和氣化的調整，就有非常大的好處。

這就是古人所說的：「得道者多助，失道者寡助。」

在這裡得的「道」是什麼？是得天道之助。如上章節所述，你坐在那兒以後，揉、捏你的胃經——足三里穴、陷谷穴、解溪穴。這樣就可以調整你的脾胃，而且經常揉胃經穴，特別是足三里，揉你的脾經穴，特別是陰陵泉，還能幫助你的血脂改善。足三里穴、陰陵泉穴對膽固醇過高，或三酸甘油脂高過高的人，也有幫助。這些穴位都在脾經、胃經黃金分割比例區間裡。

脾經的旺時是在早上9點到11點，也可選它的幾個重要穴位按揉，比如，在腳上的太白、公孫，在踝骨上面三寸的三陰交，和陰陵泉。脾經的陰陵泉穴對夏季的清除濕熱有很好的作用。

有人早上起床覺得好累，好難受啊，就求助於喝咖啡，但是我勸大家喝咖啡時要小心一點，我有一個眞實的故事，但這是一個悲劇。

我在三年前看過一個年輕的患者，從中國四川來美國念書的小女生，她非常聰明，爲了考試爭取前幾名、考取律師，半工半讀，非常的辛苦；加之她父母離婚，這對她刺激很大；她就發奮讀書，一定要做出成績來。有時候她晚上熬夜念書，早上起來要上班，睏了怎麼辦？

大家聽過「頭懸樑、錐刺股」的故事，她就效仿這個故事，但是她頭懸樑不是用繩子，錐刺骨不是用錐子，她拿什麼？咖啡！一杯咖啡不夠，兩杯！兩杯不行，三杯！她一天有時可以喝十幾杯，最後她眞的如願考上律師執照了！但考完試兩天以後，竟然中風了！她才三十一歲啊！幸好，她被搶救回來了。醫生說她腦子裡的血管，頸動脈壁裡有個瘤，這個瘤破了，所以造成偏盲，她一邊眼睛幾乎看不見了，就只能看見一點點。

她媽媽帶著她看了很多西醫，也去了哈佛等知名大醫院，西醫多講，「這個眼盲好不了！」後來找到我，她媽媽問我能不能治？我說只能試試看，因爲她出血的部位不是太好。我就用太極黃金分割共振扶正的針灸方法，比如說看正中線，她的眼睛生病後只能看見左邊，右邊看不見。如果將她右邊視野分成五條線，五個點，過去她一點也看不見；但她經我針灸後，右邊能看到一條線了，表示視力已經開始恢復過來了。我也很替她高興，但是到底能不能好，這個需要時間觀察。治了一段時間以後，就發現雖然有少許的進步，畢竟損傷得太嚴重，最後她又轉到別的地方，去做幹細胞治療了。

人很累的時候，特別是腸胃運轉不好，你還在自己勉強自己，喝咖啡、喝濃茶提神，都只是暫時性治標的辦法。我們怎麼找治本的方法呢？第一、按時睡覺。第二、早上醒不了，感覺很累時，可以揉一揉你脾經，或者脾經跟胃經的黃金分割點。比如，按壓你的足三里，這個穴能夠激發清陽之氣；因為陽明胃經是多氣多血。你也可以按揉百會穴、風池穴。當你的腦子的血氧供應充足了，血流量加強了，大腦自然就清醒了！

胃經氣旺時是早上7點到9點，脾經氣旺時是早上9點到11點，刺激脾經就按陰陵泉，取穴在膝蓋、膝關節的內側。因為脾胃是人體的後天之本，從黃金分割全息元來講，與胃經相似。

胃經與其他經絡不一樣的特點

胃經與其他的經絡不一樣，一般的陽經都循行在人體的後背跟外側，胃經是陽經卻是行在人體的陰面；一般陽經在陽面，但胃經是在陰面。所以它是體陽而用陰；肝經是陰經，但它是行在陽面，所以肝經是體陰而用陽，這就是人體上奇妙的一個現象，所以胃經是多氣多血。

胃經上的黃金分割點就是在足部的第一黃金分割全息元上，是陷谷穴。從足二趾尖到踝關節算成一，它大概就在下面1/3上；而且太沖和陷谷都是在同一條水平線上，或者說在一個平面上，都是在腳的前1/3部位。如果胃不舒服，可以按揉這裡。

記得二十多年前，我在急診室上班的時候，有一個年輕人因為急性胃痛住院，結果吃胃藥的效果不好，喝中藥他又覺得苦，不喜歡喝，晚上胃痛得睡不好覺。我有一次值夜班，他實在胃痛得很嚴重，要求我為他扎針灸。我當時就替他針了陷谷穴，扎了針之後，下半夜他就睡得很好了。我再次值夜班的時候，他見到我就說：「吳醫生，你再給我扎針，扎這個穴，別的醫生不會扎。」

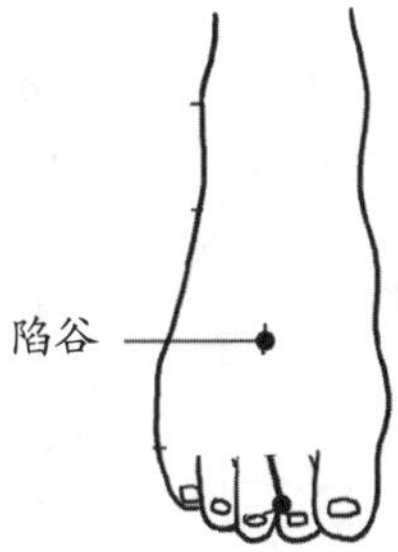

其實不是不會，是一般內科急診醫生用藥用得多，針用的少；但是我在那時候就經常給急診病房的住院病人扎針灸，有的時候，針灸真的比藥還有立竿見影的效果。這個病人在針了陷谷

穴以後，就睡得非常好，因為胃疼消失了。做為保健，如果不會針灸，可用手指或拿一支筷子按揉陷谷穴來代替針灸。

現在回想起來，當時之所以效果好，是因為陷谷是胃經的輸穴，同時它又是處在胃經裡足部的黃金分割全息元，是在黃金分割點上。

人體還有一個整體的黃金分割點，就是在肚臍周圍——神闕穴。如果你胃脹得很厲害，你可以在神闕

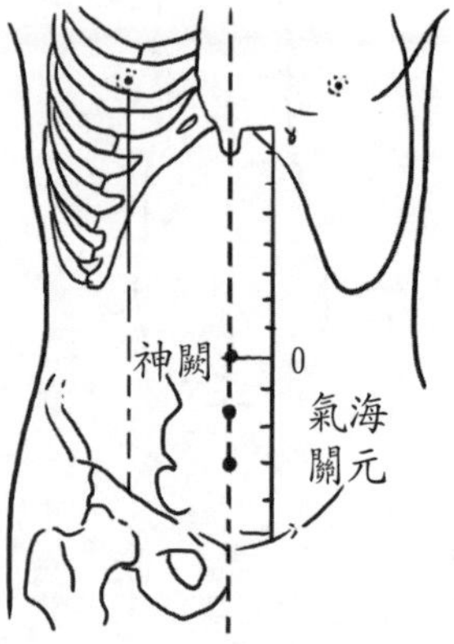

穴，在肚臍周圍圍著它，用手按住以後，順時針旋轉六十下，逆時針再轉六十下；反覆轉五到十分鐘後，脹氣的胃自然就鬆開了。而胃經也正好通過肚臍旁邊二寸的地方是天樞穴，是大腸經的募穴。

尾數是4和9的夏天，容易患脾胃病，但是其他年份的夏天，很多人貪涼飲冷，還有現代人經常開冷氣，也容易造成脾胃的運化失調，產生體內的濕熱跟寒濕之氣；因為你太貪涼以後，濕熱停滯又過於寒涼，就又變為寒濕。這時調整脾經和胃經，就能夠幫助消化和吸收，有利於脾的運化水濕，幫助大便通暢。

脾經位於大腿的內側，中醫認為脾跟胃都屬於消化系統，一個屬陰，脾為陰，主升清；胃為陽，主降濁。脾胃同屬於後天之本。在夏季會有很多的濕，再加上熱，對脾產生很多不好的影響，除了可經常按揉脾經、胃經以外，還要盡量少吃太冰冷的東西，少吹冷氣。尤其過了四十歲的人，陽氣開始衰退了，再吃很冷的東西，就會損傷你的陽氣。

有些小孩子喜歡開冰箱，喝冰水、飲料，最容易傷脾胃，因為寒會傷陽，就會瀉肚子。特別是非常小、還不太會說話的小孩，小兒體溫中樞調節又會發高燒。大人會很緊張，因為小孩生病，打針怕疼，吃中藥怕苦，吃西藥又怕會有副作用很多毒。

古老的中醫，有沒有什麼簡單易行的治療方法呢？

其實是有，而且非常有效。我就治好過很多不同族裔的小孩，特別是對小孩的夜啼、便祕、厭食、消化不良、咳嗽等兒童常見病，有時西醫往往無法給藥、或西藥用多會有副作用，在這種情況下，中醫其實有很多簡易而有效的辦法，包括小兒推拿。

小孩夜咳不止怎麼辦？

從很久以前，中國古代的醫生就發現、發明了小兒按摩、小兒推拿，有很奇特的效果。有的家長就會懷疑，西醫吃藥打針都不好，怎麼吃中藥就會好？

我講一個故事，大概將近四十年前，我跟天津一位很有名的老中醫閻耀宗臨診學習，給他抄方子。那時候很多的小朋友長期咳嗽，都來找他看病。這些小朋友打了針、吃了西藥，但是還發燒，咳嗽還是不好；我的老師閻耀宗老中醫給他們吃藥，開的方子很簡單，只有幾味中藥；我現在回想起來，大概是桔梗、甘草、杏仁，再加上兩、三分大黃。結果小孩們回來複診，都說好了，而且好得很快。

我當時就問過閻老師，這些小孩兒已經吃過好多抗生素、打過針，咳嗽一直不好，為什麼你給他加一點大黃就好了？

閻老師說中醫的理論認為，肺與大腸相表裡，大腸不通，肺氣就無法下降；如果便祕，肺熱不能往下降，而且便祕產生的熱會反轉向上攻到肺上；因為《黃帝內經》說：「五臟六腑皆令人咳，非獨肺也。」咳嗽不一定只和肺有關係，跟五臟六腑都有關係。

閻耀宗老醫師治好了很多咳嗽、發熱的男女兒童，幫他們把堵塞的消化系統打通，釜底抽薪，熱自然就撤下去，咳嗽就好了。

我現在還記得很清楚，有些病好像看起來很嚴重，如果找到問題在哪兒，幾分錢的藥就能把病治好了！但是如果找不對方法，可能花了很多錢吃藥，病也好不了。

小孩愛吃糖，會造成脾胃疾病

小孩兒經常手、腳心發熱、肚子發熱，挑食、不想吃東西，只喜歡吃很甜或口味重的食品，小孩不懂事，可是家裡的大人不能寵著、順著他，因為甜食、巧克力、汽水喝多了，小孩的脾胃會出現很大問題。

因為甜是入脾的，小孩本來脾胃就虛，所以他才會想吃糖，可是吃太多糖，脾胃就更運轉不開了！而且甜會轉變成泛酸，就會造成小孩成了所謂的「大肚子痞」，就是手腳很細，肚子很大，頭髮稀稀疏疏，面黃肌瘦，大便會特別臭，而且經常會放味道很臭的屁。

在這種情況下去看西醫，西醫也沒有太好的辦法；而且這樣的小孩晚上在脖子跟頭上會出汗；再嚴重的時候，睡覺時眼睛好像閉不上，好像半睜著眼睡覺，這叫「昏睡露睛」。他經常頭頸出汗，家長怕他著涼，被子又給他蓋得很厚，他就會更熱而更出汗；風一吹，受風了，就開始咳嗽；只好再去醫院。西醫就再給他用抗生素，小孩腸胃本來就不好，抗生素又會傷腸胃，就會造成腸胃更加受傷，身體體內的菌群紊亂，健康越來越糟。

那我們應該怎麼辦呢？怎麼才能激發小孩的自我修復系統呢？

我發現是有辦法的，而且效果非常好，特別是我們採用太極黃金分割的辦法，去給他按摩，就會有很好的效果。我記得閻耀宗老師說過，其實小孩的病非常好治，最要緊的是，要發現是什麼問題；而且特別注意小男生是純陽之體，最怕的是過熱和太飽。所謂怕熱是穿得太多，太飽就是「塞」得太飽。有時家長勉強孩子要多吃一點，結果就超過了他消化的能力。

所以古時候講，「若要小兒安，還要三分饑和寒。」

四十多年前在農村，我印象很深刻的一件事，有一天下雪了，地面上一層薄薄的雪，那時中國農民非常窮，我看到村裡有一個五、六歲小孩，光著腳在雪地裡跑；我想他的腳一定凍得發僵，我就跑過去，把他抱起來，可是一摸，他的手和腳都是熱的。我那時已經學中醫了，我才真正懂了小孩真的像中醫說的，是純陽之體，為稚陽之體。

可是一般的父母，特別是母親，是屬陰的，小男孩屬陽，母親屬陰怕冷，就不斷給純陽之體的小孩加衣服，大人冷了，小孩不見得冷啊！兒子是純陽，媽媽是純陰，兩者對冷熱的感覺是不一樣的。小孩太熱就會出汗，風再一吹，一定會感冒，這就造成小孩很大的痛苦。感冒以後自然沒有胃口，不想吃飯了，但家長又怕他出問題，不吃飯哪行，就勉強他吃，久而久之，小孩的脾胃、消化系統乃至整個免疫系統就會出問題。

我用前面所說的方法，治好過很多這樣的小孩。許多家長在孩子好了以後，都說我是不是在變魔術，其實這都是最簡單的道理；正像閻耀宗醫師講的一樣，小孩的病很好治，如果他沒有遺傳病，基本上就是呼吸和消化兩個系統有病。因為小孩沒有什麼七情、情志的傷害，他不高興了就哭，高興就笑，是很簡單的。他就像一個剛升著的火爐一樣，生命力非常的旺盛。小孩子生病最主要的問題，一個在肺，一個在大腸、在胃，把這兩方面調好就沒問題了。注意，一定要保持小孩大便暢通，且不要讓他吃太飽，不要穿得太多。

如何用黃金分割方法，讓小孩健康生長

那我們怎麼保護小孩，讓他的腸胃、呼吸系統經常暢通呢？要保持他的胃腸道通暢，大腸經的黃金分割點，在從手腕關節到手指尖，在0.3的地方就是合谷，再往上推0.4的地方，是三間穴，就在手指掌關節的後邊。三間穴是大腸經的輸穴，經常按揉它可以幫助大腸的蠕動加快。

這一招還是我的病人告訴我的。很多年前，我當時看一個小孩，這小孩便祕很厲害，我就幫他捏捏三間穴，也教他爸爸回家幫他捏。過了一、兩個月，這家長又帶了孩子來見我，說：「吳醫生真的謝謝你，我的小孩從生下來就便祕，一直治不好，用你這個方法，現在已經兩個月了，大便很正常了，有時稍微不好，我就給他捏捏這個地方，就有大便下來。」

其實便祕會造成小孩很痛苦，腸胃裡積熱，就會產生濁氣、脹氣，造成肚子痛，他晚上睡不好覺，就會哭，哭得大人也睡不好，你著急了還會打他兩下，我要勸告你，千萬不要打小孩，因為小孩不懂事，他難受他才哭。這時，你只要幫他大腸經、脾經或胃經的黃金分割穴捏一捏，脾經就捏陰陵泉和三陰交；胃經是足三里和陷谷；大腸經就是三間，體內正氣恢

復強壯，自然就好了。

還有一個有趣的故事，有一位觀眾，她在二〇〇九年夏天看南京電視聽過我的講說，十月我再去的時候，她又來聽課。她跟我說，「哎呀！吳醫生真的謝謝你。」我說：「謝什麼？」她說：「我用你的法子，捏手的三間穴，效果非常好。一次我去醫院體檢，要查大便，但一時拉不出來，我就使勁捏三間穴，捏了十分鐘，真的有大便排出來了。你這法子真靈。」

我說不是我的法子靈，是黃金分割有奇妙的作用。

●調整小孩消化系統的小妙方——捏脊、揉腳後跟

還有一個對於小孩的生長健康，調整他的消化系統的好辦法，就是捏脊。大人在他的後背，從尾椎骨沿正中線兩旁一直往上捏到脖子，像擀麵條一樣，輕輕地捏；大手指推住皮膚，一直往上走，然後食指將皮膚一點一點提起來，從下往上捻。在要給他捏脊時，小孩開始時可能會哭，因為有的地方塞住了，可是當你捏到後來，他會越來越舒服。有時候你忘了給他捏脊，他還會跟你說，爸爸媽媽今天忘了給我捏了，你給我捏了我才能睡覺。

我有三個孩子，他們從小到大，幾乎都沒有用過什麼西藥，都是我給他們捏脊。他們只吃一些小兒至寶錠（一種中醫成藥），發熱了即吃小兒金丹（一種中醫成藥），三個孩子都很健康，就這樣長大成人的。

我現在還記得，孩子小時，開始給他們捏，他們嫌疼不讓捏，可是捏到後來，就變得很聽話，很舒服，能吃能睡，也不發燒。有時候我都要睡了，他們來敲門，說，「爸爸，你還沒給我捏後背呢！」給他捏一會兒，他就睡了。這三個孩子還長得特別好。

對於小孩的消化不良，感冒發燒，還有什麼辦法呢？可以揉他的腳後跟，也就是從足尖到後跟，這個後跟實際就是相當於從足尖到膝蓋，這段長度大概可以分成三個部分，腳跟和踝關節算是從足到膝蓋的下1/3。你一手握住腳，一手托住他的腳後跟，就用托住腳後跟的這手，給小孩子搓，正轉一百二十下，反轉一百二十下，會有非常好的效果。因為在這個地方，外側是膀胱經走行，內側是腎經跟脾經走行。如果小孩發燒，晚上不能睡、小孩夜啼、頭上出汗、不想吃飯、大便不好、瀉肚子等等，這麼一調整，膀胱經調順了，腎經跟脾經調好了，他的情況就好了，症狀馬上就改善了。

我有很多這樣的小朋友病人。其中有一個小朋友，時常會發燒，他大概每個月要去兩次急診室；我用這個辦法，幫他調整，再加上中藥，到現在已經五年了，他沒有再去急診室了。其實就是用這種簡單的，但是通過黃金分割共振來激活人體潛在的自我修復系統以後，很多問題就得到順利的調整，小孩也會長得更健康，發育得會更好。

所以為小孩子按摩，可以調整小孩的脾胃系統，也可幫助他的呼吸系統，使他能夠成長發育得比較健康。

有一陣子，家長為了給小孩促進大腦發育，給他們吃蜂王漿，結果小女孩提前出現月經，內分泌紊亂，這都是違反正常規律的。調節脾胃如果找不到或找不對方法，是很難見效果的。但是如果找到辦法，很容易立即見效，特別是你從黃金分割點切入進去，找到相應的黃金分割穴位，做按摩，持之以恆，對脾、胃會有非常好的效果。

一旦脾濕產生，中醫認為濕跟熱裹在一起很難治，這叫做「如油入麵」。所以如果脾胃不好，特別是在夏季，容易沾濕，這時候用脾經和胃經的黃金分割點來調整，就會有很好的效果。

改善脾濕的食療

日常居家保養脾胃，除了可根據上述太極黃金割理論來按摩之外，還可用食療。尤其夏天炎暑的時候，很多人都會覺得頭腦昏重，很不舒服，這可能是體內濕邪過重，因為土剋水，會傷陽氣，濕邪過重會傷腎。

● **薏米綠豆粥**

薏米30克、綠豆10克、白荳蔻6克、粳米（白米）50克，這個量其實不用那麼準確，大約即可；把它煮成粥，早餐喝一點，晚餐也喝一喝，可以幫助健脾利濕，清熱。

● **桂圓淮山藥粥**

乾桂圓15克、淮山藥30 克、蓮子10克、白米50~80克，大概的比例是這樣；一樣熬成粥，食用之後可補充你損耗的陽氣。

● **荷葉冬瓜湯**

新鮮的荷葉或中藥店買的乾荷葉都可，乾荷葉半張或四分之一張，剪開泡水；再和200~300克的冬瓜，一起煮湯。荷葉冬瓜湯可以利濕，喝起來也很清涼。

● 甘草生薑酸梅湯

烏梅5個、一小撮茶葉、冰糖10克，或可再加甘草1～2克、一點生薑；上述食材大致是一個比例，讀者可以自行斟酌加減。在夏天飲用這道茶飲，可解暑又去濕。

第十二章
太極黃金分割共振預防心肌梗塞和中風

這一章主要講中老年朋友最關心的心腦血管疾病，諸如高血壓、失眠、預防心臟病等等，怎樣用太極黃金分割共振的辦法來調整、保健，預防心肌梗塞、預防中風。

據統計，中風和心肌梗塞是前幾名的健康殺手，和癌症並列，是世界上最令人談虎色變的疾病，也是醫學上很大的難題。現在的人普遍平均壽命都延長了，可是有兩個病威脅我們最厲害的，第一個是癌症，再一個就是心腦血管疾病。

中風和心肌梗塞都是非常可怕的。我去美國之前，在天津中醫藥大學第一附屬醫院的內科急診工作，這是中國十個最大的中醫藥教學醫院之一。有一個病人，我到現在印象還很深刻，就好像昨天才發生的一樣，那是在一九八六年冬天，他那時大概也才四十六、七歲吧，他是科學技術人員，工作非常認真負責；為了趕工作，連續熬了三個夜晚沒睡好覺；他來急診之前的那天上午，工作時突然覺得非常不舒服；他同事看他難過得不能工作，而且他開始劇烈胸痛，呼吸困難，就把他送到醫院來。

我當時正好值班，他是我接診的。他指著胸口說，「我這兒非常痛，痛得很難受，越來越難受，你救救我吧！」怎麼辦？當時我就想，應該給他針灸，但那時我的經驗還不是很夠，在這種情況下，我們的主任說，「先別動！趕快測心電圖。」一測心電圖就發現出了大問題，心電圖出現一個倒立的大Q波；出現這個Q波就表明他有心肌梗塞。如果馬上用硝酸甘油可能還有幫助，其實他應該早用，但是他沒有這個經驗。如果用硝酸甘油在三分鐘之內還不能緩解，你就要小心了，趕快上醫院急診。

在急診室會遇到很多危急情況，比如，哮喘很嚴重的病人、頭痛得直說要去撞牆的人、喘不過氣來的患者、或哮喘造成的喉頭水腫等等，都有辦法急救；急診醫生最怕就是病人胸痛徹背，而且手腳冰冷、嘴唇發青，這種情況就可能是心肌梗塞了！在《黃帝內經》上說，叫做「真心痛」。

《黃帝內經》描述一個人的「胸痛徹背，手足青至節，心痛甚，旦發夕死，夕發旦死」，這就是真心痛。就是從手到肘關節，由於心臟缺血、缺氧，手足就會冰冷，而且顏色發青，就非常危險了。

那個病人在發現心電圖的Q波以後，主任說：「趕快下針搶救吧。」正準備下針的時候，病人突然頭一歪——死了，給我的刺激好大！急診室有時就是陰陽界。病人有時一下子即「走」入陰界，當然這種情況我們看得很多，但當時的情景，給我留下一生難忘的、非常深刻的印象，人生實在太脆弱了，人生無常。

還有另外一個病人給我印象也很深，那是在一九八四年左右的事，上班時大家都坐公共汽車，有時候人多，秩序就不太好，大家心情就比較急躁，有人因趕上班不排隊，就吵起來了。這個病人是售票員，便出面維持秩序，那個不排隊的人不講禮貌，他們就吵起來了，這位女售票員生氣著急，一下子就不醒人事了，被送到天津中醫學院附屬醫院。因為我們醫院對於治療中風在全中國是非常有名的，針灸實力是最強的，院長石學敏院士是我的老師，專門治中風的專家。

我們接下病人進來一看，大事不妙，可能命在旦夕了！因為病人已經神志不清，不能講話了！我們用手扒開眼皮，拿手電筒照她的眼球、瞳孔；正常的瞳孔，光一照就會收縮變小。當時用手電光照檢查時，她一個瞳孔變得很大，並不隨光照而收縮，另一個瞳孔變得像針尖一樣的很細小；這種情況在醫學上叫「腦疝」，就是說明病人顱壓太高，已經造成腦疝了！在這種情況下，一般病人活不過二十四小時，除非能把顱壓降下，才有可能把腦疝糾正。結果大概十個小時以後，她就過世了，大概也是四十五歲左右。

所以中醫了不起的地方是什麼呢？是《黃帝內經》上講的「不治已病，治未病」，就是要救治在萌芽狀態。像保養車子一樣，不要讓它出毛病，稍微有點偏了，有點噪音，馬上就去修理，好了就沒事了。如果總說不要緊、過兩天再說，這問題就會越來越大，等到可以挽回的時間跟時機都錯過了，就很難辦了。小病變成大病的時候，可能中醫、西醫雙管齊下，都治不好了。就像剛失火的時候，火勢小很容易就撲滅了；等火已經燒着、失控了，你再叫消防隊來，都不見得能救。而等消防隊滅火了，這房子也燒得差不多了。所以「未病先治，未進先思

什麼是「腦疝」呢？就是大腦出血腫起來以後，因為大腦跟顱骨之間的空隙很小，擠到一定的程度，它就往回擠，把腫脹的腦組織擠到枕骨大孔外面去了；再返回來擠，瞳孔就不一樣大了，這就是腦疝。

退」，這是中國文化和中醫非常寶貴的財富智慧。

年份尾數6，容易患心臟疾病

關於心臟病，它是會有先兆的，當然也跟「年之所加，氣之盛衰」有關係，正如《黃帝內經》講的：「不知年之所加，氣之盛衰，虛實之所起，不可以為工矣。」

年之所加就是跟年的干、支有關係，我們剛才講1986年冬天，年尾數6就是水運太過，太陽寒水，水運太過，天氣會偏寒。水是剋火的，而五行中火與心血管系統有關，所以太寒冷的地方對心臟相對不好，寒冷地帶相對有更多的人會生高血壓及心臟病；中醫上講寒傷陽，太寒冷的天氣對心臟不好；人的陽氣偏衰，體內過寒對心臟也不好。

我自己就有親身的體會，那是在2006年的事情，我回天津開會。當時我太太說：「你在天津做個體檢吧！」因為在那段時間我突然感覺胸口很悶。

在2006年年初的時候，我跟家人到墨西哥玩，兩個孩子走得很快，我稍微走快點就覺得胸悶胸口發緊，而且疼痛；當時我想，心臟有點問題了；之後，我早上就去鍛鍊。因為根據西醫的說法，鍛鍊增加心臟血流量就會好。我以前是運動員，跑長跑、踢足球，身體很好，心臟也很好。

但是這一次，我一鍛鍊，稍微跑快一點，胸口馬上就痛，而且覺得那個痛不對，像針刺一樣。我就吃中藥、扎針灸；雖然有所改善，但並沒有根本改善。這個胸悶讓我感覺非常的不舒服，結果回到天津一檢查，就發現心臟冠狀動脈上左前降支堵了90%，而且堵了有4公分長！如果完全塞住，我就心肌梗塞了。

當時給我看病的醫生是心臟科主任，他是我小學同學的弟弟，跟我關係很熟，在天津醫學院附屬醫院是心臟病的權威。他說：「我給你一點硝酸甘油，你必須要做手術，做支架，你不能回美國，也不能上飛機了。」

我在加州的診所裡有一個助手，他是非常有經驗的麻醉科主任，而且是專門在心血管醫院做心臟手術，他看過很多心臟手術，非常有經驗。

我就打電話回美國問他，他說：「如果沒有心臟搭橋手術做預備，做支架手術有危險，你不要做了。」

我當時聽從他的建議，就沒有做手術，而且我想自己在急診室做過多年的中醫，我就回去自己吃中藥、扎針灸吧！

回美國後，經過幾個月緊鑼密鼓的治療，到了2006年的夏天就好一點，到了2007年就好了很多，而且我甚至都能去爬黃山了。

我當時面臨了兩個抉擇，一是做手術，一是自己想辦法；我選擇了後者。

一針、二灸、三吃藥——我治療自己心臟病的辦法

我跟大家分享一下，我用了什麼辦法。

我自己做為針灸醫生，我首先考慮用針灸，當然我本身也是內科醫生，我也是使用中

藥的專家。中醫講過一針、二灸、三吃藥；我就採用黃金分割針灸的辦法，在我的心經、心包經跟胃經，尋找黃金分割點，再按十二時辰經脈旺時，在相應的時間，找到相應的穴位針刺；同時吃中藥，再加上食療。使用綜合的辨法，我心臟的情況就開始明顯改善。到現在二〇一九年已經十多年了，我的心臟情況還相當不錯。

我跟各位中老年朋友分享一下我的經驗，同時也勸告大家，不要認為自己過去身體好、現在身體好，就永遠會身體好。每個人都會衰老，不管你年輕時身體有多好，都逃不掉生老病死這個規律。因為我們的人體，生長壯老已，是有規律的。

在《黃帝內經．靈樞．天年篇》裡就說到人什麼時候開始衰老，大概有什麼樣的規律，人的生長壯老已，人有生殖鐘，還有天年鐘規律，如果你善於保養的話，到了老年你眼睛可以不花，就像你年輕時一樣。

我現在已經六十多歲了，但我的眼睛還是非常地好，我看書從來不用戴眼鏡，還可以連續看好幾個小時的書，當然這得先從自己的保養做起。

有一年我到中國安陽，開國際「《易經》研討會」，其中有一個據說是非常有名的養生專家，他寫過很多書，但從來沒有到過美國講學。於是從美國東岸來的一位醫學專家就跟我說，是不是可以聯合請他來講課，這位醫生負責在東岸安排講課；讓我在西岸負責安排他講課。我看他的樣子，應該只比我大個一、兩歲，但卻顯得非常地衰老，而且氣色也不好，看起來不像很健康的人。如果在養生講座上，講課的專家面如菜色，這樣如何說服底下的聽眾呢？所以我心裡就打了退堂鼓。再比如，如果你有哮喘，去看醫師時，發現那位醫師的哮喘比你嚴重，一邊問診一邊喘；你會對那位醫師有信心嗎？一定沒有了嘛！

所以，諸位中老年朋友們，你們如果用我說的這個辦法，把身體養好了，別人看到你容光煥發的樣子，一定會相信你；否則你三天兩頭生病，再怎麼跟別人講如何養生，也不會有人相信你，你對自己也會沒有信心。

心臟病、高血壓的保養妙方

在美國得心腦血管病的人很多，這是美國的第二高發的疾病。

我們前面講到五十歲，「肝氣始衰，目始不明」，那六十歲有什麼規律？

《黃帝內經》上說：「六十歲，心氣衰。」六十歲前後的人，心氣、心的經絡開始功能下降，容易得心臟病、或心肌梗塞。從六十歲開始，心臟就不像以前那麼好用了，而且容易疲勞，容易睡懶覺。

到了七十歲，「七十歲，脾氣衰，皮膚枯。」這時候皮膚出現老年斑了，看起來不那麼好看了，消化系統也開始衰減。

「八十歲，肺氣衰，魄離，故言善誤。」按《黃帝內經》的講法，每一個臟器都相對於一種相應的特殊功能，比如，心藏神，肝藏魂，肺藏魄，脾藏噫，腎藏志。

肺是藏魄的，所謂魂飛魄散，動人魂魄，驚心動魄，很有氣魄；這個「魄」實際上也是指大腦的一種功能，一種處理問題的能力和一種特殊的個人風格，是跟大腦功能有關係。

肺藏魄，「魄離，言善誤」，就是說這個人說話有點顛三倒四了。按中醫的說法，肺氣通於大腦，肺氣衰，大腦相對來講供氧不足，所以人的記性就會差，說話也會失誤；有時說一說就想不起來了，也許相當於我們現在講的阿茲海默氏症，就是老人癡呆症。

再下面，到九十歲，「腎氣焦，四臟經脈空虛。」到了九十歲，人明顯地衰老了，所以耳朵也聾，眼睛也花，頭髮也掉，牙齒也沒了，都是跟腎氣有關。這就是人體的一個規律。

到一百歲，「五臟皆虛，神氣皆去，形骸獨居而終。」就是人的氣血功能完全衰退了。這裡講的是一般人，活到一百歲，還能夠神清氣明的人很少；但是也有例外。

中國現在有越來越多的百歲老人，在舊金山最近有一則報導說，有一位百歲老人，他是一個醫生，他到現在還是一周看七天的病。他有一個特殊的養生規律，就是經常走路，但要小心，注意不要摔跤，因為老年人最怕骨折；而且要有很好的基因，要工作，要做自己喜歡的事情。

當然更成功的老人，是孫思邈，他活到一百四十一歲，因為他有非常好的養生之道。他很善於用各種辦法，用藥、用灸、用針、用氣功來固護逐漸衰敗的陽氣，使他自己保持在「腎氣有餘，而經脈常通」。

上面講人從壯到衰，到亡的過程，就是「生長壯老已」的過程，是從四十歲以後開始，按照臟腑的木、火、土、金、水，也就是從肝木、心火、脾土、肺金，到腎水的順序，從肝、心、脾、肺、腎，一步一步地逐漸衰弱，這是一個非常有趣的規律。

如何能改善你心臟功能呢？是否靠長期吃硝酸甘油，或速效救心丸，就能改變心臟的狀況嗎？不可以的！心臟的衰弱，按中醫的說法，跟全身都有密切的關係。我的父親有高血壓、心臟病、糖尿病，雖然他年輕的時候，是很好的運動員，身體非常好。但是在他進入中年以後，就出現了各種疾病，這與我的爺爺、奶奶的體質不太好有關係。所以我本人從遺傳基因的角度來講，可能我應該得心臟病、高血壓、糖尿病，但因為我自己善於用中醫保養，我的身體現在還是相當好，耳朵不聾、眼睛不花，頭髮也沒有染。當然也是按照法天則地的黃金分割太極共振扶正的養生方法。所謂「近水樓台先得月」，這套養生辦法對我有很大的幫助。

一位八十歲老中醫保養心臟的祕方

在四十年前，我那時候只有二十歲出頭，我的知識和經驗都不豐富，但我很為自己父親的身體耽憂，有一天有一個機緣，在北京碰到一位老中醫，他當時已經八十多歲了。我看他早晨在院子裡打太極拳，我也在學太極拳，就走過去和他聊天，他問我在做什麼。

我說：「我在學中醫。」

他說：「很好，我是老中醫，我已經退休了。」

我說：「您是老中醫，您能不能告訴我，心臟病有什麼好辦法嗎？我爸爸有心臟病、高血壓、膽固醇高、糖尿病，我很為他擔心。」

他說：「你爸爸其實不需要吃太多的西藥，我有一個很好的辦法。我五十多歲的時候，每天看很多病人，過於勞累，後來就得了心臟病，經常心絞痛、胸悶、疲勞，就吃一些西藥——硝酸甘油，但只能暫時的解決這個悶痛；還是經常感覺胸悶、容易疲勞、胸痛，也不敢熬夜，但後來我用了一個很簡單的辦法，持續了半年，居然心前區不痛了，身體也變得很好了。」

這位老中醫用的就是「山楂醬」，真是最簡單又便宜的方法了！

●山楂醬可疏通血管

山楂醬就是所謂的紅果醬。上了點歲數的人都知道，中國大陸那時候紅果醬是非常便宜的。按中醫的本草講：山楂顏色是紅色的入心，同時能夠化瘀，活血，能夠消肉積。

記得在我小的時候，中國的牛肉是很難煮爛的，因為都是耕牛，老了才宰殺；所以牛肉很難煮軟。我外婆就說，如果煮肉煮不爛時，加一點山楂，很快就煮爛了！果然是這樣。現在回想，實際上山楂就是有一些特殊的消肉積，軟化血管的作用。

從中醫的功能來講，山楂能夠軟化並溶化掉血管壁上多餘的膽固醇和沉積，疏通血管。當血管一疏通，並軟化以後，心臟自然就好起來了。當然這位老中醫打太極拳對他身體也有幫助。

後來我就給我父親用山楂醬，結果我父親真的得到很大的幫助，他心臟好了很多，雖然中風，但是很快就恢復了。我父親一直活到八十二歲才過世。

對於我自己的心臟病，我就自己開中藥，同時按照法天則地太極黃金分割的養生辦法，給自己在相應的時間內，在相應的經絡上按揉穴位，甚至扎針。

同時也讓我的助手在我的後背放血、用灸，這樣過了幾個月，我的症狀就明顯的改善了；我到後來還能爬黃山了。目前來講，上樓也不喘，甚至可以跑兩步，現在基本已經沒有什麼症狀。

午時按黃金三穴可預防心臟病

已經年過五十五歲的人、和已經患上或想預防心臟病的中老年朋友，該怎麼調整呢？應該按揉哪裡呢？就是按心經的榮穴少府穴，在夏季的時候調整它。

少府穴屬於心經的榮穴，在五行中屬火，心經又屬火，那它就是火經裡的火穴。少府位於從手腕橫紋到手指尖下1/3的地方，處在黃金分割點上。

如果你按少府穴位覺得很疼，雖然你並不覺得胸悶、氣短，但是在心經這個黃金分割點上，出現了痠疼、壓痛，就表示你的心臟開始有問題了，你應該早點防患於未然，就可以做到事半而功倍。

在少府穴的旁邊，有一個勞宮穴，也是在第二、三指掌的關節之間，這個位置屬於心包經。而心包經是屬火，也是火經裡的火穴，是手的黃金分割全息元的另一個黃金分割點。所以在夏季的午時，按摩少府和勞宮，對於心臟保健、養心安神、化瘀都有良好的效果。

內關穴是心包經的絡穴，位於掌橫紋後面兩寸。內關穴對於心臟有非常好的保養、調理作用。內關穴在從手指尖到肩臂、腋下大約1/3的地方，也就是在整個手臂的黃金分割區間裡。不一定非要等到夏天的午時，隨時都可以按它，包括少府、勞宮；但在中午11點到13點的午時，心經氣旺時，效果會更好、更強。在11～12點，太陽還在上升，我們要背對太陽；而12～13點，就要面對太陽。

我有一個病人，經常胸悶，我教給她這個法子以後，她對準太陽按，按揉了二十分鐘以後，胸悶明顯的緩解了。

●腦部缺氧時該怎麼辦？

心臟不好的人，除了胸悶不舒服，心肌供血不足，在這同時也會造成腦供血不足，腦缺氧，很多人抱怨失眠，晚上睡不著覺，其實失眠最根本的原因，就是腦缺氧。怎麼辦呢？

在第一章已經說過，晚上睡不著覺時，你閉上眼睛，轉動眼球來畫太極，就像畫一個橫的8字（∞），就是模仿太極圖的太極曲線運轉方向。閉上眼睛，眼球慢慢地轉，否則會頭暈。在你緩慢地用眼球模仿太極運動時，可能一會兒就睡着了。一般情況下，往往是越想靜心就越煩，越煩就越靜不下心來，但用眼球模仿太極的運動，像眼球在做太極拳一樣，這樣有什麼好處呢？有什麼效益呢？

在這種情況下，你身體的能量場就隨著你的眼睛，再跟天地的大太極場產生共振。而眼睛的位置在頭上，假如把頭部分為三份，眼睛正好處在上1/3的位置上。雖然「五臟六腑皆上注於目，而為之睛」，眼睛跟五臟六腑有密切關係，同時也跟眼睛處在頭部這個黃金分割全息元的上1/3位置與比例有關係。

很多方法是大道至簡，很簡單卻很有效。用眼睛在模仿太極曲線運轉的時候，按順時針方向運轉，你可以試試看。這樣調整失眠，過一、兩個月，你的心臟就會有明顯的改善，同時你的睡眠也能改善，氣色也會變好，因為你身體的陽氣和天地太極黃金分割場同步轉動而共振。

心腦血管疾病的夏季食療

按中醫的講法，肝通於春季，心通於夏季；夏季的時候火旺，心為火最旺的時候，夏天是與心相應，所以在夏天特別炎熱的時候，氣血容易過旺，容易發生心臟病，也容易中風；但這也是調整心臟最好的時候，調整得好，不但能預防心臟病，也能預防腦中風。

前面提到的那個老中醫說的山楂醬，我們一般吃的時候，是用水煮山楂片，味道會很酸。怕酸的人，可以加些別的東西，如比，鈎藤、夏枯草、枸杞子。

枸杞子味道是甘甜的，是補腎陰、腎陽非常好的中藥。古時候講枸杞子是補腎的聖藥，不但補陽，還可以補陰，能增加人的性功能。所以古時候有一句話，「離家千里，不食枸杞。」經常用水煮枸杞服用，甚至是拿它當葡萄乾吃，都可以有效的預防心臟病。

便祕是高血壓的不定時炸彈

有高血壓、心臟病的人，還要特別小心一個問題，就是便祕。我在中醫內科急診工作時，發現很多中風的人，都是在早晨上廁所的時候，因為便祕，解大號的時候過力了！腦血管本來已經很脆弱，再過度用力的時候，血管就承受不了向上衝的壓力，破裂了，就造成腦出血了。

比如，有人帶著爺爺來看病，說爺爺昨天吃多了油膩的好菜、好肉，又喝了酒，早上他大便的時候吃力，過於用力的時候，就中風了。這是爺爺腦子清楚時候講的話。但有些人，中風以後根本講不出話來了，到醫院沒有多久就腦出血，過世了。

根據日本科學家的研究發現，人的腸子就像一個大的廻形圈，在右側為盲腸，向上升是升結腸，中間是橫結腸；在左側再降下來，叫降結腸，然後進到乙狀結腸，再到直腸。

日本的科學家對於在醫院中風過世的人，做了解剖研究；他們發現有很多中風患者，其實是與腸內的宿便有關。而且發現，宿便停在右側升結腸的時候，相對右邊的大腦就容易出現腦血栓，或者出血；如果是堵在橫結腸，在腦幹正中的地方就會出問題；在左側的降結腸有宿便，就可能影響他左側大腦出現出血、或者血栓——中風。所以要預防中風，除了做相應的按摩，注意飲食，同時還要特別注意大便通暢，不要發生便祕。

中風是一個很可怕的疾病，有的人中風，一下子昏迷，過沒幾天就仙逝了。雖然家屬很痛苦，但過一段時間，就一切恢復於平靜。因為病人沒有受太多的痛苦，就結束生命了。有的人認為好死不如賴活，人只要活著就好；如果你中風了，醒過來以後，全身半側癱瘓，或者假性球麻痺不能吞嚥，可能生不如死，因為久病床前無孝子；如果病患本身又很好強，真的會很痛苦。

我在急診病房工作過很多年，發現很多中風患者都想過自殺，因為實在是太痛苦了。所以最好的辦法是，防患於未然。

《黃帝內經》講：「聖人不治已病，治未病；不治已亂，治未亂，夫病已成後藥之，亂已成而後治之，譬猶渴而穿井，鬥而鑄錐，不異晚乎。」

如何預防便祕

防患於未然，那預防便祕有什麼好辦法呢？

●小紅薯是抗癌的聖藥

我以前看過一本書，發現這個辦法又簡單又實用。在一個醫案裡面說，福建有一個非常有名的陳醫生，很多病人都從很遠的地方過來看他，但是這位陳醫生對病人有個很特別的要求；他摸脈以後，就會要求病人在一個星期內把三斤紅薯吃完，並要病人把紅薯切成片煮粥，而且不能吃油膩的，也不能吃肉。每個病人都吃了一星期的紅薯稀飯之後，再回來找他看病，結果效果就非常好。

後來有人研究，從中醫、或西醫的角度看都可，因為紅薯裡有很強的抗癌功能，同時紅薯內有大量的纖維素，吃了一星期的紅薯，就把大腸裡的宿便清除出去很多，把身體裡的垃圾都通暢了，這樣他治起病來就事半功倍了。

這是一個很簡單的辦法，現在有很多書籍也在講紅薯是抗癌的聖藥，同時對心血管病、軟化血管，保持大便通暢，清除身體內毒素都有很好的作用。

有的人說紅薯太甜，吃進去容易泛酸，怎麼辦呢？你在煮粥的時候，稍微加一點鹽和玉米渣子，和糙米一起來煮，就又可口又不泛酸。

還有一個辦法就是多吃菠菜，從中醫來講，菠菜也可以調整治療便祕。

有一點要提醒中老年朋友，特別是老年朋友，如果血虛、氣虛的話，不要用太多的瀉下藥，要經常用一些滋陰、養血、補氣通便的藥；比如，用枸杞子、黃耆、木香、山楂、白朮、瓜蔞各等量泡茶服用。

最好不要用番瀉葉，因為我的一位長輩用了番瀉葉，開始時他還覺得大便很順暢，但是後來就發現大便越來越差，到最後不用蕃瀉葉，大便經常不下來，不能排便，最後用番瀉葉也下不來，後來做手術發現，他的腸子裡部分都變黑了，壞死了。因為番瀉葉的瀉下、攻下力量過強，對人體有傷害。

我們可以找到很多方法，可以在書上、網上查，來想法預防、保健，防止心臟病，防止心腦血管病。中老年朋友們，如果已經得了高血壓、心臟病，不要害怕，按照我說的這個太極黃金分割養生方法，特別是在氣旺心經、腎經的時間來做調養，在氣旺心經的時間，中午的午時11點到13點，血壓會改善，心臟也會改善。氣旺腎經就是在下午的17點到19點，是酉時，相信一定會有很好的效果。

現在市面上流傳類似的食療方法很多，有些方法特別建議要吃生菜，吃沒有煮過的東西，但是大家要注意，根據中醫的說法，生菜，你要找到它本身食品的性質，如果偏熱、偏溫還可以，如果太寒冷的食品，又不煮，那可能會對你造成不好的影響。注意吃食物，一定要發現它的屬性，不能太寒涼。

現在有一本書竟然把張仲景也否定了，他是用一個所謂太醫的說法，說人出生就是一團火，千萬不能補，一補就會出問題。這是跟傳統《黃帝內經》的講法是相矛盾，其實這種講法是錯誤的。

因為《黃帝內經》上講陽氣是逐漸在衰退的，人的陽氣，是從年輕到年老，就是從盛到衰的過程，所謂「人生一世，草木一秋」，它有一個生長壯老已的過程。當然每個人都有體質的區別，根本原因還是要把你的陽氣調到協調的狀態，同時要把你的脾胃調整到正常狀態，因為脾胃是整個人體的後天之本，是人體氣化的樞紐，同時你要把心經、腎經養好。

有一個穴位可以早期發現你到底有沒有心臟病，是北京301醫院蓋國才教授發現的，在你的心經上，在手腕附近神門穴後面一寸半的靈道穴。這是心經的經穴，它通於心臟。如果按壓靈道穴，感覺非常痠痛的話，就要去檢查一下心臟了，因為你的心臟、心血管已經出現黃燈了。

第十三章 泌尿生殖系統的保養

古人說：「道不可須臾離也，可離非道也。」你要充分了解自然規律，就是「道」，才能「道法自然」。就像大思想家荀子所說的「君子善假於物」，對於醫學，對於人體生命的科學，對於治病的規律，這「物」是什麼？這就是我要講的「形而上者謂之道」，這「道」就是由天地運動所決定的生命內環境的深層次規律。

我研究中醫四十五年了，到目前為止，在國內、外治病，很多疑難疾病，在診治過程中，我都有一些心得；有些很難治的病，我也摸索出了一些非常有效的辦法；實際上之所以取得一些成績，就是因為「善假於物」，而這個「物」，就是我所悟出來的天地以及人體生命運行的太極黃金分割之道，我很願意把這些思路與方法，跟諸位讀者分享一下，如果你認真實行，就會發現這套辦法確實有效。

在這一章，主要講泌尿生殖系統會出現一些什麼問題。同時也涉及到如何抗衰老的問題。關於這些問題，在中國現在也有男科醫院了，大家對於男性生殖系統方面的疾病也更加關注了。我覺得這確實是好的趨向，因為以前中國傳統的封建意識，似乎覺得講這類話題，好像不夠君子，不能登大雅之堂。

人體的生殖鐘

在四十多年前，我開始跟老師學醫的時候，對於來看陽痿、男性性功能障礙的人，他都不太願意看。他有時說，什麼男科啊，不君子，思想不好。好像講到男科、女科，都是一種思想不健康的表現。

其實兩千五百年前孟子就說過：「飲食男女，人之大倫。」這是人生很重要的課題，是不能迴避的。

據我長期觀察，因為我學習、從事中醫已經四十五年了，臨床見過、聽過太多或喜或悲的家庭夫妻故事，我發現所謂夫妻感情，不光是精神層面的，其實還必須有物質層面的，所謂飲食男女，也就是這個層面不但包括了經濟與金錢，孩子、婆媳，也還包括了夫妻生活。所以不管男生、女生，進入中老年，有時候會有一些難言之隱。往往先生怕老婆，其實可能就是因為這個先生在很多生理方面不能滿足太太的一些正常需要。

男女的生殖功能和能力是不是有一種無限制的能量？其實是有一些規律和道的章法可循。我們要知道人體各種「男、女」之道或相應功能「道」的規律，才可能在養生過程中「道法自然」。而在幾千年前中國就發現了這個規律，現在的醫學研究，也證實《黃帝內經》對於男女之道的發現與論述，竟然很符合現代人的正常規律。這規律就是「人體的生殖鐘」，也就是男生的生殖系統跟女生的生殖系統，它有一個相應固定周期的變化規律。

女子的生殖鐘

《黃帝內經．素問．上古天真論》說，女子七歲開始換牙長頭髮，男生相對就比較晚，晚了一歲到八歲，女生是以七歲為節，以七開始，到「二七天癸至」，就是十四歲時來月經；「太沖脈盛，月事以時下，故能有子。」到二七的時候，差不多十四歲，因為古人是虛一歲，所以二七是女子十三歲左右，就來月經了。

二十多年前，我來美國之前，在醫院裡，我就發現很多小孩來看病，就是肥胖症或者過早發育。因為當時中國都是獨生子女，所以家長「望子成龍，望女成鳳」，過度寵愛子女，希望子女將來都有大成就，或者是做到怎樣怎樣；就容易被不實的廣告誤導，盛行用蜂王漿之類的補養品，千方百計的想讓自己的小孩變聰明，益智、健美，結果就造成小孩內分泌紊亂，過度肥胖，過早發育；小女生月經早來，會使得孩子終生都會受到很大痛苦。

到三七，二十一歲的時候，基本上就發育成熟，所以女孩一般二十歲前後，就可以結婚了；到四七，二十八歲的時候，女生整個生命過程就到了頂峰，所以二十八歲以前，女生很少去美容院美容，因為她正處在青春年華最好、最旺盛的時候。但是過了二十八歲、大約從三十歲左右，生命的花容月貌就開始要走「下坡了」。

《黃帝內經》上講：「五七陽明脈衰於上，面始焦，髮始墮。」即三十五歲以後，過去的一頭烏髮就不像以那麼旺了，而且臉也開始有皺紋了。

● 對臉部保健、美容有功效的經絡穴位

大家看足陽明胃經的循行，胃經是一直走到臉部；手陽明大腸經也是從手一直走到臉部鼻翼。所以陽明經脈衰了，皮膚就開始衰老，頭髮也開始髮質變差；女生覺得有點「坐愁紅顏老」了。同時，三十五歲左右的女生也有錢了，她就去買皮膚保健品、美容品。之所以美容業是全球第二大產業，就是因為要滿足這些有錢又開始衰老的女生的需要。

現代醫學也認為，如果女生到了三十五歲還沒有生小孩，之後就算高齡產婦，要做羊膜穿刺，因為小孩會出現智障的機率比三十五歲以前要高很多，甚至會生出「蒙古症」的小孩。

到六七，四十二歲，「六七三陽脈衰於上」，所謂三陽脈就是手足少陽、太陽、陽明。陽明經有手陽明大腸經、足陽明胃經。太陽經有手太陽小腸經、足太陽膀胱經。少陽經有手少陽三焦經、足少陽膽經。

手足各三條陽經，總共六條陽經，都會滙集到頭部及臉部上，對於覆著在頭部的頭髮盛衰，及對臉部皮膚的光亮滋潤，都有非常重要的濡養作用。所以「三陽脈衰於上」，「上」就是頭部，臉部衰老了，髮質更差了，外貌再也不像是二十、三十歲的樣子了，所以化粧品就更好賣了。但是如果瞭解經絡對臉部的重要性，再用黃金分割的方法找到相應的經絡穴位，經常做一些按摩，就會有特殊的美容、健美的功效。

我有一個病人，約莫三十三歲的女生，是位電腦博士，位置很高的工程師，由於工作壓力及各種原因，一年多來，在她臉部的右邊眼睛下邊、鼻子旁邊長出了一個大概直徑二點五公分大小的黑斑，她不惜重金，找了很多美容及皮膚醫生，用了很多美容的辦法都除不掉。

我給她針了胃經的三個穴，都是黃金分割穴；一是陷谷，在腳上的黃金分割點；二是解溪，就是所謂鞋帶穴，在踝關節上，大約繫鞋帶那個位置；三是足三里，在足跟到腰部的黃金分割點上。我幫她扎這三個穴位，大概兩個月時間，那個黑斑竟然就完全消掉了！至今已經有三、四年了，她大概兩三周來保養一次，臉看起來光潤，黑斑也未再發作。如果你無法扎針，經常按摩這些穴位，對臉部也有非常好的保健作用。

到六七，四十二歲時，真的是進入衰退期了，這時候是不是就不能再生孩子呢？如果調整得好，還是可以的。我有很多患不孕症，通過中醫針灸治療成功懷孕的病人，最高記錄是四十三歲懷孕。

當然四十三歲以後借卵懷孕成功的，不在這個範圍裡面，我也有這樣成功的病例。媽媽是義大利人，爸爸是華裔美國人，這位義大利女士和先生結婚十年無法懷孕，我幫她和她先生一起調整；她懷孕以後，我又用中醫針灸給她保胎。現在這個小孩已經十歲了，長得很漂亮，又非常聰明，像小明星一樣。這位媽媽為了紀念這件事情，給孩子取了跟我一樣的英文名字，可能是要永遠記住我，所以很有意思。

實際上有個問題，我也想了很久，就是為什麼中國人，在世界那麼多民族裡相對更聰明，我想可能跟中醫藥有關係，特別是小孩在母體內，為保胎給母親及小孩調腎氣，因為保胎的藥都能補腎。有些女生懷孕以後，出現先兆流產，比如腰痛、出血，這時中醫有一套非常有效的保胎方法。用中藥針灸安胎，安胎的藥大都能補腎。所以中國人在世界各民族中相對比較聰明，可能跟這個有關，因為中醫講腎主腦，腎主骨生髓，髓通於腦。

到了七七，四十九歲的時候，女性基本上就停經了！所以這個時候是多事之秋，會出現其他的疾病。因為體內激素急劇變化。西醫多用激素補充，讓你防止衰老。

十多年前，有一位美國白人太太來找我看病，她看上去挺漂亮、挺年輕的；可是又不太對勁。仔細詢問病史後，發現她竟然六十歲了，但她還有月經，因為她每個月還在吃女性激素荷爾蒙。

後來，美國國家醫學研究院（簡稱NIH）突然發現有大問題，就是有很多長期吃荷爾蒙的更年期及之後的女性很容易導致罹患子宮頸癌、卵巢癌；電視報紙消息一出來，幾乎是一夜之間，美國醫生就不給五十歲左右的女性用激素了，當然接近更年期的人也就不敢再用荷爾蒙了。

我有很多更年期前後的女性患者，也是經口碑相傳，來找我做美容保養，因為臨床實踐顯示，用中藥及針灸，特別是近幾年來結合使用天人相應太極黃金分割針灸方法，對於延緩女生的衰老，是駐顏有術的。

男子的生殖鐘

男生是「八歲腎氣盛，齒更髮長」，比女生晚換牙、長頭髮，長得慢，所以上小學的時候，一般是男生功課都不如女生好，因為太貪玩。到二八，十六歲的時候，他一下子就開始發育了，變聲音了，開始長高了；男生長個比女生晚，但是他後期就長得比女生高了。

然後到三八，二十四歲，大學畢業、工作了，就比較強壯了！

到四八，三十二歲的時候，生長壯大到頭了，就是發展到最旺盛的時候；正如孔夫子說的「三十而立」。

到五八，四十歲，孔夫子說「四十而不惑」，這時已經很有自己的主見，和自己獨立的見解，也做出事業來了；可是身體也開始走下坡了。正如《黃帝內經》所說：「年四十，而陰氣自半也，起居衰矣。」

到六八、七八，一步一步地逐漸衰老，體力減退。到八八，六十四歲的時候，性功能就不太好了，就走入老年了！跟現代醫學講的差不多。

我們稱孔子為至聖先師，大家知道孔夫子有多高嗎？《史書》上講九尺六寸，當時管他叫長人，這是《史記》上孔子世家記載的。孔子的爸爸是很有名的將軍叔梁訖。他生孔子的時候是七十二歲，已經超過了《內經》所講八八（六十四歲）的歲數；但是他媽媽當時只有十六歲。

> 《史記》裡的「孔子世家」，司馬遷講孔子是「野合」而出生的。野合是一種特殊的男女交合方式。
>
> 我去過陝西周原，周原原來是個村落，現在變成一個集鎮，已經有四千年的歷史，是周文王出生的地方。當時人們透過集市做商品交換與買賣，就是陰曆每月逢五、逢十趕集，這個習俗在中國大陸北方的各縣鄉鎮，一直沿用至今。那時社會風氣相當開放，根據習俗，本村之內隣里不通婚，但相好的情侶、或在集會時看上情投意合的，入暮時就會在林地裡幽會，這種狀態下的男女之情，就是「野合」。因為有人說野合的意思是另一種說法，有很多歷代的學者，為了維護孔子崇高的學術地位，轉而去設法維護他父母的尊嚴和聲望，就引用《黃帝內經》的說法，說男子六十四是正常的生育極限，而叔梁訖生孔子時，已經七十二歲，過了正常的極限。正如歷史有「正史」、「野史」，所以就把它叫成是「野合」，這個講法有點問題。但我們不去評論這件事，我們的專題是講如何養生。

如何用太極黃金分割方法來抗衰老

現在的標準六十五歲是老年人，有人說六十歲算老年人，在中國大陸，大部分人六十歲就退休了。按說我已經六十四歲，也應該退休了，可是我自個兒覺得還不老。因為用法天則地保健的方法，我身體還相當好，耳不聾、眼不花，可以連續工作十小時以上，我的病人也不希望我退休。

正如曹操的「龜雖壽」詩說：「神龜雖壽，猶有竟時，騰蛇乘霧，終為土灰，老驥伏櫪，志在千里，烈士暮年，壯心不已。盈縮之期，不但在天，養怡之福，可得永年。」所謂「盈縮之期」，是說你這一生的盛衰壽夭，比如，你發達、然後到什麼時候衰敗、你的壽命長短、身體健康狀況，雖然與先天定數有關係，包括你的遺傳基因等，比如你有長壽基因，就可能活得久；但後天努力可以改變先天定數。

比如，唐代藥王孫思邈自幼體弱多病，史書講在他七歲以前，隨時可能會死，父母為了給他治病，家裡幾乎都傾家蕩產了，因為生病，為此他發奮學醫，身體竟然越來越好，他活到了一百四十一歲（公元五四一～六八二）。很多書本在提到孫思邈的時候，都說他活到一〇一歲。實際要像《史記》裡司馬遷說的，「讀萬卷書，行萬里路」，很多事情，要實地考證。

孫思邈的家鄉在中國陝西耀縣孫家塬。我十年前應邀去那裡參加了「孫思邈國際學術思想研討會」，實地參觀考察，看了所有他幼年到成年所居住，及他行醫的地方。而且根據當地縣誌史書上有根有據地記算，他真的是活了一百四十一歲。他在一〇一歲的時候，出版了他第一部書《千金要方》，到一百三十七歲的時候，寫了第二部書《千金翼方》。當時沒有電，也沒有眼鏡，就說明他在油燈下能夠寫出一本書，起碼是眼睛不花，手不抖。他真的是我們中醫養生長壽的典範。

所以曹操說：「盈縮之期，不但在天，養怡之福，可得永年。」

我們現在講的這套法天則地太極黃金分割養生辦法，就是幫助你，怎麼增加你的「盈縮之期」，讓你活得更健康、更好、更長壽。所謂「盈縮之期，不但在天」，我的解釋是說，雖然你養生長壽的雄心志向很大，但是要先了解老天給人類的氣數與壽限規律是什麼，才能在瞭解規律的基礎上，去努力爭取長生久視，而不是不按規律的盲目瞎搞。

治泌尿系統的黃金穴位

●湧泉穴可治耳鳴和失眠

人一旦衰老，有可能會患很多疾病，最常見的是泌尿生殖系統方面的疾病。比如，老年男性得了前列腺炎、前列腺肥大，夜裡經常夜尿，一夜起來最少三、四次，乃至五、六次，弄得他太太也睡不好覺；有時候太太也有腎虧、慢性膀胱炎，腰痛，很不舒服。

有什麼治療的辦法？一般西醫會讓你吃消炎藥，可是變成慢性炎症的時候，我就建議你不要吃消炎藥了，最好找中醫，因為陽氣受傷了，需要溫性的藥物或食物輔養陽氣，而消炎藥多半是寒性的，不但更傷陽氣，還會損傷脾胃。

太極黃金分割保健的方法是，找腎經和膀胱經，一個是足心的湧泉穴。湧泉穴是腎經的井穴，這個穴可以急救，比如，觸電、溺水休克；同時也可以治失眠和耳鳴。

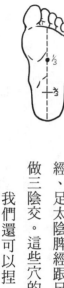

我治過一個很難治的耳鳴。最初是醫生發現她耳朵內有一個小瘤子，但如果開刀切除瘤子，聽力可能會喪失。幸好這個瘤子長得很慢，是良性的。她兒子是西醫醫生，也不建議她做手術，因為可能會聾了。

她就找我給她針灸。我用太極黃金分割方法，結合刺激湧泉穴以後，她的耳朵聽力已經恢復30％了，而且耳鳴的聲音明顯變小了。

湧泉穴處在足底部的黃金分割區間。針湧泉穴相當疼，讀者可用手捏，就不會那麼疼。睡不着覺的時候，也可以捏湧泉穴，或者用手心的勞宮穴拍足心的湧泉穴，左邊拍一百下，右邊再拍一百下，也許還沒拍夠一百下，你就睡著了！

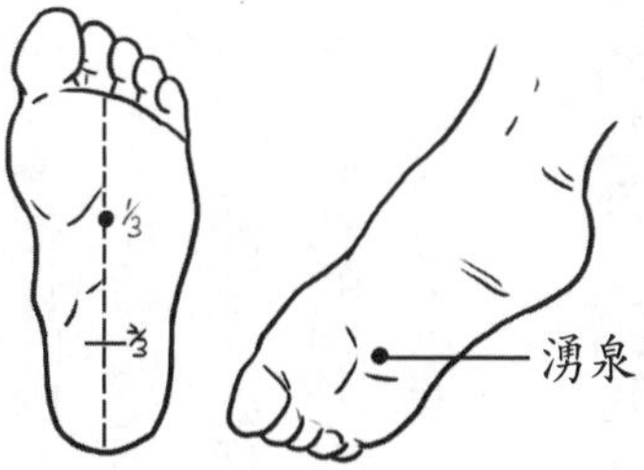

●太溪穴固護衰退的性功能

太溪穴，位於內踝裡面，是腎經的輸穴和原穴。還有腎經的陰谷穴，在膝膕內側。上述這幾個穴位都與黃金分割比例有關，是臨床經常用的穴，可以通治泌尿生殖系統疾病、胃腸系統疾病。還有一個重要的穴位，就是三陰交，也是黃金分割穴位；它是足厥陰肝經、足太陰脾經跟足少陰腎經，這三條陰經的交滙的地方，所以叫做三陰交。這些穴的按摩對前列腺都有助益。

我們還可以捏一下膀胱經的合陽、承山等穴；在委中下邊的合陽穴，這個地方捏的時候會很痠。捏按承山穴可以緩解夜尿太頻。它們都處在黃金分割點上，能夠把你的內分泌系統調動起來，激發自我修復系統。

人的性功能是不是就到六十歲就全完了？不是的，其實人的衰老跟內分泌生殖系統的提前衰退有關系。如何用黃金分割方法調整加強泌尿生殖系統，主要是從腎經和膀胱經上，還有在小腹部的關元穴和氣海穴，從肚臍到恥骨聯合的曲骨穴分成五份，下面的第三份，就是3/5的地方，是關元穴，慢慢揉，也會有補腎、強壯筋骨，強壯精力的作用。

出門在外，臨時尿急的「錦囊妙計」

很多人都有過出門在外，臨時尿急的狀況；有人是尿道炎，肚子常痛得難受；或有前列腺炎，常常容易尿急，膀胱脹得難受；這時有一個妙法，緊急時可以捏董氏奇穴，就在手食指三段關節的中間一節外側，是兩個董氏奇穴，叫做浮間，外間；這兩個穴位專門治諸如疝氣、膀胱炎、尿道炎、前列腺炎等的疼痛。女生有時候痛經，按這裡效果也很好，食指的中間這一段，可分成三份，這兩個穴即各處於上下1/3的位置上。正好一個是0.33，另一個是0.66，也在黃金分割點。

泌尿生殖系統疾病大多是因為陽虛，所以還可用灸療——艾卷灸的辦法。艾條在一般中藥店都可買到，把艾條點着了以後灸相應的穴位氣海穴和灸關元。關元穴在肚臍到恥骨連線的下3/5，中間一寸半就是氣海穴；灸到局部微微發紅，約5～10分鐘。注意，一定要把艾條熄滅，免得引發火災。

泌尿生殖系統保養的中醫食療藥膳

對於泌尿生殖系統疾病，也可以用食療補腎。食療結合太極黃金分割方法，可以讓容顏變漂亮，同時也能養腎。

●清蒸烏骨雞

烏骨雞一隻，加上蔥、薑、鹽、黃酒各少許，最主要是要加枸杞子。枸杞子大概用手抓一小把就夠了。這道湯品可以養腎，補腎陰，調節內分泌系統。

●肉蓯蓉粥

肉蓯蓉又叫寸雲，既能補腎陰又補腎陽。大約用50克肉蓯蓉，加上50克薏米、10克扁豆、白米100克，一起煮成粥，味道很好，有點像咖啡似的。

第十四章
夏季如何預防陽氣受傷和筋骨損傷

青春永駐、長生不老是每一個人的夢想，然而縱貫古今，即使你再有權勢，再有錢財，也不能夠抵擋和逃脫生、老、病、死的自然規律。

這一章就要特別講雖然人無法抵抗、逃脫生老病死的規律，但我的研究發現透過法天則地太極黃金分割養生術，還是可以做到抗衰老，並不是說你會永遠不老，但起碼可以延緩衰老，延長壽命，同時享受高質量的生活。

現在很流行的「白領綜合症」，在美國灣區叫做「矽谷綜合症（Silicon Valley Sydrom）」。在美國矽谷有很多高級工程師，他們長期打電腦，造成了很多工作傷害，比如，頸痛、腰痛、肘痛、腕骨痛等等；美國的工傷科醫生就把它稱之為「Silicon Valley Sydrom」。

「矽谷綜合症」包括腕管綜合症，就是手指發麻、手腕很痛、頸椎病、腰痛、膝蓋痛，因為這些工程師長期坐在電腦前面，為了趕一個工作項目，有時一坐就是十幾小時都不動，而且夏天冷氣開得非常強，冬天暖氣開得特別熱，過冷或過熱的空調對人體都是有傷害的。《黃帝內經》上講：「寒」傷陽氣，對人體陽氣傷害最大的就是寒冷。隨著科學技術的發展，工作環境看似越來越先進了，但如果辦公室是封閉狀態，沒有流通的空氣，接觸過多的冷氣，再加上長期姿勢不正確的坐著打電腦，時間一長就會造成人的陽氣受傷，及筋骨的損傷。特別是在夏天，外面很熱，毛孔因為受熱出汗都是打開的，一進入辦公室，過強的冷氣迎面撲過來，「寒主收引」，就會傷害陽氣。你又沒有適時穿上衣服保暖，時間久了以後，所有的經絡都會因寒冷而受傷。

所以《黃帝內經・素問・痺論》說：「黃帝問曰：痺之安生？歧伯對曰：風寒溼三氣雜至，合而為痺也。其風氣盛者為行痺，寒氣盛者為痛痺，溼氣盛者為著痺也。」痛的根本原因是什麼？《黃帝內經》說「有寒故痛也」，因為寒傷陽氣。

腰痛、頸椎痛的黃金穴位

西醫對於頸椎病、腰椎病的治療法多是做「牽引」，嚴重的則做手術；但我看過很多手術失敗或手術之後還是疼痛不已的例子；我的結論是：應該把手術做為最後的選擇。

中醫對於治療工傷造成的腰痛、腿痛、頸椎痛，有很好的療法。比如，可補腎的右歸丸、或吃一些疏經活絡的藥——附子理中丸、活絡丹可改善手腳冰冷；持續吃幾個月到半年，症狀就會明顯地改善了。

太極黃金分割養生法與頸椎病

頸椎病有什麼特點呢？有人會感覺脖子跟肩膀都很緊、有人頸椎病雖然很嚴重，卻不感覺脖子緊，但手卻已經開始發麻了，因為神經根被壓迫到了。

神經根被壓到頸椎上第幾節有關係，比如，跟頸椎、腰椎、和頸椎胸椎；根據病人不同的症狀，就反應出壓迫在哪幾節脊椎上。有的醫生治療頸椎病，就是光在手上扎針，因為患者手麻了，就扎手的八邪穴；其實是因頸椎壓迫到神經，手才會麻。因為手小腸經的循行，是從小指外側沿著上肢的外側一直向上穿過肘，經過上臂再到肩；在肩胛上繞幾個圈，然後過頸椎，再到頭。所以我們就可在小腸經的黃金分割點上，就是後溪穴、腕骨穴、養老穴，取穴扎針。

養老穴在手腕的後面，養老、養老，顧名思義，老年人用這個穴非常好，比如，老人的骨質疏鬆、骨質增生等問題，可按揉腕骨、養老、後溪等穴；這些穴都跟黃金分割有關，對手麻、頸椎病、頸背痛、肩痛都有很好的效果。

小腸經的前谷穴，位於從小指尖到手腕關節的上1/3處，也在黃金分割點上，是屬於陳照老師易理針灸體系當中的小腸經裡的蠱卦。我在臨床上發現，前谷穴對頸椎病有非常好的效果。在小腸經氣旺時，就是中午13點到15點的時候，面對太陽，按揉相應的穴位。

● 膀胱經與膽經也跟頸椎有關係

膀胱經與膽經也跟頸椎有關係；膀胱經是從睛明起來，穿過頭顱、頭頂，然後到頸，到後背一直到下肢，到小腳趾的外側。

我們可以按揉膽經跟膀胱經的黃金分割點；膀胱經取穴束骨，束骨穴在腳的外側 $1/3$ 的地方；膽經可以按壓陽陵泉穴和丘墟穴。丘墟在踝部的外側，陽陵泉在膝下的外側。

人體還有一個重要的黃金分割點，就是在肚臍。

你在肚臍上稍微按著，假如說肚臍像一個井的話，你不要按壓那個「井底」，因為按著井底會很難受。在肚臍朝向心臟的方向，可以找到一個小的凹陷。如果把肚臍形容像碗一樣，你可以用食指在碗裡面轉動，在轉動的同時，肚臍的臍壁上，有一個位置指向頭部方向位置，那裡相當於你的頸椎，如果那個地方很痠的話，你就可以在那裡輕輕揉按，同時再輕輕轉脖子，僵硬疼痛的脖子就會鬆開了。

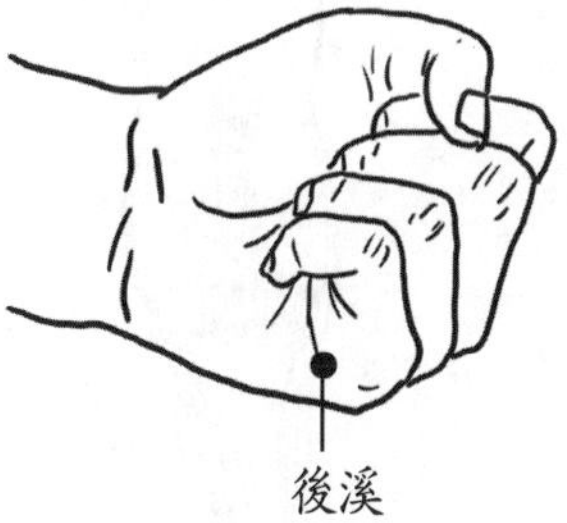

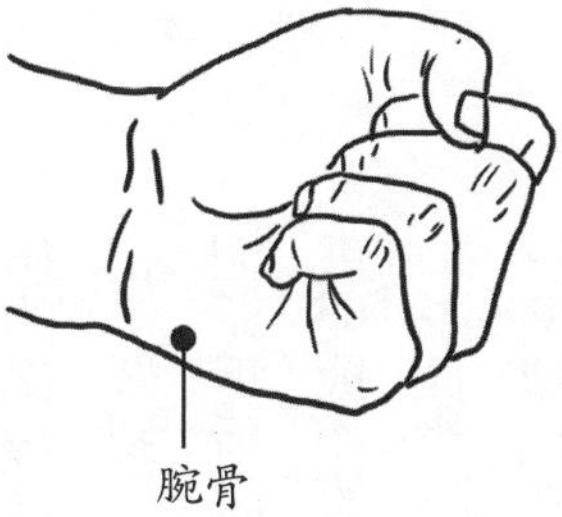

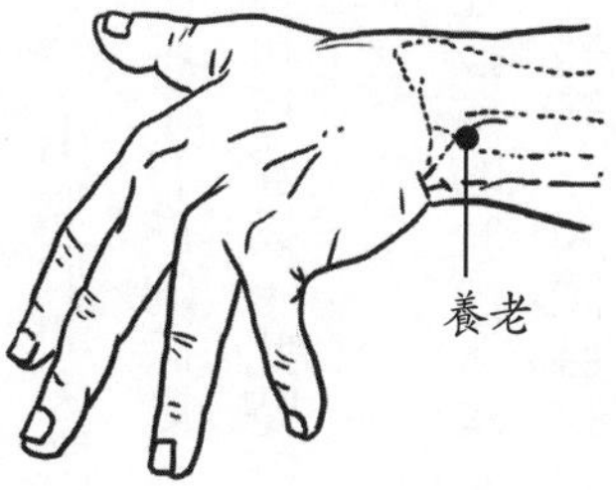

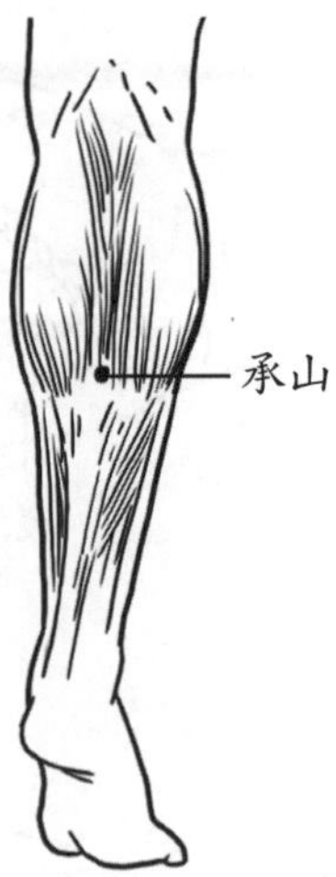

這就是莊子說的「聚而成形，散而為氣」，病的過程就是，由病氣、由無形的失調的場變化，聚到一定程度，出現了有形的病變，就如愛因斯坦所說能量與物質可以互換，此時病態能量就變成物質——頸椎病。

你找對了方向，在按揉的時候，這有害的物質又轉化為能量散開。經絡在人體自我修復系統啟動的時候，它的病氣就一點一點慢慢地就散開了！也就是被壓迫的神經根的腫脹，慢慢就消腫鬆開了。一旦鬆開，你馬上就會覺得舒服很多，我有太多這樣成功的頸椎病病例。

承山穴在小腿的後面，它處在從腳底到腰部的下1/3處，也是在黃金分割處。在膀胱經旺時，下午15點到17點，面對太陽，按揉膀胱經的束骨穴和承山穴；同時轉動頸椎，五分鐘後頸椎的不適感就會明顯的減輕。

● 膀胱經所過的腰椎

腰也是人體的膀胱經所過，頸椎在上位，在脖子那裡；而腰椎就在偏下，就在繫腰帶的那一圈。如果腰椎不舒服、腰痛、腰痠，可以用艾草、艾捲灸一下關元穴和氣海穴；經常灸關元，還能夠抗衰老。針灸這兩個穴，對腰椎病有非常好的效果，因為腰椎生病，或者腰痛、腰痠，往往跟腎經的陽氣虧損有關。中老年人腰痛，其實不完全是腰椎的問題，還跟腎虛有關係，腎氣不足了，生殖系統功能下降了，就會腰痠。

中醫說：「腎主骨，生髓，髓通於腦。」所以腎氣不足，不但腰痠，還會膝蓋發軟、疲勞、乏力。所以古人說，老化先從腿上老。

灸關元穴可增強性能力

有兩個跟長壽有關的故事，一個是聖人藥王，另一個是賊王。聖者就是我們前面說的孫思邈，他活到一百四十一歲。很多人上了年紀開始生病，其實不是真的生病，而是衰老了。

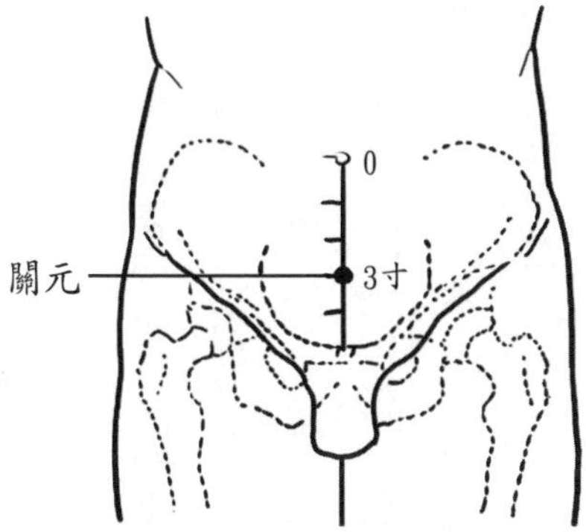

如果在你沒有盡其天年之前，從道理上講，衰老是可以延緩的。

《黃帝內經．靈樞經》說「天年」是一百歲。但又說如果會養生，不但能過百歲，還能有生育能力，所謂「道者能夠過百歲，仍能生子」，因為能做到「腎氣有餘，經絡暢通，天壽過度」。

孫思邈被稱為藥王爺，是唐朝的大醫家，前面我們說過一些考證，說明他活到一百四十一歲，他之所以長壽，除了他學醫，他也修練氣功、吃中藥、扎針灸，很重要的是他灸關元，再加上他一些特殊的養生之道。大家有興趣可以看看孫思邈的《藥王全書》，或《千金要方》和《千金翼方》。

另外一個灸關元長壽的不是聖人，而是賊人，不是藥王是賊王。其實中國古代對於如何保持性功能的旺盛，有一些很特殊的研究。在年老的時候，能夠加強性功能的穴位中，關元穴也是很重要的一個穴位。

宋代有一個很有名的大家竇材，他以當代的扁鵲自居，他寫了一本書《扁鵲心書》，主張養生，要針後加灸，他特別強調的兩個穴，一個穴叫命關，也就是脾經的食竇，在胸外側；再一個穴就是關元。

食竇穴是屬於脾經，脾為後天之本。而跟先天之本腎氣及真元有關的要穴，就是關元穴，也是在黃金分割比例區間內。在《扁鵲心書》中，竇材舉了一個例子，有一個步卒叫王超，本來只是一個當兵的，沒有什麼了不起，後來得到異人的傳授有了本事，開始為非作歹，九十歲仍然健步如飛，而且打家劫舍、強搶民女，能日淫十女而不衰。後來他被抓到，還被判了死刑。

行刑之前，監斬官問他，「怎麼九十歲還有精力能夠採花盜柳，健步如飛，你告訴我，我可以照顧你的後事。」

王超說：「我得到異人傳授，每到夏秋之交的時候，灸自己的關元穴，灸五百壯。」

什麼叫五百壯？以前做艾灸不是拿艾條，而是拿艾卷成一小攝，捏成像小窩頭一樣，擱在皮膚上，然後點著了，讓它自然燃燒，燒到最後燙的病人受不了，才把艾卷拿掉，這樣算一壯。燒一壯大概需要一分鐘，五百壯就差不多五百分鐘，將近八個多小時。

王超這樣灸，果然讓他得到了無比充沛的精力。因為「春生夏長，秋收冬藏」，王超從夏天、長夏，到夏秋之交，在立秋前後，進入「收」跟「藏」的時候，把他的真陽通過灸收斂昇華，並將由此產生的氣血精華貯藏到下丹田，所以他的身體就變得非常好，到九十歲還健步如飛，精力如同青壯年。

從中醫的角度來討論，我相信孫思邈灸關元的時候，也有性功能很旺盛的狀況，但是孫思邈去修道寫書，把他的精力拿出來造福於別人，積累他的知識，發揚他的智慧，去利益大眾及後世，而不是為非作歹。

所以大家想長壽的話，不妨找艾條灸一灸，但是千萬注意不要燙到，一般的灸法就是在陰曆的初一到初五之間，在新月前後的時候，大概連著灸五天，就可以了。

灸足三里可降低膽固醇

現在人都很害怕膽固醇高、三酸甘油脂高，於是吃東西就吃得過於清淡，什麼都不敢吃，有什麼辦法可以改變呢？怎麼能夠既不過度限制飲食，同時還能降低膽固醇，提高高密度脂蛋白？

根據北京中醫藥大學的研究，灸足三里可以提高高密度脂蛋白，軟化血管，預防心血管病、腦血管病。足三里穴就在膝下大概三橫指、或四橫指，在脛骨外一橫指，恰好就是處在從足底到腰距離的黃金分割點上。

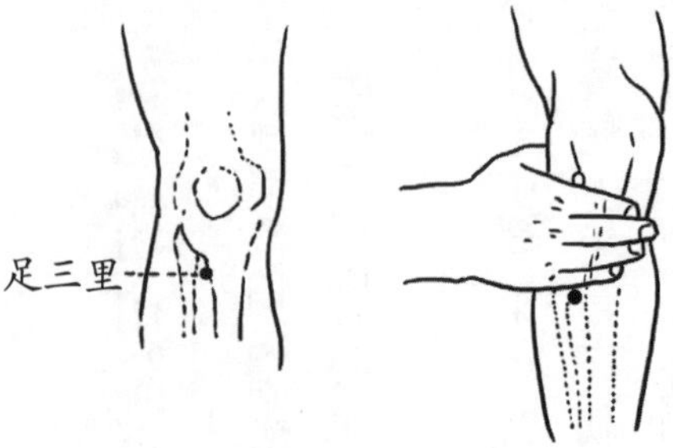

我在急診室工作時，發現生命要終結的時候，都是從心臟停、呼吸停，因為好多血管都堵住了，就好像塞車一樣，最後全塞住了。機理是什麼？一個是陽氣衰弱，就是很衰老的時候，它自然就停了；再一個就是你並不老，但是血管塞住了，怎麼推也推不動，心臟用力收縮也推不動，這時候怎麼辦？你想抗衰老，想通暢心血管、腦血管，灸足三里和灸關元是一個非常好的辦法。曹操說：「盈縮之期，不但在天，養怡之福，可得永年」，這也是一個「養怡之福」的好辦法。

隨時與天地保持同步太極共振，自然會長壽

也許你是身體非常好的人，是運動健將，但是我們如果看看周圍，真正從事體育專業的人，比如短跑運動員，年輕時過於消耗體力，活得都不是很長；反而是經常打太極拳的人會活得很長。原因是什麼？我的猜想是，在打太極拳的過程中，他的太極氣場跟天地的太極氣場產生了良性的共振。

人體最主要的生命動力就是心臟和腎的精氣及脾胃之氣的正常運作，中醫認為脾胃為後天之本，腎為先天之本，心為君主之官，當一個人在打太極拳的同時，因為天地人太極結構

能場的共振，就會把身體堵塞的地方打開，把失調的地方重新調整，所以會隨時跟天地保持同步太極共振，自然就會長壽。

有人認為自己永遠也不會老，或身體非常好永遠不會生病。但是根據規律，人都會逐漸地老化，就像汽車保養一樣，平時開著車好像沒問題，可是一定需要定期保養。我們人也是這樣，你即使呆在那裡一動不動，身體照樣氣血在動，就會老化，產生一些沉積污濁的東西；這個東西如果不經常清除，它就從小到大，堆積得越來越多。於是很多人就開始吃保健品，聽別人說、或聽誇大不實的廣告，便宜的、昂貴的，胡亂吃一堆，但寫廣告的人都不是醫生，別人吃有效並不表示也適合你，因為每個人的體質，都跟他自己的出生時年月，與當時五顆行星的相對位置和當時的季節所造成的五運六氣能量場有關係，由於這一原因，也可以解釋為什麼即使是親兄弟姊妹，遺傳基因是相同的，但往往他們各自的體質和所生的疾病也會有很大的不同。

法天則太極黃金分割共振扶正的辦法，對所有人都是通用的。就是用太陽、地球產生強大的能場，來調整你失調的太極黃金分割場，同時再與你相應經絡經氣旺時，找到相應的黃金分割點。在按壓經絡上的黃金分割穴位時，如果這個地方很痠、很脹，那就是你有問題的地方。

可能很多讀者會說，針灸穴位太多，我記不住這麼多穴位，我教大家一個簡單的方法，就是用你自己的手掌來做丈量，找出手臂的上1／3哪兒、下1／3在哪兒，你腿上的上1／3、下1/3在哪兒，大多在這個區域附近，你會找到一些相應的比較痠痛的點，按壓這個地方就好了。

這個系統是太極黃金分割點，是跟天地的太極黃金分割共振有關係，既跟經絡有關係，但又不完全是經絡系統。這是天地人相應的太極黃金分割的氣化傳導路，所以在臨床上治療的時候，我發現這個點有時雖然不在穴位上，甚至偏離穴位，但是效果竟然非常好；只要刺激這個點，就激活了天地跟人之間的太極黃金分割共振，同時把人體深層的正氣助起來了。也許這個痠痛點會稍微偏離正常的穴位，也許有時候正在某個正常穴位上，但它們都是在相應的黃金分割比例區間內；按壓這個點，就都會引起相關天人相應法天則地的太極黃金分割共振扶正，從而產生很好的效果。

正如神秀講的，「身是菩提樹，心如明鏡台，時時勤拂拭，勿使惹塵埃。」我們應該隨時勤拂拭、照料為我們服務的軀體，因為所有人都會老，都會離開這個世界和親愛的家人，特別是老年朋友。我現在也算老年人了，有的事情要防患於未然，就像老子說的，「為大於細，為難於易；為之於未有，治之於未亂。」

抗衰老、提高生活質量，延緩生命衰老過程的這一重要「投資」，一定要早一點開始，不要等到了八十歲，才想起來說要抗衰老、要返老還童，可是那個時候你的生命之花已經凋謝了。想讓生命之花不凋謝，就要在花凋謝之前，就開始維持它。所以抗衰老，應該從四十歲前後開始。

一般中年人最想知道的、最關心的養生項目，不外乎是：年輕的太太說，怎麼樣能輕盈美麗，怎麼樣能減肥；男士就希望精力旺盛，事業上能夠更發達；這些項目並不是太困難的事，但相對要無病活過天年，則真是較為困難。

我寫這本書的目的，就是希望提供一些與傳統方法都不同的「錦囊妙計」，來試圖幫忙有志於養生的人達到每個人都嚮往的長生久視的目標。但想完成這個目標，還要多方面的努力，包括修身和修心的努力。除了用黃金分割養生法來按準穴道進行修身養生，你在修心上還要下功夫。這是一種體悟出來的道，不是你練了以後，所有的病在短時間內都好了！你瞭解了這個道，還要持之以恆的堅持去做，時間久了，自然就會見到效果。比如，你病了三年，才做上兩天，就想完全好，這是不太可能；因為按中醫的講法，你生一年的病需要一個月的治療時間，病十年就需要一年的時間，才能完全治好。

我說的這個法子，你可能不用去看醫生，盡量不吃藥，就自己找到太極黃金分割場按摩。如果你病了三年，最少得持續做三個月；堅持幾個月之後，你會發現你的體質一定是逐漸發生很好的良性變化。

名人可借鑒的養生之道

我們再說一位名人陳立夫長壽的故事，他在台灣的台中辦了「中國文化醫藥學院」，台灣的中醫之所以有今天，跟他有很大的關係。在美國，他就住在加州灣區，活了一〇三歲，他怎麼能活這麼大歲數，而他的哥哥早早就過世了。據說，他很重視養生，從五十歲開始，按時睡覺，每天早起，一定花三十分鐘從頭到腳按摩一遍，然後練太極拳，練書法。

所以陳立夫的身體保養非常好，他也很熱心公益事業，很多人都非常崇敬他，常請他出席公益活動。有一次一個很重大的會，請他去剪綵；美國灣區天氣一向很好，四季如春；不巧那天刮風又下雨，當時有人就勸陳立夫，別去了，身體可能會受風寒感冒；陳立夫說他身體很好不要緊，而且他強調不能失信於人啊，結果就去剪綵了！出去以後，在剪綵時被雨淋了，風再一吹，結果感冒——肺感染了。沒過一個星期，他就因肺衰竭而過世了。

我想當時如果他沒出門，或許能再多活幾年。所以年過七十歲的老年朋友，越到了風燭殘年時，越要小心，盡量避免風寒感冒。據我在急診室多年臨床經驗，老年人最怕感冒後引起的肺感染及併發症，往往讓醫生無回天之力。

蔣夫人宋美齡也活了很久，跨三個世紀，或許他們這些名人有特別的養生辦法，我們平民百姓可能沒有那個條件，但是我們有太陽、地球、月球和木火土金水五顆行星。我們可以用太極黃金分割保健按摩方法，向太陽、地球、月球要健康，向太極黃金分割要長壽，你只要有信心，堅持做，持之以恆，就一定能做到。

抗衰老的中醫食療藥膳

「天食人以五氣，地食人以五味。」我們說到了如何在「提挈天地，把握陰陽」的前提下，採集天之五氣——木火土金水五行精華之氣，來幫助我們的氣化失調。那麼有沒有食療可以抗衰老？

抗衰老食療秘方：用蘇葉10克、百合30克、肉蓯蓉30克、枸杞子30克、白豆蔻6克、黃柏10克、甘草3克，將以上藥物用紗布包好一起煮；煮出來的藥液可用於煮粥、煮湯、泡茶。

其中，蘇葉，就是紫蘇，它的葉子前面是綠色，後面是紫色。它能治感冒，還能化瘀、解毒、通絡。百合則可幫助潤肺、養肺、安神。肉蓯蓉是黑色的，入腎。枸杞子是紅色的，入心，又能養腎。白豆蔻入脾。黃柏，是黃色的，入脾又入心。如果不怕酸的人，可加山楂15克，也可以加點冰糖；喝上一個月以後，你就會容光煥發了。

秋季篇

秋三月，此為容平，天氣以急，地氣以明，早臥早起，與雞俱興，使志安寧，以緩秋刑，收斂神氣，使秋氣平，無外其志，使肺氣清，此秋氣之應，養收之道也；逆之則傷肺，冬為飧泄，奉藏者少。

《黃帝內經・素問・四氣調神大論》

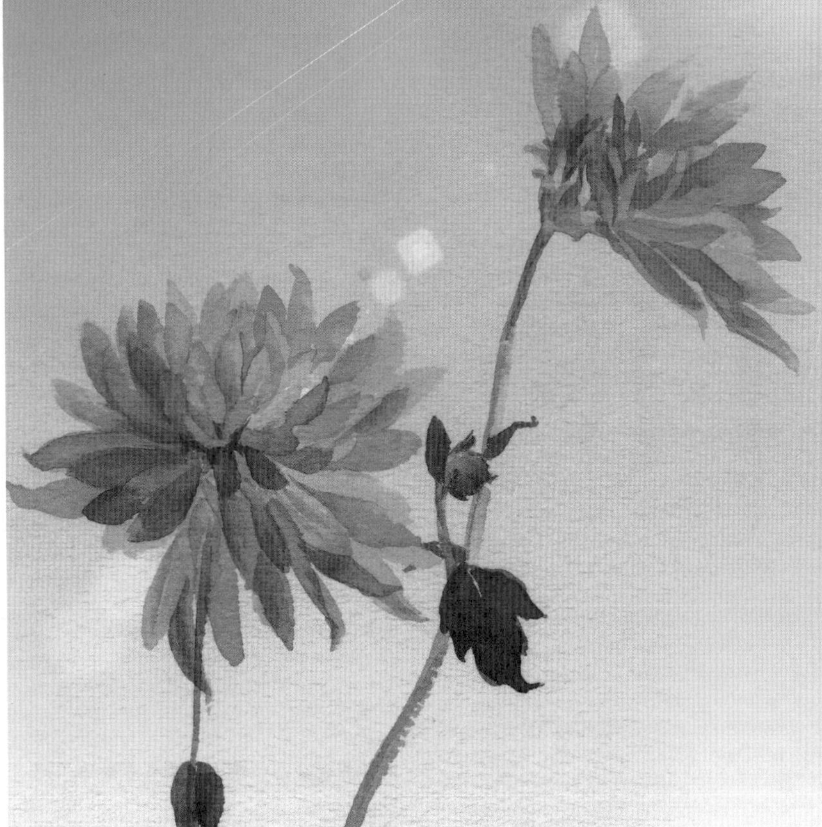

第十五章「秋收」概說

天人相應是幾千年來中國文化體系，包括哲學、醫學的準則之一，老子講「人法天地」，《黃帝內經》則講「法天則地」，就是強調養生要按照四時天地陽氣「春生、夏長、秋收、冬藏」的準則與規律來「法天則地」、「人法天地」，最要緊的原則就是要「春夏養陽，秋冬養陰，以從其根」。

在春季篇跟夏季篇，講述了春夏怎麼養陽；現在進入秋季篇、冬季篇，要講到如何順應天地的變化來「秋冬養陰」。

這一章裡就要討論如何結合「法天則地」，天地太極黃金分割共振扶正的機理來實行「秋三月養收之道」的各種方法。

太極黃金分割治B型肝炎實證

二〇〇九年四月，我在江蘇台「萬家燈火」節目裡，講了夏季養生之道，之後在國內、國外都引起很大的迴響。有一天，我在舊金山南灣矽谷的診所，接到一位女士從洛杉磯打來的電話，說她看到我在電視上的養生節目演說，想來找我看病，她因為B型肝炎，怎麼治都不好。因為從洛杉磯到矽谷，開車要八個小時；所以我就建議她在洛杉磯看醫師比較方便，我也可以幫她介紹中醫師；但她還是堅持來找我。

開始的時候，她每個禮拜飛過來兩次；我看了她兩個月以後，她的情況就明顯地改善了。她以前月經不正常，經常跟孩子發脾氣；現在月經正常了，過去由於肝病的關係非常疲勞，現在體力好很多，臉色也紅潤了。

她自己以為已經好了，後來去做檢測，B肝病毒指數還是很高，她有些失望。我就告訴她為什麼這個指數，不是一下子就可以降下來的。但是症狀已經明顯減輕，再堅持治療，就一定可以控制得很好。

因為B肝的病毒，據現代醫學研究，就好像野草的根一樣，很難除乾淨它。而有B型肝炎的人到後來都會產生肝硬化或者肝癌，並不是病毒的問題；而是身體要清除這個病毒，產生強烈的排斥反應，反應太強了以後，就傷到了自己好的細胞；所以這是一個很長的過程。但是我用這個方法，起碼使她當時的症狀得到很大的改善。很多肝病的人，往往氣色、腸胃都很不好，容易疲勞；因為肝脾不和。同時肝經是女生的根本，也會造成月經的失調。她經過我的治療之後，身體調整得相當地滿意。

我從臨床上經過大量的實踐檢驗，總結出來一套行之有效的辦法；也就是把我在治療當中，行之有效的太極黃金分割共振扶正的治療方法，把它簡化出來變成一個可以操作的辦法，以此來激發人體的自我修復系統。

用這個辦法，當然不是什麼病都可以治好，有些很重的病，光用按摩來調整身體，還是力量不夠。比如，有一個女觀眾，她也是看了電視，從加拿大打電話給我，說她媽媽有帕金森氏症，問我用這個辦法來按摩，是不是可以治得好？我說帕金森氏症是重病，光用這個方法按摩，力量還是不足以扭轉局勢，應該還需要找醫生吃藥，或者針灸。但是做為健康保健、養生長壽，「太極黃金分割共振扶正」對許多慢性疾病或處於亞健康狀態的人，還是非常行之有效的。同時正如道家所說「我命在我不在天」，你可以透過不斷的調整，隨時勤拂拭，來使你的身體保持與天地太極黃金分割的能場產生共振，從而達到長生久視之境界。

我所研究的這套理論是借助於天地，已經存在著幾十億年的太極黃金分割能場，來調整我們失調的、與天地息息相關的人體太極黃金分割能場。

這個道理說起來很簡單，但實際裡面包涵非常深奧的道理。有人知道我研究的結果以後，他們練這個功，有時會感到迷惑，其中一個很重要的問題，我在美國給大家健康講座的時候，有人也常問我，什麼時候要背對太陽？什麼時候要面對太陽？為什麼要這樣？

「黃金分割」這個名稱，實際是耳熟能詳的一個概念，你在網路、字典上都可以找到，在google的網上大概有將近三十萬條有關黃金分割的信息，對於地球的黃赤交角解釋也有很多，但是至今我還沒有發現，任何人講到黃赤交角跟黃金分割有什麼關係。

在這本書中，我是有史以來第一次討論了天地的黃金分割比例的概念，實際上是與地球的黃道、赤道夾角有關，同時也跟地球的遠日點和近日點有關係。這樣就產生一個特殊的太極黃金分割能場，而這個能場對我們人體結構有重大的影響，在臨床也可以得到驗證。

秋季養收之道

這一章裡講的秋季養生，涉及到有關春、夏、秋、冬四季的概念，四季的形成是由於地球在自轉和公轉過程中，由於赤道和黃道不在一個平面上，就造成了地軸的傾斜，從而造成了四季中陽光照射地球的角度不一樣，相應接收的熱量不一樣，也就造成了四季天地陽氣的升降跟盛衰變化。相應來講，人體的陽氣在四季當中，也隨著太陽跟地球相對位置變化產生了盛衰、升降的變化。所謂養生、四季養生就是如何順應四季的天地陽氣變化，來調整人體陽氣的變化。

《黃帝內經》在「脈要精微論」裡，論述到了人法天地當中脈象與天地的陽氣，隨著太陽、地球、月球的變化而改變。這個脈象的變化，實際上很像動畫片一樣——隨著春天，天地陽氣開始往上浮，「春日浮如魚在波」，人體的脈象就逐漸從內部深層開始向血管的表面往上飄浮起來了；「夏日在膚，泛泛乎萬物有餘」，夏天時，脈象就好像是魚一樣游到水面上來了；秋天的時候，隨著陽氣的內收，脈象也往下沉了，所以「秋日下膚，蟄蟲將去」；「冬日在骨，蟄蟲周密，君子居室」，到了冬天，隨著天地的陽氣變化，人體的陽氣也要潛藏起來，好像昆蟲要冬眠一樣，脈氣就潛到很深的、接近骨頭的深層，就是沉取才可以摸到脈象。到春天脈象又周而復始，隨著天地陽氣變化又反轉回來了。

人體的脈象是隨著太陽光直射點的四季變化而變化

如果把它展開的話，在上海中醫藥大學費兆馥教授的書上也可以看到，脈象恰好是一個正弦波。它的根本來源是什麼？你如果看到太陽光在四季之中是怎麼走的，你就知道脈象實際是隨著太陽變化而變化的。人類的陽氣來源於什麼？其實就是來源於太陽。根據科學研究顯示，地球上所有的生命，它們的陽氣、它們的能量來源，以及包括地下埋藏的煤和石油，都是陽光經過各種各樣複雜的變化以後形成的。

陽光在四季的規律是如何變化的，地球有自轉就有赤道；有公轉就有黃道。而黃道和赤道不在一個平面上，這樣就造成了黃赤交角；角度是23.5度。這樣的變化，就造成了四季的變化，造成了春分、秋分，夏至、冬至。

冬至在北半球，就是白天最短，黑夜最長的那一天。

夏至就是北半球白天最長，夜裡最短的那一天。

春分、秋分是什麼概念呢？分就是「平分」的意思，日夜平分。春分和秋分的時候，太陽直射赤道，這時候白天是12小時，晚上也是12小時；太陽從正東起，正西落；全球都是一樣的。

但是過了春分以後，在北半球，白天就越來越長，太陽光中午的位置也越來越高；到了夏至那天，是6月22日或6月23日，太陽光直射北半球的北緯23.5度，就是直射北回歸線。

《黃帝內經．素問．脈要精微論》說：「春日浮，如魚遊在波，夏日在膚，泛泛乎萬物有餘，秋日下膚，蟄蟲將去，冬日在骨，蟄蟲周密，君子居室。」

夏至那一天是白天最長，但是夏至之後，白天就開始變短了，也就是陽極陰生，又轉回來了。夏至之後白天逐漸變短，太陽光一點點往南移，太陽的位置也逐漸下降，到了秋分，也又是日夜平分了。

過了秋分以後，白天越來越短，黑夜越來越長，一直又到冬至。這樣周而復始，一年一年，這就是老子說的：「有物混成，先天地生。寂兮寥兮，獨立而不改。周行而不殆。」「獨立而不改。周行而不殆。」就像太陽跟地球之間相互的，從來不受任何因素干擾的一種運動規律。「周行」，即圓周形的轉一圈；「周行而不殆」，就是又轉回來不遲到。

老子又接著說：「可以為天地母，吾不知其名，強字之為道，強為之名曰大，大曰逝，逝曰遠，遠曰反。故道大、天大、地大、人亦大。域中有四大，而人居其一焉！故人法地，地法天，天法道，道法自然。」

「逝」即行走運動，「反」即通「返」，即返回原處。老子講得很清楚，他是借著天地觀察到太陽、地球相互的運動，產生這樣一個自然的法則，稱之為「道」。對人、對社會造成重大的影響，引申出「人法天地」的重要結論。

《黃帝內經》「脈微精要論」上講的四季脈形的變化，以及費兆馥教授把它演化成一個正弦波的變化，就發現春天、夏天，人的陽氣是隨著太陽位置的提高，太陽光照時間的加長，它是逐漸地往上走，就是趨向人體皮膚的表面。

而到了秋天，到秋分以後，白天越來越短，人體的陽氣就會追隨著太陽光的變化，逐漸下沉，到冬天就沉到最深的地方。可見我們的祖先對於人脈象的觀察是非常地細緻。而從這裡我們也看到了，所謂春生、夏長、秋收、冬藏，講的就是人體陽氣隨著天地陽氣的盛衰、升降變化而變化。這就是老子講的「人法地、地法天、天法道、道法自然」。如果從植物的發芽、生長、壯大然後開花結果，是有形的東西，但是氣的變化是無形的，從脈象的變化可以看到這個變化像一個正弦波似的軌跡。因為每年都是這樣的，如果我們在這個正弦波的外面加一個大的圓圈，就變成太極陰陽圖了。

是不是每年的氣候變化都一樣呢？其實還是不一樣的，如春、夏篇提到的一樣，還是跟五運六氣有關係。

比如，2009年的秋天和2010的秋天，雖然都是秋天，但是它季節的特點就不一樣。2009年的秋天，當時我注意到了一個預報，說2009年的秋天是18年來最乾旱的一個秋天。因為2009年是己丑年，是牛年，己是土運不足，受土星的影響。丑是上半年太陰濕土司天，下半年太陽寒水在泉。但太陰濕土司天也是管全年的，到了秋天，就是9月22日到11月22日，這是第五段的時間，主氣是陽明燥金，客氣也是陽明燥金，所以天氣就變得比較乾燥，因為己是土運不足，土是偏濕；但是土運不足，相對來講就不是那麼潮濕，再加上第五氣的主氣、客氣都是陽明燥金，所以天氣就變得比較乾燥。乾燥到一定的時候，就是物極必反，有可能會下雨。但是沒下雨之前，會讓人覺得很不舒服；天氣雖然很悶，但是雨下不來。而且在秋天的時候，在秋分前後時，對有肝病的人是影響很大的。

我前面講的從洛杉磯專門來找我看病的患者，為什麼那時候她一定要來看病呢？因為在秋分前後，有肝病的人會最不舒服。

這種情況到2010年，庚寅年，為金運太過，金剋肝木；2011年辛卯年為水運不足，加上 1984 年至 2013 年為大司天周期的厥陰風木司天，木氣太旺，木是吸水的，從而使 2011 年水運更加不足，無法有效地濡養肝木。所以這兩年，肝病的人到了春分、秋分前後都會相對更不舒服。

而 2012 年是壬辰年，壬為木運太過，前面已講過，2012 年有好幾個強大的屬木的氣場疊加在一起，就會使很多人生病，特別是肝有病和虛弱的人，所以這一年的春分、秋分時，肝病的人也會非常不舒服。

為什麼西方人怕得肺炎，東方人怕得肝炎

我在美國看病已經超過二十年，我發現白人得 B 型肝炎的人非常少，多是亞裔、東方人；因為亞洲氣候較偏濕、偏熱，當然跟血液、體液傳播也有關，但根本原因還是東方人在五行來講是屬木的，同聲相應，同氣相求，所以亞洲區——臺灣、中國的廣東、福建、東南亞，在比較潮濕、炎熱的地方，患 B 型肝炎的人就很多。

雖然白人不易生肝炎，但我發現白人最怕得的病是肺炎，因為白人是西方的，屬金，金剋木，故不易生肝病，而同氣相求，則容易得肺炎（肺屬金）；東方人屬木，同氣相求，就容易得跟木相關的，就是肝病。

> 我在天津中醫藥大學的其中一位老師，是非常有名的魏玉琦教授；他的老師是天津及全國有名的肝病專家，叫邢錫波。邢老當時對魏教授講過，春天與秋天肝病的人很多，特別是春分和秋分前後，病人會非常多。四十年前在中國，沒有預約看病的制度，病人覺得不舒服就來醫院了。魏教授觀察了幾十年，邢老說的這個規律，事實上真的是這樣。他也把這個規律告訴我。我到美國後，也注意到他說的規律，還真的是這樣。因為我很多病人是從台灣來的，台灣 B 型肝炎發病率很高。因為春天在五行當中屬木，春天肝氣升發，木氣上升，春生這個肝病就會變得活躍，變得嚴重。

很多B型肝炎的帶原者，平時是沒有症狀的，但到了春天跟秋天，就會出現症狀；而一般有症狀的人，病情會加重；最明顯的時間，一個是在春分，一個是在秋分前後。

為什麼會這樣？因為秋天的氣是肅殺的「金」氣，「金」是剋木的，木氣被剋的時候它會反彈，所以秋天的時候，肝病患者就會覺得不舒服。相對來講，那時候的病毒會很活躍，從病人的脈象上也可以摸到左關脈的滑數象。

我們瞭解了這個規律以後，就可以因勢利導，在春天木氣旺盛，和秋天金剋木的時候，來調節你的肝臟。最好的辦法是，你找一個好的中醫生，吃一點中藥，或扎針灸。因為西醫對於B型肝炎或C型肝炎，目前還沒有很好的療法。如前所述，在臨床上使用太極黃金分割針灸方法，對於B肝和C肝患者，相應都有很好的療效，從道理上講B肝和C肝患者，如果一時找不到好的醫生，或好的方法，如果使用我發現的這套養生方法，長期持之以恆，也一定會有明顯的效果。

為了預防肝炎轉化為肝硬化或肝癌，我向大家推薦，用本書所說的法天則地太極黃金分割養生的辦法去養肝、護肝，這是我想了很久的「道」，而且是「大道至簡」。醫生可以用它來指導治肝病或其他疾病，一般的大眾學會這套辦法，可以自己防病，維持健康，有益長壽。

人體任督脈環的特殊作用

如何找到太陽的方向？什麼時候要背對太陽、什麼時候要面對太陽；為什麼要背對太陽，為什麼要面對太陽？這樣做其實就是找到一個時空的平衡，並因勢利導順水推舟，從而能在相應不同時間裡，造成你的任督脈環太極結構跟太陽、地球大的太極結構產生共振。

任督脈環是做什麼的，任督脈環在哪裡？

任脈環是由人體主管陰經的任脈，和主管陽經的督脈，互相銜接的如環無端的圓環狀經絡結構。任脈是循行在人體前面的正中線，而督脈是循行在人體後背的正中線，沿著脊柱循行，任督兩脈都從會陰穴起始，在頭部會合。人體有十二條正經，也就是有六條陽經，六條陰經，對應十二個臟腑。

這十二個臟腑，臟就是肝、心、脾、肺、腎五臟，再加上心包，就是心的外膜，就是六個臟。因為心包和心都同屬於心，所以有時簡化了就講五臟六腑，但也還是有人講六臟六腑。

六腑就是膽、胃、大腸、小腸、三焦、膀胱。而十二條經絡跟十二個臟腑都是相對的。

在十二條經脈之外，還有奇經八脈。奇經八脈就是正經之外的一個系統，任脈、督脈就是奇經八脈中非常重要的脈，是獨立，故又有十四經之說，即是指十二正經加上任督二脈。所謂奇經八脈是指有任脈、督脈，沖脈、帶脈，陰蹻脈、陽蹻脈；陰維脈、陽維脈。

任脈是總任一身的陰經，督脈則統帥全身陽經，如前所述任督二脈，正好繞著人體的正中線，在軀體上前後就形成一個圓圈，而且是一個封閉的圈。它們的起點按《黃帝內經》講的是一源而三歧：沖脈、任脈跟督脈都是從會陰起始。有關任督二脈的循行，前面已有論述，沖脈夾著腎經、脊柱向上循行；帶脈則像腰帶一樣繞身體一圈，沖、任、督、帶這四條經絡在人體經絡氣化或生命能場運行變化過程中，起著非常重要調節氣血的作用。

它在人體經絡正常運行的時候，起著像水庫一樣的蓄積調整作用，把能量都蓄集在這裡。調控彼此之間的協調作用和經絡之氣的場互動關係。

●小周天一通，百病不生

以前修煉丹道氣功的人，練的是小周天；而小周天指的就是任脈跟督脈，打通起來像一個圓圈。一旦把小周天打通以後，陽經通達，陰經通暢。因為督為諸陽之會，它就會統調所有的陽經。而任脈總任諸陰，會統調所有的陰經。

這些經絡都暢通以後，下一步就是通大周天，即是整個十四條經絡所形成的「人體能量場網絡通訊系統」。所以叫做「小周天一通，百病不生」。但傳統道家說，練小周天要四十歲以後才可以練。因為在少年時，進行丹道修練，陽氣會太旺，會舉陽失控、性慾增強，無法自制。就像孔夫子說的：「少年之人，血氣未定，戒之在色。」血氣過旺，可能就會房室過度而損傷身體，縮短壽命。但到四十歲以後，人體氣血，經絡之氣化開始走下坡了，就像《黃帝內經》所說：「人年四十，陰氣自半，起居衰矣。」這時開始練，人比較心平氣和，進入不惑之年，比較能控制自己，身體也開始衰減，因此比較容易入手和掌控。

傳統道家小周天應當怎麼練呢？一般原則就是，「百日築基，三年小成，十年大成。」要求在開始的時候，要心平氣和地先練一百天，逐漸地入手，每天堅持；練三年以後，就可能小有成就了；練十年，整個小周天就都打通了。據我的經驗，很多人無法堅持，因為不那麼容易練。一般人去釣魚，等上半小時、一小時，還釣不著魚，可能就煩了，失去耐心了，更不用說堅持練功三年或十年了。

是否有一種快捷又有效的辦法，可以把任督脈環在短時間內打通呢？據我的研究和經驗，答案是有辦法，這個辦法就是，應用法天則地太極黃金分割養生法，就能把小周天打通，進一步打通大周天，就能讓你身體產生一個良好的內藥，使身體健康長壽。

任督脈環這個環狀經絡結構，實際是一個近似橢形的圓圈，是一個人體上最原始的太極圖。原始的太極圖就是一個圓圈，其實就是地球自轉的軌道，公轉的軌道，月球繞地球轉動，或者是月亮陰晴圓缺也好，都是一個圓圈。再加上像正弦波的S形曲線以後，就變成太極陰陽圖。這一圈的涵義在前章節已經講過了，人體好多結構都是天地在長期運轉中，打在人身上的太極印記。包括S形脊椎、雙股螺旋、太極S形的DNA、身體的神經傳導路。

簡而言之，天地日月巨大的太極能場，其最初始結構和能量場狀態，就是一個圓形軌跡。而這一原始太極能場強大的波動共振頻率能場，在人體上的宏觀投影，即是這一橢圓形的任督脈環；而微觀結構則是地球上所有生命體都具有的太極S形雙股螺旋，而這一點也正是用任督脈環做為切入點，引發天人相應太極黃金分割共振，進而明顯改善我所醫治的眾多癌症患者的生活品質，減輕疼痛，並使其延長壽命的重要關鍵所在之一。

任督脈環在太極黃金分割共振扶正中的重要角色

什麼情況下，任督脈環圓圈可以跟太陽、地球太極場產生共振呢？我在二十多年前發現這個場的情況，找了幾個有特異功能的學生，共同來檢測，就是當太陽跟地球在一條直線的時候，在這條直線的平面上，你旋轉你的身體，把你的任脈督脈環這個平面跟太陽、地球中心連線所形成的平面，處在重合同一個平面的時候，這時候就會產生非常有效的、相應的天人相應的太極共振。

怎麼知道有沒有產生共振呢？

比如，早上7點鐘，太陽上升的時候，你背對著太陽，然後看樹的影子、看自己的影子，你跟自己的影子完全在一條直線上，也就是你的影子跟樹的影子是完全平行的時候，那方向就是對的。

太陽東升西落，它實際在天空畫一個大圓，是斜著走的。太陽運動的軌跡，用物理的說法，是一個矢量。矢量是有方向的，方向在升起來以後，它雖然是斜著走，這個矢量可以分成一個向上的分向量，一個橫的分向量。你背對著太陽以後，這個向上的分向量是有能量和運行方向的。

它會推著陽氣在督脈從下往上走，陽氣向上走，因為任督脈環是個封閉的環，自然推著任脈的陰氣向下降，這樣任督脈環就轉起來了。就好像原子能加速器一樣，會越轉越快，越順暢。你站的時間稍微長一點，就會覺得後背很熱，特別是在大椎穴——在第七頸椎那兒，你摸那裡有很大的骨頭。調整體位旋轉到一定方位的時候，因為大椎穴是諸陽之會，你會覺得督脈很熱。

有人會說，我在外面曬太陽能不熱嗎？不是太陽曬的熱，在冬天、或天涼了在這曬，甚至你站在屋裡面，照不到太陽，但是當你背對太陽，同樣這個穴位也會發熱。

還有另外一個指徵，你可以感到氣場的運行與氣血通暢後的功效；你站在那裡，背對太陽，五到十分鐘之後，放鬆，閉上眼睛，你的眼球後面會感覺非常清涼。

讀者們可以試試看，但不能只站一分鐘就走開，因為天人相應太極能場共振的力量還不夠，至少十鐘，甚至二十分鐘，才會有明顯的感覺；眼球後面覺得好清潤涼爽，睜開眼睛後，視力會非常清楚、特別明亮。而且眼球後面會有清涼的感覺，就是像中國古書所謂「醍醐灌頂」、「甘泉滋潤」的感覺。

這就是任督脈環通暢了！你的任督脈太極圈跟太陽地球產生巨大的太極圈與太極能場，產生共振了。讀者不妨自己試一試，你感覺更清楚的時候，就會感到手腳的背面會有輕度的發麻，腳底、腳心湧泉穴有一股涼涼的能量吹出去，這就表明人體小的太極場跟天地大的太極場產生相諧共振了。

在這種情況下，就會明白為什麼上午要背對太陽，下午要面對太陽了。如果你站反了方向，雖然也會有類似的感覺，但會很弱；因為太陽、地球形成的大太極場力量很大，卻因為與你任督脈正常運行方向相反，很多力量被抵消了。

在中午十二點以後，太陽在天空上的軌道就由上升開始轉為下降了，這時候我們就要調整體位，面對太陽。做太極黃金分割保健按摩的時候，要隨著太陽的影子輕微動一下；因為太陽就在天空這個大的軌跡，一小時會轉動十五度；你如果半小時不動，它會走七度半，那隨著太陽在天空中位置的偏移，太陽中心與地球中心連線形成的太極能場平面，就會移出你自己任督脈環的平面了。天地人場共振的力量就越來越弱了。

我舉一個例子，好多中老年人在小時候可能曾做過簡單的半導體磁棒收音機，就是以前的礦石收音機，我小時候就做過。我發現那磁棒上面有線圈的，當磁棒對準電台，就是造成線圈跟電台方向是垂直的時候，就聽不到聲音了；但是如果轉、轉、轉，轉到磁棒跟電台的方向垂直，線圈就會跟電台方向正好在一個平面上，這個時候電台收音聲音最大。實際上場共振，是在這種情況下最強，即人體的任督脈環平面跟太陽、地球形成的這個場、這個平面，處在同一個平面，相互重合的時候，會產生最有效的相諧共振。

治青光眼的實例

有人說中醫不科學，其實中醫蘊含著非常深奧的道理，有些道理是超科學的，是用現代科學沒法解釋的，包括在針灸的時候，就要補氣，說得氣，什麼叫「得氣」？

在《黃帝內經．靈樞．九針十二原》上說：「刺之要，氣至而有效，效之信，若風之吹雲，明乎若見蒼天，刺之道畢矣」。

古人講的非常地形象，就好像他把人生病比喻像烏雲把太陽遮住了，但針刺的時候，真的得了氣了，雖然病得很厲害，但是針刺得氣以後，就好像一陣風一樣的，把遮住太陽的烏雲吹走了，一下子又重見了天日，病就好了。

也許讀者有人說，你這麼講有什麼根據？

我其實是有根據的。我從一九六七年開始學中醫，到現在已經四十五個年頭了，在國內我是一九六八年開始給人看病，到一九八八年出國，在國內大概行醫二十年。

來到美國的時候，是一九八八年，在國外做了二十四年。我經常回中國大陸講課，也到其他的地方，比如印尼、馬來西亞、菲律賓、丹麥、歐洲講課。

有人說：「你這人了不起啊！你的中醫在中國不怎麼有名氣，你怎麼能在國外還能做到這個程度啊？」

我沒有什麼特殊的背景，也沒有錢，我出國的時候口袋就揣著很少的一點錢，是我跟我太太提早退職，領的一些退職金。那時候是一九八八年，還弄不清美國是怎麼回事，我和我太太兩人帶著五歲的兒子，還有一堆中醫書去了美國。

可是到今天，我就在蘋果電腦公司總部的旁邊，自己出錢買了一間很大的診所樓房，這個診所樓現在很值錢，而且我的周圍全都是蘋果電腦的辦公室，蘋果公司還幾次想向我買這棟房子。但我很喜歡這棟房子，不會賣給他們的。有人說你的實力從哪裡來？我父母也沒有給我什麼錢，我所有的錢都是從診所收入來的，當然我們買房子是有貸款的，但是我們有非常好的信用，而診所收入從哪裡來的？是從病人來的。而病人為什麼來看你？我從來沒有做過廣告，是大家互相口口相傳，大力推薦介紹。而這個介紹是因為，第一，他對我相信，而相信的來源是因為我的治療有非常好的療效。我的病人一半以上是美國的白人，在美國是崇尚科學，更崇尚效果的，所以中國古人講「效者信也」，我的這些美國病人，看到療效以後，有時反而比中國人更相信中醫。甚至我有好多病人是美國白人的西醫師，而且他們給我介紹病人。第二，他們透過大量研究，認為中醫沒有化學藥品的毒副作用。

一個中醫的醫生在國外，我可以說是白手起家，赤手空拳地做，做到今天，我的診所被稱為是美國最大、最漂亮、最規範的診所，從東岸的紐約、華盛頓、佛羅里達、馬里蘭州其他地方過來開會的醫生，到我的診所一看，都讚嘆不已。包括國內級別很高、在軍隊最大的醫院裡的主任、教授，他可以說是走遍了世界各處不同的地方，參觀交流過很多國家的各種中醫診所，他認為我的診所做得非常好，超過他的想像。

上面講到，古人講「效者信也」，良好的療效帶給我大量的病人，而這一良效的取得，也有賴於我多年研究的太極黃金分割理論與針刺方法。

前文引《黃帝內經》說得氣後的效果，針刺得氣後馬上就見效，它就比喻為「明乎若見蒼天」。

前面說過，我曾用法天則地太極黃金分割針灸的辦法，治好過一個七十多歲的越南華僑老太太，她左邊的眼睛患青光眼，來找我看病的時候，她基本上是看不見，寫病歷要簽字時，要把紙一直湊到右眼前將近一寸左右的地方，才能勉強看見。

我用太極黃金分割共振的辦法，指導治療，設計選擇穴位，除了手足以外，在頭上給她扎頭皮針。我給她到第三次時，再配合相應的中藥，扎了六、七次以後，兩個眼睛的眼壓都降到了十四。她現在五公尺以外，也能看清我的手指頭了。她好高興，簡直就是重見光明。

青光眼一般情況下能治嗎？現在西醫認為是很難治，西醫的辦法就是點眼藥水和做手術。眼壓太高向內壓，壓到視神經，會造成視神經萎縮。我有好幾個青光眼的病人，用這個辦法後，眼壓都降到十八以下，情況好很多。這位越南華僑老太太眼睛好一點以後，我再教她如何用太極黃金分割共振的辦法來自己調整，現在她已經不用西藥了。

如果你家族裡有這種歷史，比如你父親、或母親有青光眼的話，那你患青光眼的機率就很大，特別是過了五十歲以後，就要很注意，可以試著用太極黃金分割共振的辦法來預防和保養。

疾病其實是一個非常複雜的問題，就像雷久南博士講的，生病會有身、心、靈幾個不同的層次，但是我們借助天地的能場，就可以把身體的自我修復系統激活起來，這就是以前人沒有找到的一個特殊的辦法。

據我研究及臨床觀察，法天則地太極黃金分割共振扶正針灸方法，能夠治很多很疑難的疾病，因為在矽谷，我很多病人都是看了許多其他的西醫，最後認為這個病很難治了，才過來找我。比如，它可以治早期老年癡呆、治眼睛的病，包括視網膜剝離、黃斑病變、視神經萎縮、青光眼等。

有人問，我的成功率多少？我保守的估計大於50％。有的醫生跟我說，其實按現在醫學的說法，有很多病你如果取得10％的療效就已經很棒了，其中包括治類風濕。

類風濕主要的症狀就是，早上起床，手指關節會晨僵，就是手指關節都打不開，要過半個小時之後，才會緩解。因為這跟免疫系統有關係，我用法天則地太極黃金分割共振扶正的辦法，用針灸配合中藥，在美國大概治了有三十幾個類風濕的病人，他們的晨僵都明顯改善。前面有說過一個例子，如果三十多個人，都有效的話，就說明這當中有一定的「合理內核」與規律。

這規律就是之前一直提到的任督脈環跟太陽、地球的場，產生對應共振的時候，春夏的陽氣是上升的，是逐漸強盛的，然後盛極而衰；到秋冬陽氣就開始下降了，所以春生、夏長是上升的；秋收、冬藏是下降的，內收的。因為所有地球上萬物，就是所有的生物，植物、動物、生老病死，都跟太陽、地球運行規律有關係，而我們人身的陽氣，生老病死的變化，也離不開太陽、地球的影響。

大家要想練好身體，「長生久視」就一定要抓住這個問題的根本，這個根本就是人的陽氣跟天地的陽氣是息息相關的。就像《內經》上說過：「陽氣者若天與日，失其所，則折壽而不彰，故天運當以日光明，故陽因而上衛外者也。」

● **養身重要，養心更重要**

現在我要特別強調一個問題，看了這本書，你瞭解了一個天大的奧秘，老天給你一個天大的禮物，你學會了太極黃金分割法天則地的養生術。但是如果你整天還跟兒子、兒媳婦生氣，或者你整天跟先生吵架，那這套辦法就全都沒有用了。

真正想養生，不但要注重養身，更要注重養心。而且養心比養身更重要。喜、怒、哀、樂的情緒變化，對人體的健康有非常大的影響。佛家講力戒貪、瞋、癡；基督教講要心中有平安喜樂，其實都是在「心」的問題，強調心的問題。身跟心是密切相關的，如果你單純地只考慮調身體，補養身體，吃一些保健品，去鍛練，希望把身體弄好，但是情緒調整得不好，經常生氣，或者嫉妒，或者悲傷，或者是消沉，照樣會生病。所以，養心有時比養生更重要。

秋天養肺，注重養酉時

在秋天裡怎麼養肺，實際上每天你都在經歷類似四季的陽氣盛衰升降變化，在一天裡，朝、午、夕、夜是對應著春、夏、秋、冬的，所以養肺也就是根據這個生長收藏的規律，一天有生長收藏，一年當中也有生長收藏，它們的頻率跟模式是非常相似的。所以春生、夏長、秋收、冬藏一年，那一天當中怎麼養秋氣呢？或者秋天當中注重哪個時間段來養收呢？是從下午的17點到19點，酉時，是腎經的時間。

朝就是早上起來的時間，跟春天相對應，陽氣上升，白天太陽升起來了。夏天就是夏長，相當於中午，陽光隆盛。當太陽往西斜，快下山了，天氣越來越涼了，太陽的亮度也下降了，就相當於秋天的秋收。到晚上，就相當於冬天了，要冬藏了。

早晨這段時間是對應肝，中午對應心，下午對應肺，晚上對應腎。所以在秋天的時候，要注重太陽快下山的時間，17～21點，或15～17點，或15～19點都可以，找你最方便的時間，**面對**著太陽。

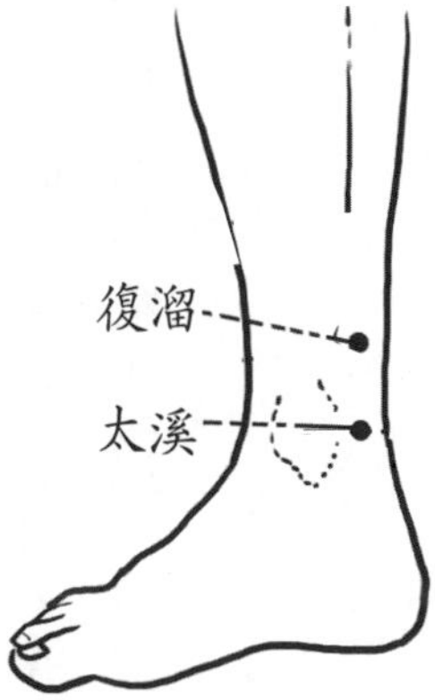

為什麼要面對太陽？因為太陽在下降的時候，屬陰的任脈對著太陽，太陽下降屬陰，任脈屬陰氣也隨之下降，這時你的任督脈環，也就是你身上太極圈的運行方向跟天地太極圈的運行方向，是同步共振，你養的這段就是「養收」。

這時應該捏哪裡的穴位？如果在15～17點，是膀胱氣旺的時候，你可以捏膀胱經的經穴昆侖；17～19點是腎經氣旺，你就要捏腎經的經穴復溜。復溜穴在踝骨上面，太溪上面的兩寸；這個經穴跟「金」有關係，跟「肺」有關係。腎經值日按摩經穴復溜，就可養收，使你的氣血更加協調。這樣就可以在秋天，這一天裡把你的肺氣調得比較好。而在這個秋季當中會加強你的「收」。

第十六章 秋季養收的黃金穴位

如何找到太陽共振的方向

為什麼在**上午做法天則地太極黃金分割按摩時，要背對太陽**，而過了**中午以後要面對太陽**？這是很多人不斷問的問題，我每次也會不厭其煩的反覆解釋，因為這一點非常重要。

有人說晚上找不著太陽怎麼辦？其實晚上照樣能感受到太陽的運行和它的能量。首先，你要記住正中午太陽的方向，中午太陽是在正南，晚上太陽就會到正北。因為它是一個圓周三百六十度的運動，到晚上跟它相對的時間，比如，正午12點的位置，則相對的在晚上24點的那個時候，在正午太陽天空位置的相反方向，你可以拿你的手在北面，閉上眼睛慢慢「找到」太陽，或請你的家人、好友一塊找，大家都閉上眼睛，然後站在那裡，以脊柱作為一個軸來轉動身體，同時手心斜向前下方對著地面。

轉著轉著，你會發現有一個方位，讓你的手心那裡感覺麻酥酥的，這時停下來，讓大家一起睜眼，各自看一看，會發現大家的身體與手心方向可能都差不多。因為講課，我做了很多次的實驗了，結果都一樣，有興趣的讀者可以親自驗證一下。

現代科學研究發現，太陽能發出各種各樣的射線、粒子和各式各樣頻譜的能量，其中有一種粒子叫中微子。它的質量非常、非常的輕，幾乎都測不到它的質量；中微子的穿透力也非常強，什麼東西都擋不住它，當然還有其他的能量射線，它們都可以穿透牆壁，乃至整個地球。所以即使白天你待在房間裡，甚至在半夜你練功時，你還是可以感受到它，但這種能量是有益於人而不傷人的。

在被稱為「萬古丹經王」的《周易參同契》這部奇妙而深奧著作裡有一段話：「下有太陽炁，伏蒸須臾間」，自東漢末年，魏伯陽用隱語寫了這本書，兩千年來有很多修練家、著名學者，為這本書寫注釋試圖闡發，但是他們都不明白這句話是在講什麼，都是從字面上訓詁解釋。

其實「下有太陽炁」——太陽在地球下面，當然是在半夜子時！所以應當在半夜去找，我當時以這個思路去尋找，竟然就真找到了，就是當你在半夜子時對準北面太陽位置的時候，就是面對所謂「子時夜半氣」。屈原在《楚辭》裡也講過類似的詞語。

《周易參同契》是東漢修煉家魏伯陽寫的，他當時悟出了天地大道，很想告訴大家並流傳後世，但又怕在亂世的時候傳非其人。猶豫再三，到底是寫還是不寫，最後他還是寫了著作。但他是用隱語作的。這本書很多人都在研究它，從東漢末年到現在，近二千年，但還是有很多人並沒有完全研究透，包括大文學家、大哲學家朱熹，他說他一生最大的遺憾就是沒有能夠讀懂這本《周易參同契》。

子時一定要睡覺

古代道家練功都強調練功的時辰，重要的四個時辰是子午卯酉時，特別重要的是子時功，即都是在夜裡十一點到淩晨一點。

為什麼要在子時練功呢？

我有一個朋友，是山西榆次的氣功大家，據說是岳飛的後人。一九八七年我來美國之前，專門去山西拜訪他，住了一星期。因為是至交，他教給我很特別的祖傳秘訣，家傳的氣功。他說練功一定要背北面南。我問為什麼？他說這是祖先傳給他的，他也弄不清楚。但是練起功來的時候，確實有一種很特別的反應。

據我的研究，在半夜練功的時候，就相當於《易經》裡面的泰卦，泰卦（䷊）上面是「坤卦」☷，代表「地」，下面是乾卦☰，代表天，代表純陽，代表太陽。地在上，天在下。這不是違反常理嗎？但是《易經》裡講泰卦是天地交通，是好的，是亨通的。但是反過來地在下，天在上，這是常理，卻反而變成了不好的否卦。《易經》上講交通不交通，應當怎麼來解釋呢？

很多《易經》專家在其學術專著中都說不清楚，但是我們如果從以「日心說」為基礎的天文地理的角度來講，就比較容易理解了。

家長、父母都知道，小孩子如果晚上睡不好覺，比如發燒、食積、哭鬧，一個月下來，孩子就會明顯地瘦下來。經常晚上不睡覺的小孩，身體也不會太好。如果小孩能早起早睡，就會非常健康，其中的道理即與太陽和地球的天地之氣是否交通有關。

我四十多年前在農村的時候，曾經白天、晚上去澆地，就注意到了莊稼，比如玉米、高粱等，它們在半夜裡「拔節」，就是快速成長的時候，會劈里啪啦地響，但是白天就聽不到這種聲音。

為什麼植物在晚上長得這麼強，長勢這麼旺盛？包括小孩子為什麼一定要晚上睡好覺？據兒科專家說：小孩分泌「生長激素」最旺盛的時候，是在晚上；同樣，植物學家說，植物也是在晚上生長激素最強。讀者看一看泰卦，太陽乾在下面，地球坤在上面，這就是植物生長最好的時機，因為天地合氣。太陽是父親，地球是母親，這兩個巨大的能量場互動，就會產生一個天地交泰的陰陽合氣。

人如果在子時練功，或安然入睡，就正好能夠接受天地能場產生交泰的一個最好的場，就得到最好的生長之機。所以在夜裡一定要睡覺，最好少上網，那樣會影響休息，長期下來會嚴重影響健康，甚至縮短壽命。所以子時前一定要上床睡覺。古人講一個晚上睡不好覺，一百個晚上也補不過來。

我們再看到地天泰，天地否，為什麼說天在上、地在下是否卦呢？因為人夾在天地之間，天地交會的時候，人得不到天地合氣；而夜裡的時候，人在地球的上面，太陽從下面穿過來，太陽的陽氣跟地球的陰氣相合，人就產生一個最好的生長時機。相當於西醫所講的，這個時間大腦會分泌「褪黑激素」，幫助人睡覺，並重新充電、調整。

據美國華盛頓州立大學的研究資料表明，長期上夜班的女護士，其乳腺癌的發病率明顯高於正常人，其根本原因可能就是她們在子時天地交泰時，必須工作，不能安然入眠。

現代科學研究顯示，人體最好的修整時間是晚上十點半開始，有資料說是從22點到2

點；從中醫理論的角度看，應該是23點到3點。因為23點到半夜1點是膽經氣旺，1點到3點是肝經氣旺。這個時間如果你不睡覺，第二天會很難受。

科學研究發現，晚上十點半大腦裡就開始分泌褪黑激素了，所以這時候如果不睡覺，相應在你身體應該重新調整的時候，不能正常調整，就會對你身體造成很大的傷害。我自己就有體驗，在凌晨二點鐘，如果被叫起來給急診病人看病，會覺得很難受；一定要在三點，三點半以後，身體才會覺得比較舒服，也比較清醒。

如果你早上起得很早，三點半就起來了，其實不要緊，因為已經到肺經了！但是如果凌晨二點半起來，相對就不是太好了，包括現在在美國或者有夏令時的地區，因為有些佛家的出家人早課時間是三點半起來，但是變成夏令時以後，它提早一個小時，還是讓他三點半起來，而那個三點半實際是二點半，這時還是在肝經氣旺，應當沉睡的時間，所以相對這些出家人看起來身體都不是很好。

二十多年前，我在急診室值班，發現病人發病最厲害的時候，是在夜裡一點到三點，死人的時間大概是在三、四點之間，所以急診醫生真的是很辛苦。因為值夜班的時間是陰氣最盛，陽氣最衰的時候。作為正常人在陰氣最盛、陽氣最衰的時間，應該睡覺。可是急診醫生不能睡，還必須值班為病人服務，所以我在醫院上了三、四年急診的夜班，人一下子好像老了十歲。

從另一個角度講，做為病人及家屬，應該很感謝急診科的醫生，急診醫生們實在是太辛苦了！所以有時候他們發脾氣，相對也可以諒解。因為我年輕的時候常送我哥哥到急診室，經常被急診醫生罵，所以我就給自己下了一個規定：做為一個醫生，不管任何情況下，永遠不能跟病人發脾氣，因為他有病才會來找我。做一個醫生必須要有仁術，但是首先要有仁心。

啟動太極黃金分割共振扶正程序的要點

要理解這個「法天則地太極黃金分割共振」的深刻內涵，首先要明白，天地的太極場及人體的太極場是如何形成及其相互間的主從關係，這兩個搞清楚了，再弄明白它們之間有一個客觀的能場共振，我們身上各種各樣宏觀及微觀的太極結構、節律，它們的初始來源就是由這種客觀的、長期的天人相應場共振造成的。第一步先在客觀上弄明白了，再進一步從主觀上想方設法怎麼去「制天命而用之」，就是如同荀子所說:「君子生非異也，善假於物也。」簡而言之，先客觀瞭解了共振，再想方設法在主觀上來因勢利導。

第一步共振程序就是，要使你的任督脈環對準太陽中心與地球中心連線這個平面，使這一平面跟你的任督脈環重合。這就是所謂的「時空調整」。空間即是先把體位與太陽方向搞清楚了，時間則是指在把空間搞定之後，然後在不同的時間，就是**太陽向上升**的時候，太陽在「天空運行」的向上的分矢量也是上升的，因為督脈屬陽是上升的，此時用**背對**著太陽它，太陽運行向上的分矢量也會推動著你的督脈之氣，使你的陽氣也上升，這樣就產生一個相諧共振，或者說是法天則地。

太陽從正中午開始向下降的時候，你則要面對著它。因為任脈在人體正前方循行面，任脈是屬陰的，經氣的方向是下降的。而太陽在下降的時候，它的向下分矢量會帶著你的任脈往下降。

《黃帝內經》上說，真正好的中醫要上知天文，下知地理，中知人事，我們現在講的法天則地太極黃金分割共振扶正，實際就是在繼承了《黃帝內經》「天人相應」，「人以天地之氣生，四時之法成」的理論基礎上，又有了新的發展，因為《黃帝內經》主要是以「地心說」為基礎，所以它很難解釋像水星、金星等行星的順行、逆行這些道理。它是以「蓋天說」跟「渾天說」為基礎。而我們講的「日心說」，對於黃赤交角，對於太極結構，可能相對講得比較清楚。天文資料講，地球的黃赤交角在 1900 年 5 月 1 日是 23.45 度，到了 2001 年的 5 月 13 日，黃赤交角是 23.42 度；也就是說在一百年當中是減少了 0.03 度，這一角度它實際上還會繼續往下減少。

我看過很多天文地理的書與資料，據天文學的講法，地球有很多種複雜的運動，不完全是自轉或公轉的。它大概有十一種運動，對人類影響很大的就有地球的自轉、地球的公轉、地球跟月亮之間的互動，還有因為地球有遠日點和近日點。在地球有很多複雜運動的同時，太陽也並非是完全不動的，在整個銀河系裡，太陽又會帶著整個太陽系在兩億五千萬年裡，環繞「銀心」—銀河系中心運行，而地球也會受到相應不同鄰近行星的影響，這是非常很複雜的運動過程。對人類影響最大的地球運動之一，是地球的自轉和公轉，因此形成了前面反複論述的黃赤交角。這個黃赤交角的變動周期，大概是在四萬一千年之間。有幾種不同的論點與數據，一個是是北京天文館最早的《天文研究》，是二十世紀七〇年代的資料，它講「黃赤交角會在 20.8 度和 24.2 度之間擺動」，另一個學說就是現在比較傳統引用的，根據法國著名天文學家弗拉馬里翁（Camille Flammarion）在二十世紀初寫的《大眾天文學》，他認為黃赤交角的變動區間是在22.1到24.5，大約就是2度之間的變動，再有就是近代的賽爾維亞的科學家米蘭科維奇，他通過大量的研究提出黃赤交角的變動區間是21.6到24.5之間。

當黃赤交角變小的時候，地球就開始擺正。所以相對來講，高緯度氣候接受太陽光的光照相對少，就變得冷。所謂地球的暖化還不完全是二氧化碳因各種燃料燃燒太多，大氣層中二氧化碳的累積量太多所造成的，其實地球周期性的變冷變暖，還是跟地球黃赤交角變化有關係。如果黃赤交角變大，地軸變得更斜，就會出現北半球高緯度炎熱的夏天使冰河融化。在上述三種講法裡，我更傾向於米蘭科維奇的講法，跟北京天文館《天文研究》的講法，用這兩個觀點進行測算出來的話，大概如果黃赤交角波動於20.8～24.2度，它所形成的黃金分割比例會是0.615到0.634之間；如果按米蘭科維奇學說測算，則為0.62到0.636。近代科學家的深海探測及其他大量研究都驗證了米蘭科維奇的算法與冰河期出現的規律基本相符。這是一個黃赤交角變動的區間，就造成了我所研究的天地黃金分割能場的角度比例，有一個變動區間，我大約把這個變動區間定為0.6～0.7，而不是傳統的、固定不變的0.618這一個點，0.618實際是由數學推導出來的。而真正的自然界各種黃金分割比例變化，其實是來源於黃赤交角的變化。這是一個因素，還有另外一個因素，我們在前面也論述過。

地球圍繞著太陽運轉的時候，並不是圍繞一個正圓，而是一個橢圓，它有近日點和遠日點，近日點是在北半球的冬天，而遠日點是在北半球的夏天，遠日點的距離是一點五二億公里，近日點的距離是一點四七億公里，所以兩者差了五百萬公里。有的專家就在希臘或在地球其他地方，在同樣一個地點，同樣一個時間，比如早上十點，然後選每隔七、八天拍一次照，用特殊的感光技術，最後得到一個軌跡出來，就是一個斜著的8字形，但是這個8字上面的圈小，下面的圈大。這樣如果我們把它上面的圈上端斷開，下面的圈底端斷開，就形成了兩條交叉的S形曲線，而這個小圈的橫徑和大圈的橫徑，小圈的中間長度和大圈的中間長度，如果小圈是2的話，大圈大概是3。兩者相除，大概也相當於0.6～0.7這個區間。這兩個因素加起來，我得到了一個結論，就是發現黃金分割比例變動區間實際是在0.6～0.7之間，而不僅僅是一個0.618。我把它推廣到人體上，發現人體結構也是遵循著這樣的規律。

人體的黃金分割比例

黃金分割比例不是一個點，而是變動於一個區間。我通過大量的研究，把這個區間大致定在0.6～0.7，這有什麼意義呢？實際上意義很大。

人的美學觀點是受教育得來的，還是天生具有的？這就是一個千古的美學難題。有的科學家在這裡感到困惑，為什麼非常小的小孩，從來沒受過美學的教育，但是他能夠辨別美、醜。比如他知道那個阿姨、姊姊漂亮，他在幼稚園或者家裡來了什麼朋友了，漂亮阿姨抱他，他就讓抱；但是如果這人長得不是太漂亮，他可能就拒絕讓她抱。我想讀者可能有好多類似的經驗。我自己就有這樣的經驗，近三十年前，在我的第一個小孩剛生下來不久，大概八、九個月的時候，當時經常有很多人到我家裡來看病，我媽媽是大學的英語教授，她有一個學生的妹妹，長得不是太好看，因為生病，她常來我家看病，她喜歡小孩，要去抱我兒子。結果我的兒子就是不讓她抱，當時弄得我也很窘。我說你讓阿姨抱一抱，他就是不讓，使勁哭。小孩又不會顧及你的面子，他為什麼知道誰好看，誰不好看呢？另外一個同去的女生，長得很漂亮，他就讓她抱。

再講另外的一個故事，驗證孟子所說「愛美之心，人皆有之」。我有三個兒子，我的老二跟老三兩個人差一歲半。古人講：「三歲看老，六十不改。」這兩個小孩從小就明顯地不一樣，老二很聰明，有時會裝傻，會看臉色講話，不愛得罪人。而老三就是直來直去，想到什麼說什麼。二兒子小的時候，我就給他講故事，說我從小看我哥哥，經常跟父母頂嘴，不太聽父母話，有時媽媽、外婆會氣壞了，說不通打他幾下，但是我從小沒挨過一下打。我在跟他講故事的時候，他大概只有三歲。他說，你怎麼沒有被打過呢？因為他看到他奶奶的脾氣並不好。我就跟他說，我發現一個規律，如果大人跟你說話，讓你做什麼，你沒有聽他的，大人說話音調開始提高了時，就有被修理的危險了。因為我從小看到我哥哥經常被老人管教，我發現在這種情況下，第一不要再說話了，保持沉默，第二如果有危險了，你找地方藏起來。老二就問我，我們家裡有什麼地方可藏？藏在哪兒呢？他已經在考慮如果媽媽發脾氣，他要怎麼藏起來。

我的老三是屬狗的，所以比較實在。我們家裡當時養著貓，我的一個朋友，也是醫生，他家裡有兩個女兒，碰巧跟我的老二、老三歲數差不多，有時到我家來玩。這兩個女孩非常喜歡貓。其中的妹妹長得有點醜，但她非常希望人家誇她漂亮，就問我的兒子：「我好看嗎？」聰明的老二會裝傻不輕易得罪人，他就笑，不說話，也不說好壞。實際他笑而不答，就等於暗示那個小女生，妳臉長得不好看，但我不要說。因為我經常跟他說，你不要傷別人的自尊心，如果你不同意的話，你就反應慢一點。而天真的老三就直接說了：「妳不好看！」啊，那女孩馬上就哭了！小女生當然不喜歡人家說她不好看。後來我在旁邊打圓場，我悄悄把老三拉到一邊說，「這樣很傷人家的自尊心，你說她好看嘛，去跟她道個歉。」可是老三說：「你跟我說過，不許說謊，她本來就不好看！」過一個禮拜，兩個女孩又來玩了，那個小女生一邊跟貓玩，同時又問同樣的問題，「我好看嗎？」我二兒子還是笑，不說話；但是問老三時，我已經事先跟老三講了，你下一次如果說她好看，我給你買玩具，讓他不要再「出口傷人」。但是，如果說她不好看，那就沒玩具買了。我的老三想了半天，臉都憋紅了，最後他說：「我不知道！」然後扭頭跑了。也就是說他和只笑不正面回答的二哥，還是堅持認為，這位小女生真的不好看。

他們衡量好看不好看的標準是什麼呢？其實就是黃金分割比例。小孩子並沒有學過任何的美學教育，像我的老大才幾個月，如何分別哪個阿姨或姊姊漂亮。而我這兩個五、六歲的小孩子也是一樣，這麼小的年紀，也沒有上過美術課，他們怎麼能判斷漂亮還是不漂亮？而且歷屆世界選美大賽，如果選出來第一公主、第二公主，把照片公布出來，大家都會覺得這個人確實漂亮。原因是什麼？其實就像達文西以前講過的，黃金分割比例對人是非常重要的，而我認為凡是被公認美麗的人，其黃金分割比例一定是在0.6～0.7之間。

美學與科學的最佳判斷標準相通且與黃金分割比例區間有關

有人說中醫不科學，但現在講，美學與科學還是密切相關，看你要用什麼標準，其實我們可以看到，人類最核心的審美標準，是印在我們的太極黃金分割能場微觀印記——人體細胞染色體基因DNA上，DNA節段的測量是用納米來計算的。

節段的測量，有它的長度與寬度，據科學資料研究，它的寬是21埃，長是34埃，我們每個人結果都差不多，21除34等於0.6176，剛好處在由黃赤交角等因素，所產生天地黃金分割場共振，所形成的0.6~0.7這一黃金分割比例區間之內。老天把這個黃金分割比例數值通過投影到你身上以後，在你的基因DNA結構打上了這個「密碼」和印記了，明白了這個道理，困擾了大家上千年的千古美學難題就迎刃而解了。

當你判斷別人好看不好看，實際上就是從你「骨子裡」或DNA結構所產生的黃金分割比例能場頻率，去判斷這個人整體及局部的結構比例是不是符合0.6到0.7這一比例區間。

如果看過外星人的照片，我們可能都會覺得外星人不好看，長得過大而圓的眼睛，臉的結構好像是三角形，嘴又很小，我們之所以認為他們不好看，其實就是因為他們不符合我們認同的黃金分割原理。

但是從另一個角度說，也許外星人認為我們地球人類長得難看，因為可能他們星球上黃赤交角跟地球上的黃赤交角不一樣，所以有的時候，當你判斷一個問題時，最好先要想一想，跟你一起討論問題的人，他的標準是什麼，再看你的標準是什麼，你們兩個人的標準是不是能有重合的地方？所謂談判，其實最後就是找到兩個人之間各自想法中能夠重合的那個部分。

所以黃金分割就決定了，人們對於美學問題的看法，如前所述，實際上是從你骨子裡面的「標尺」決定的，這個標尺即是DNA的黃金分割比例，DNA結構就是因為黃赤交角以及地球的遠日點、近日點決定了這個黃金分割比例的區間。從而就主導了我們判斷問題相應的思想方法和思路標準、模式，實際上是有它的天文地理根源的。

講到了黃金分割的結構，大家可以在網上看到有很多描述黃金分割跟人體結構的關係。但從未有人論及黃金分割比例的天文地理根源，從而再進一步在相應學術領域引伸發揮。

中醫針灸重要穴位排列與天地太極黃金分割能場息息相關

從中醫針灸及養生的角度來講，我把這個觀念引伸到針灸穴位排列與位置分布，乃至養生保健上去，第一，這個全新概念是從太陽、地球相互運動形成的黃赤交角以及地球在公轉軌道上的遠日點和近日點，形成的黃金分割的比例區間，正所謂天人相應。我們人體結構上有很多地方是跟它相似的。

第二，可以進而分析針灸經絡、針灸穴位跟黃金分割有什麼關係。我以這個思路來看，就發現一個非常有意思的事情，瞭解了天、地跟人之間的太極黃金分割共振的相互關係，就發現生命在運行過程當中，接受天地的太極黃金分割能場投影以後，形成的人體太極結構及各種不同的相應太極黃金分割結構，而這個結構也必然影響到人體的經絡跟穴位分布。

所以做為一個針灸專家、醫生、教授，我從事中醫與針灸事業已有四十多年，當發現這個重要理念以後，我再回過頭來看這些穴位，我驚奇的發現絕大部分重要穴位，或者說「出鏡率」最高的，也就是說平常使用最多的穴位，竟然差不多都處在黃金分割比例區間內，它不是在一個點，因為黃赤交角的變動不是固定在一個點上，而是在一個區間裡。

所以這個區間，我定在0.6～0.7之間。

通過穴位有時可以發現人們有沒有腫瘤，這個穴在哪兒呢？這就是前面所述的蓋國才教授發現的「新大郄穴」，正好在殷門穴下面一寸旁開半寸。另外一個是痞根穴，痞根在第十三椎旁，也就是在第一腰椎旁邊，在三焦俞旁邊旁開五分。

這個地方，如果從頭頂倒過來算，是另外的一個0.618。廣東的譚紹支教授寫的《穴位診斷》，他發現這個穴也可以判斷人體內有沒有腫瘤，他就推得比較廣，比如說子宮肌瘤、前列腺肥大、惡性腫瘤，這個穴都有反應。這也是天地黃金分割能場在人體上的一個特殊的投影，是老子講「人法地，地法天，天法道，道法自然」的又一個明確的佐驗證。

一位哈佛才女醫生對中醫、西醫的不同感受

在前面講到了，我們身上有好多不同的太極結構，與天地太陽、地球、月球的相互運動造成的太極場有關。如果現在加上黃金分割場，實際就是說人體能場與太極黃金分割的場有密切相關。這個觀點看，中醫學講的經絡也好，人體的內臟脈象也好，我們的各種生命節律、結構，其實都離不開天地的影響。它是在天地、日月、地球、五大行星等幾十億年的長期的相互運動當中，逐漸造成一個特別的、巨大的天地太極黃金分割能場，打在我們身上的各種印記。

這就是一個客觀規律，我們發現這個規律以後，有什麼用呢？

第一，認清了客觀規律。

第二，主觀上如何利用這個規律，就像古代大哲學家荀子所說，「假輿馬者，非利足也，而致千里。假舟楫者，非能水也，而絕江河。」他講到了非常重要的，我也非常推崇的觀點就是，「君子生非異也，善假於物也。」

你先要找到事物的規律，然後巧妙的利用這個規律來因勢利導，四兩撥千斤。對於醫學來講，《黃帝內經》特別強調治未病，本身就是一個防患於未然，就是在它防微杜漸來，在它很微小的萌芽時，如何改變它失調的頻率跟能場。

最好的辦法，除了用藥、用針灸也好，用我發現的這個天地太極黃金分割能場，來設法使人體失調的太極黃金分割能場，重新跟原始的天地太極黃金分割能場，產生共振與再調整，這可能是最好的辦法。否則你去找醫生，醫生也不見得能扭轉你已經失調的能場。而且現在看病也不是這麼容易，有時醫生讓你查各項臨床檢驗，照X光、MRI核磁共振等等。但是疾病在萌芽狀態的時候，通過各種生化檢查，有時是查不出來的。

我在三年前收了一個學生，她是加州柏克萊大學博士生畢業，之後她在哈佛腫瘤研究中心做醫學統計學研究，就是統計病人治療先後的有效率、無效率、顯效率。她就有機會參加多次學術研究討論，見到許多世界著名的腫瘤專家，這些專家在講演時，都要顯示他們給腫瘤患者所做的各種最先近的醫學影像及血象檢測資料，同時講述患者治療前後的各種詳細狀況資料。

在兩年多的時間裡，她觀看及參與了許多治療全過程，她後來就發現，很多的病人開始來醫院的時候，核磁共振顯示圖像，腫瘤比如說四釐米大，當患者臨過世之前照核磁共振，這個腫瘤外觀與形狀沒有變大也沒有縮小。她發現很多患者都是這樣，在癌病的症狀加劇，急轉直下惡化的時候，患者的主觀感覺，如劇烈疼痛、失眠、乏力、局部痠脹等等，往往最先進的儀器也顯示不出來。這讓這位有高科技背景、高學位、並進入哈佛做了兩年腫瘤研究的她，在全世界現代醫學及科學的最高學府哈佛，竟然一下子對西醫感到很失望了。

眾所周知，哈佛是全世界大學裡排名是屬一、屬二的，而且在全世界的醫學院裡它可能是最有錢的。因很多哈佛人畢業多年後，事業做得非常成功，他就會捐錢給母校；或者有錢人捐錢給最有名的哈佛大學，然後蓋一所以自己名字命名的建築物或研究所。

按照西方人的習慣，錢一般是不留給子孫的，而是作為慈善基金，做為基金會。比如法國總統彭皮度，他拿出一大筆錢捐給法國的一個研究糖尿病的中心，因為他太太死於糖尿病。

類似這樣的事情很多，哈佛大學因為它在全世界醫學及其他學術領域獨特的領先及特殊的地位，因此得到全世界最多的資金贊助，也做了世界上最多的研究。哈佛大學不斷地有來自世界各地頂尖的交流訪問學者，在這裡不斷地有高水準的會議及學術講座。

而我這學生「近水樓台」，能夠近距離的觀察參與及進行深層次的思考，這是多少學子夢寐以求、朝思暮想，卻極難得到的機會。但出乎很多人的意外，她因為對西醫治療效果乃至機理的失望而放棄這個機會，轉而去學中醫，並考取了加州針灸執照。之後就慕名投到我的門下做助手，現在她做得很好。由於跟著我，幾年來看到很多我用這套太極黃金分割方法治療的各種成功的疑難病例，包括很多減輕痛苦、明顯延長壽命的腫瘤患者，因此她對中醫興趣愈來愈濃。

如何理解與分析這位才女醫生，對於中醫與西醫的不同感受，我們可以結合中國古代哲學所說「形而上者為之道」，「形而下者為之器」，中醫說的無形之「氣」及有形之「血」，愛因斯坦有關實物與場的關念，進行一下簡單的討論。

器，就是器皿的器。是能看見的，是屬陰而有形的，比如解剖上的骨骼與肌肉、血液、內臟、各種醫學影像及血尿便化驗中可以檢測到的部分，相當於在總論中提及愛因斯坦所說的「實物」的層次；而中醫學所講的人體的「氣」、「陽氣」和「病氣」，比如患者主觀感覺過去健康時是無病一身輕，生病後相應部位或在局部體表，或在身體內部，會出現痠、痛、脹、麻感，乃至上述各種患者本人主觀感覺的嚴重程度，它是看不見的，是無形的，是一種屬於愛因斯坦所說的場或人體生命場的複雜變化。

比如不管多麼先進的精密儀器，雖然它可以清楚顯示照出來腫瘤有多大，在哪個位置，但病人具體感覺是癢是痛、是痠是脹是麻，及腫瘤內部的生命內環境及能量場的良性及惡性變化，儀器是測不出來的。

從醫學臨床上講，醫生不能說，「因為我看不見」，再加上使用了各種最好的儀器查不出異常，因此推斷並告訴病人說，你這個症狀就不存在。

臨床醫生都知道，在很多情況下，往往病人確實有重病，症狀很明顯，從患者的主訴，脈象及舌苔顯示其生命能量場確實是失調了，但是病人的自我症狀顯示出生命能場的變化和儀器檢查出來的屬於實物變化結果，往往是不平行的。

中醫研究的「氣化」，所研究的就是這種人體生命能量場——氣的升降盛衰變化過程，是我們看不見，但是能感覺到的人體生命能量流。醫生用針灸及中藥給你治療，就是在給你調整失調的生命能量場，調到後來，機體裡面的正氣起來了，身體裡堵塞的經絡又重新打開，氣機重新通暢了，現代醫學儀器測不出來的人體場及內環境，向良性方向轉化改變，這時候你的病相應就好了。

也許這就是這位才女醫生，對中醫和西醫的不同感受。

秋季養收要取經穴

前面論述了人體太極黃金分割場的形成是跟天地有關。就是老子所說的「人法天地」。天地黃金分割能場不但影響到我們人體的各種結構，呈現一個黃金分割比例的關係，同時也影響到我們的針灸穴位，人體重要的穴位跟黃金分割差不多都有關係。

這種關係是一種天地人太極黃金分割能量場的共振，所造成人體穴位與相應經絡乃至相關內臟能量場的互動及關聯，用檢測生命體實物層次的核磁共振跟CT掃描是顯示不出來的。但是大量臨床表明，內關穴可以治療心臟病，合谷穴可治療牙痛，絕大多數人使用後，都證實有效，並可以重複使用，這就是天地人之間，乃至軀體特定穴位與體內相關臟腑不同層表面場互動的明證之一。

所以我們在瞭解這一不同層次場互動的基礎上它，再巧妙運用中醫所說的規律，即是在十二時辰，十二條經絡各自有氣旺的時間。例如早上3點到5點是寅時，5點到7點是卯

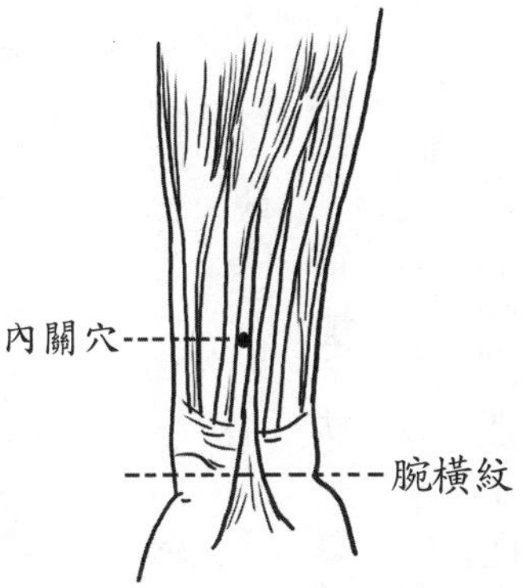

時，7點到9點是辰時，9點到11點是巳時，11點到13點是午時，按照相應的時間，更有效的調整相應經絡。

這是一個特定的生命能場運行規律，而另外一個規律就是我們前面說的，經絡的運行有它的起點、終點和運行方向。比如五輸穴即是起於井穴，依次排列有井、滎、輸、原、經、合；就像形容人體經絡之氣，如同一條大的河流，是從小的源頭，小溪流開始，小的溪水逐漸變成大的，變成支流，變成幹流，至很大的江河，最後到海。所以井滎俞經合，就是用來說明氣血由弱到強，由小到大。

它是與四季相對應的，春天對應井，夏天對應滎，秋天對應經，冬天對應合，這是《難經》裡的說法。《內經》就跟它不太一樣，就是春天是滎，夏天是輸，秋天是合，冬天是井。我們把它綜合起來，這兩個學說是都能說通的。

有西醫背景的人，學習中醫的困難處

我有一個學生，他是史丹佛大學醫學院畢業，是舊金山灣區一所大醫院很有名的內科醫生，他因腰病來找我看病，效果很好，之後，他非常喜歡並想學中醫，他就很誠懇地說要來跟我學中醫。我答應他了，所以有時在休假期間，他就來我的診所待上幾天，看我怎麼用針灸治病，並且在他的醫院裡也開始為患者扎針。

因為他在大醫院裡面工作，又很有名，所以找他看病扎針灸的人非常多，開始他非常有興趣，但到後來，他把好多病人介紹給我，因為他說，有些病他不會治了，我問他說為什麼？他說：「針灸起到什麼作用呢？根據西醫的說法，因為患者在哪裡痛，放上針以後，可以起到改善局部血液循環，因而能減輕乃至化解人體因疼痛而釋放出來那種有害的化學物質，血流量增加以後，疼痛就減輕了！這是西醫一般的認知。所以大部分的西醫認為針灸止痛，都是哪裡痛扎哪裡。」

我對他說，「中醫不是那麼簡單，這只是其中的一個『以痛為腧』。」

但實際上，有些病他為什麼治不了呢？這位醫生自己也覺得奇怪，他是患者哪裡痛基本上就扎哪裡，但不知為什麼對有些病人有效，但有很多人，特別是內科疑難病者無效。

我就對他說，中國人講不要頭痛醫頭，腳痛醫腳，就是說有的病，並不是單純扎局部就可以好的。你要有一個整體觀念，要有經絡運行的觀念，還要有互相協調的觀念。他說他發現我在看病時，是更考慮整體及無形的氣的調整；而他往往是先從西醫的角度，考慮局部的病灶與相關部位的解剖結構及生理病理變化。我治病的效果，讓他吃驚，他還要跟我好好的學習。

秋季要養收，就要多用經穴。經穴是什麼？就是相對從井滎輸經合講起來，到比較大的、比較內收的穴位。

《難經》的說法，秋天對應經穴；而《黃帝內經》的說法，秋天對應合穴，等於在經穴的下游，推動氣的運動。這是兩個當時流行的不同的說法。我們看古代的書，有時要綜合起來看。氣血是一個圓的運動，而這個氣的圓運動，它跟天地是相應的，也就是我們看到太陽東升西落，一年太陽光在南北回歸線之間來回擺動，就像老子說的：「獨立而不改，周行而不殆。」

我們把它兩個理論綜合起來說，其實講的還是生命能量場的氣化變化，一個「形而上」的東西，但是非常有效的「道法天地」的東西。

第十七章 秋季十二時辰養收法 1

寅時養收肺經

（穴位圖參考p162）

一九七八年冬天我練郭林新氣功。那時我早晨三點半起床，郭林新氣功練功法的主要關鍵，是要增加氧氣的吸入量，方法叫「風呼吸法」，要加強氧氣的吸入以抗癌。郭林新氣功強調就是要三點半起來，3點到5點是寅時，是肺經的氣旺。肺是主氣的，早晨起來練功的時候，就要求你兩吸一呼，是吸、吸、呼，吸吸呼。

為什麼要這樣練呢？根據郭林氣功理論，認為癌細胞是怕熱的，是怕氧氣的，是厭氧的，所以通過吸吸呼，把大量的氧氣吸進肺裡以後，就可以幫助身體殺滅癌細胞。事實證明她的這套功法有效。

在秋天寅時養肺經，就要選它的經穴，經穴是井滎輸原經合，排在第四位的「經」，因為陰經的輸穴和原穴是同一個穴。肺經的經穴就是經渠，在秋天寅時養肺經的穴位，肺經基本黃金分割組合就是太淵、魚際、尺澤。它的原穴就是太淵，要特別強調的是在秋天養肺經時，要取它的經穴經渠、郄穴孔最、肺經的合穴尺澤。

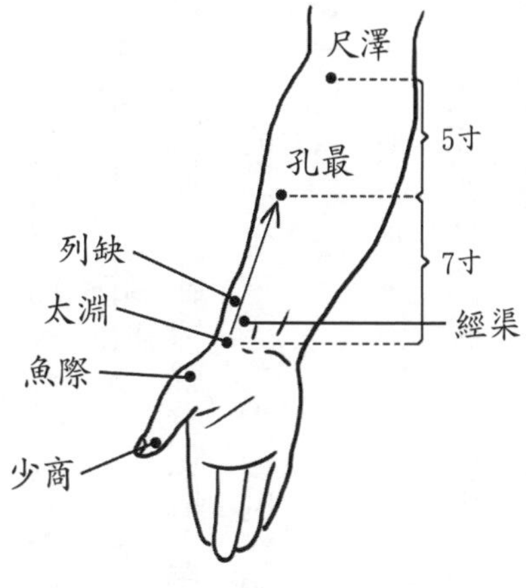

經渠穴位置在太淵穴後面的一寸，在摸脈（關脈）的那個位置。你摸的時候它好像有一點跳動。早晨要練功養肺，就要按經渠這個位置。

經渠處於從手指尖到肩部的距離，它正好在1/3的位置上，就是在黃金分割點上。經渠的主要功能宣肺平喘、開胸順氣。臨床上對支氣管炎、哮喘、肺炎、發燒；胸痛、腕臂疼痛都有良好的療效。

既使你沒有這些病，也可以按，因為肺經的經穴，可以幫助你在秋天的時候養「收」。你可以左右手交替地按，按六十四下，或者一百二十八下；就是跟《易經》的卦數有關。或按三到五分鐘，背對著太陽方向。因為肺經養收，為了在秋季裡，每一條經絡在「養收」時，都加了一個郄穴；郄就是間隙的意思，郄穴就是指經脈氣血深居的部位，它可以通到人體內臟很深層的地方。因為秋季養

我記得三十多年前，中國剛剛改革開放的時候，有很多人被發現患了腫瘤，在巨大精神壓力一旦減輕時，癌症就發出來了！當時有一個非常有名的空軍將軍，他被診斷為肺癌，後來在電視台上，還特別讓北京301醫院放射科主任報導這件事情，說他們確診這是癌症，但後來這人又好起來了。原因是他練了一個氣功，就是郭林新氣功。因為這樣，就造成全國修練氣功、養生的一個熱潮。郭林新氣功就是一個抗癌的氣功，要求寅時練功，因為當時我也很好奇，就照著郭林的說法去練了一下。

收，所以就選了郄穴。

肺經的郄穴是孔最。如果把太淵到尺澤這部分分成12寸，孔最的位置就在偏上面7寸。7÷12＝0.588，大約是0.6。但是從另一個角度計算，如果以針灸小人實測，從肩膀到手的中指距離是20公分，從肩膀到孔最的距離是12公分，12÷20＝0.6，也是在黃金分割點上。

這裡要特別提出一點，有些人平常好像很健康，但是如果最近在3點到5點這段時間，突然醒了，而且咳嗽得很厲害，但過了這一段時間就好了，就以為不要緊，不以為意。這可不是什麼好咳嗽，大家要特別小心。因為我治療過很多有肺癌的病人，根據我的經驗，這些人從來不抽煙，沒有抽煙史。但是現在真正肺癌的原因，還不完全是跟抽煙有關係，很多人到現在沒有完全查出來到底是為什麼？

我們在夏季養生提到的肺癌病人，他本來根本也沒有什麼病，只是他太太突然吐血，然後他們去做檢查，最後發現他得了肺癌。他就是早上3點以後，5點以前就會咳嗽，他根本不抽煙，我就用太極黃金分割共振扶正幫他調整，他現在的情況已經相當好了。我講這個例子主要說，天人是相應的，在經絡氣旺時，如果這條經絡不通，陽氣不能入於陰，它就會產生相對的反彈，在肺裡就會咳嗽；在大腸經就會腹瀉或便秘。

肺經的郄穴孔最穴，主要的作用是平喘和止住支氣管擴張的咳血，還可以治療頭痛、咽炎和肘臂疼痛。

秋天養「收」，你可以在寅時，背對著太陽，按揉肺經的郄穴孔最、和肺經的合穴尺澤。尺澤在肘橫紋中肱二頭肌腱橈側的凹陷處，尺澤可以滋陰潤肺、止咳、降逆。關於尺澤穴更重要的功用，在冬季養生的時候會詳細講。

養生提示

肺經穴位：經渠穴、孔最穴、尺澤穴、太淵穴、魚際穴。
按摩時間：寅時，凌晨3～5點之間。
動作要領：背對太陽方位，按揉各穴以得氣（痠、麻、脹、涼或癢感等）為度。
主治：養肺、止咳、治網球肘等。

秋季卯時養收大腸經，可預防中風

（穴位圖參考p162）

五點到七點是卯時，是氣旺大腸經，大腸經是人體裡非常重要的一條經絡。如果我們要養收，因為大腸經跟肺經相表裡的，肺是陰經，大腸經是陽經。所有的糞便都要從大腸裡產生暫存及排出，糞便就相當於人體垃圾一樣，最好每天都要把垃圾清出去。人體排尿一天要好多次，但也不能太多，太多就是失調了。大便最好是一天一次，有些專家現在強調一天至少要三、四次大便，這樣可能太多了。俗語說：「好漢經隔不住三泡屎。」就是一天如果三到四次溏便，再強壯的人也受不了，元氣就大傷了！

有的人嫌麻煩，三天才一次大便，或者一個禮拜上一次廁所，這是不可以的。如果你年輕，常期在電腦前，上網熬夜，偶而的便祕不要緊，但是上年紀的人就要小心了。很多人因為便祕，在早上上廁所使勁的時候，結果造成腦血管破裂。

我的一個好朋友，她媽媽找我看病，也是看得很好，但是有一天突然來電話說，她媽媽暈倒在廁所裡了！我一聽，馬上讓她叫救護車。送到醫院，已經不行了，就是大便用力太過，造成她的腦出血。

我在兩年前治過一個病人，是上海來美國的女生，她跟她雙胞胎的妹妹都有便祕，是有家族遺傳的，但後來又患上高血壓。患高血壓現在調了一個新的標準，把血壓調得更低，就是高壓（收縮壓）超過一二〇 mmHg，低壓（舒張壓）超過八〇 mmHg 就要吃藥了，這實際上還是值得商榷的，因為人到了一定年齡，正常標準應該是低壓不要超過九〇 mmHg，高壓是一四〇 mmHg，上了年紀超過五十五歲的人是年齡加九〇 mmHg。

如果長期不適當的吃降壓藥，有時會出現問題，可能會傷到你的腎臟和肝臟。這位有便祕的女生，她吃降高血壓的藥以後，就使原本的便祕更重，因為這個降壓藥的副作用就是便祕；雪上加霜，她痛苦的不得了，最後只好吃一種很強的瀉藥番瀉葉。

番瀉葉這味中藥，我建議大家能不吃最好不吃，因為這味藥吃到最後，吃別的什麼藥都不管事了。長期單獨使用番瀉葉，甚至會造成壞死性腸炎。大便硬得就跟磚頭或羊屎蛋似

> 我有一台可測試人的井穴跟原穴的電腦測試儀，是美國東岸華盛頓州倪永莉醫師，她經過大量的研究發現了，不同經絡井穴跟原穴的電腦探測，對人體很多疾病檢測有重要意義：特別是大腸經有問題的人，往往這個家族裡都會有腫瘤的問題。
> 現在我這台電腦上有多少人的資料 data 呢？已經有 5,300 多人了，就是說我有 5,300 多個病人都用電腦測過經絡。在我測定的病人裡面，如果這個人的大腸經，出現了嚴重的失調，他測定的數值都非常的低，特別是原穴特別的低，同時出現逆向的交叉失調，那麼這個人可能家族裡有癌症，或者本人就有癌症。所以大腸經的正常與否，在臨床上是很重要的。
> 電腦檢測說明大腸經本身也是在人體經絡裡面一個解毒排毒系統，就是人體各種代謝，最後一個總垃圾站的出口，如果垃圾不能定時清出去，它會在體內產生人體不喜歡的毒素。

的，最後你的大腸就不工作了。我有一個長輩就是因為長期用番瀉葉，到後來不管用什麼藥，大便都下不來而痛苦不已。老人便秘往往是陽氣不足，單用苦寒的瀉藥，只能取快一時，時間久了以後，大便就更不好。番瀉葉最好和別的藥綜合使用，可能效果會好一點，而且比較安全一些。

大腸經是人體非常重要的一條經絡，一定要保持它的健康。怎麼來養收秋季的大腸經呢？來補肺養肺呢？因為大腸經跟肺是相表裡的。

大腸經的井滎輸原經合，井穴是商陽，滎穴是二間，輸穴是三間，原穴是合谷，經穴就是陽溪，合穴就是曲池。陽溪就是跟經穴和肺有關係的一個穴，早晨5點到7點，太陽差不多在東方，背對著它，揉陽溪穴六十四下，或者一百二十八下。

陽溪的定位就在手腕後面，它能清熱散風、瀉火疏瀉；治療腕關節炎，腱鞘炎、咽炎、扁桃腺炎、鼻炎、耳聾耳鳴、面神經麻痺、睫膜炎、角膜炎，癲癇等症狀。

溫溜穴可測胃穿孔

在秋季大腸經養收，選取大腸經的郄穴溫溜。溫溜在陽溪上面5寸，處在從手指到肩部全長的 0.6304 這個位置上，跟黃金分割有關係。

我剛說的這個女生，我用太極黃金分割的辦法給她調整，針灸再加上中藥，她現在降壓藥已經不用了，而且便秘明顯改善，大概最多兩天，或者一天就有大便了，已經好很多了。

當然還要加上溫陽理氣的中藥，不能單純用寒性的中藥，因為這個女生體質是偏寒的，

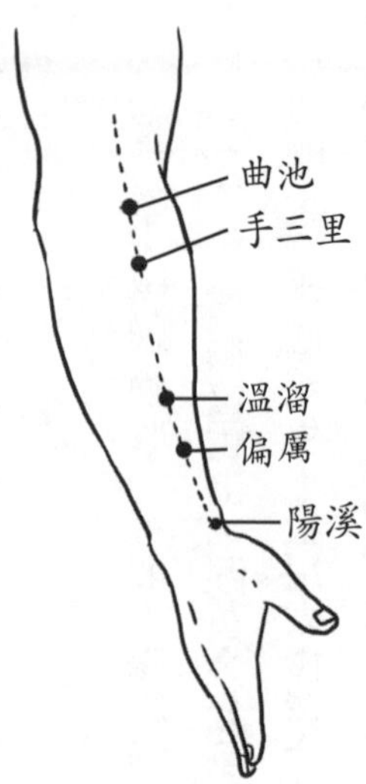

這是從五運六氣分析得出的結論。溫溜穴有一個特殊的特點，比如，胃潰瘍突然出現胃痛，痛得非常嚴重，肚子就好像一個板子一樣非常硬，醫學上稱為「板狀腹」，這時候要送醫院了！但是在送醫院之前，你可以判斷出有沒有出血，有沒有穿孔？消化道穿孔是很危險的。你就可以檢查溫溜穴，你摸溫溜穴，因為你在肚子上像板狀，像一塊木板時，沒辦法觸摸的。有沒有「反跳疼」的都不知道，但是在按溫溜穴的時候，你發現這地方好痠啊、好痛啊，這時候要馬上將病人送到急診室，趕快搶救。不能等著，吃點止疼藥對付，弄不好就有生命危險。

有人說中醫不科學，但用按壓溫溜穴可以預知是不是有胃腸道穿孔，你說是不是科學呢？其實所謂臨床科學，是在大量臨床上檢驗出來，並可以驗證的學問。這是蓋國才教授經過大量的實踐，發現溫溜穴可以預測劇烈腹痛患者是否有胃腸道穿孔，並寫在他的書上，大家可以借鑒。

我的經驗是，小孩咳嗽「釜底抽薪」的辦法就是從大腸經下手。因為肺與大腸相表裡，小孩長期咳嗽不好，就問小孩有沒有便祕？然後在治咳的中藥裡稍微加一點大黃，結果小孩大便一下來了，咳嗽就止住了！如果可能，抗生素就不要再用了！這是我四十年前的老師閻耀宗醫生教會我的。這個就是中醫、中藥，針灸經絡穴位的妙用。

大腸經的合穴是曲池穴。曲池有很多的作用，在冬天養「藏」的時候，會更詳細地講這個穴位。我們再度強調，就是在用它定時選經按穴養生的時候，你不需真的有上面所說的這些病，在秋季卯時養大腸的時候，按壓合穴曲池，有協調大腸經養收的作用。如果你放在一起來揉大腸經，它的穴位安排基本組合即是合谷、二間、三間、曲池，在秋天裡又多加了陽溪穴、溫溜穴。曲池穴也是處在從手指尖到肩膀的0.4或者是0.6的位置上，也是在黃金分割點上。

養生提示

大腸經穴位：三間穴、曲池穴、陽溪穴、溫溜穴、合谷穴、二間穴。

按摩時間：卯時，早上5～7點之間。

動作要領：背對太陽方位，按揉各穴以得氣（痠、麻、脹、涼或癢感等）為度。

主治：便秘、肩背疼痛、預防中風等。

秋季辰時養收胃經

（穴位圖參考p163）

但是對於腫瘤及預防中風，大腸經有非常重要的作用，大腸經之後就到了胃經。早上7點到9點是胃經值日，氣旺胃經。這時找到太陽的位置，背對著它，站個約五到十分鐘，在胃經上養一養「收」，秋季通過辰時調胃經養收，力量更大。

胃經在五行中屬土，土是生金的，所以胃經對人體既是後天之本，又是生氣之源，它是非常重要的。現在全球公認日本人是最長壽的，他們列舉了很多原因，比如說吃海產，吃得清淡，但是科學家們忽略了一個非常重要的原因，日本很多壽星，包括長壽家族，他們都常灸足三里。這是受唐代由中土東渡日本的鑑真和尚的影響，日本的長壽家族，據研究發現他們都有家規，陰曆每個月初一到初五，就是大約在新月前後五天，月亮的陰氣開始升發，但又不是過於旺盛的時候，灸足三里，就可以幫助人養生長壽。

北京中醫藥大學做很多研究，實驗表明，灸足三里能夠升高人體血的高密度脂蛋白HDL，當HDL升高以後，血液裡不好的膽固醇都被清洗掉，而且可以幫助軟化血管。當你的血液清純，血管通暢，自然可以預防腦中風、預防心肌梗塞，從而可以長壽。

胃經的太極黃金分割基本組合就是原穴沖陽，腳上的陷谷，腳踝上的解溪，膝關節下的是足三里。對於秋天來講，與它相對應的就是經穴解溪、郄穴梁丘、合穴足三里。

解溪穴也叫鞋帶穴，就是在足背與小腿交接處的橫紋中央凹陷中。解溪穴可以清熱、降逆、疏筋活絡，可以用於踝關節扭傷，眩暈、腹脹、便祕，及下肢癱瘓。在秋天早晨的辰時，找到太極黃金分割場的時候按壓這裡，能夠幫助你更有效地疏通胃經，又助了秋天的「養收」。

胃經的強盛對秋氣，對肺氣更有特殊的作用，因為在五行上，土是生金助肺的。胃經的郄穴就是膝蓋上面兩寸的梁丘穴。梁丘穴可以治膝關節炎、治急性的胃痛，還可以減肥，降低膽固醇。

加州中醫藥大學有一位非常有名、教頭皮針的方本正教授，他是方氏頭皮針發明人方雲鵬教授的公子。在方氏針灸體系中，他們喜歡用胃經梁丘穴，脾經血海穴。這兩個穴都是在

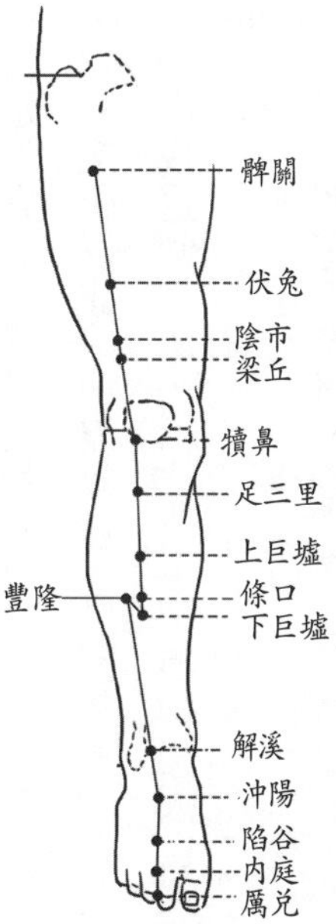

膝關節上差不多兩寸的地方，相近的平面裡，如果從頭頂到足跟這個距離來計算血海跟梁丘，它們都是處在從足跟到頭頂的0.327或者0.673這個位置上。方氏針灸之所以喜歡用梁丘穴，是認為這個穴位對於調節胃經有非常好的作用。

合穴足三里，是在膝下三寸，在脛骨的外側，在早晨的時候，你背對太陽，找到太陽、地球所形成的太極黃金分割能場，使你的任督脈環與它平行的時候，按壓上述的穴位，對秋天養收，秋天調胃經有非常好的效果。

養生提示

胃經穴位：解溪穴、梁丘穴、足三里穴、沖陽穴、陷谷穴。

按摩時間：卯時，早上7～9點之間。

動作要領：背對太陽方位，按揉各穴以得氣（痠、麻、脹、涼或癢感等）為度。

主治：足背腫痛、股溝內疼痛、牙痛、頭痛、膝關節疼痛等。

秋季巳時養收脾經

（穴位圖參考 p164）

巳時氣旺脾經，就是早上的9點到11點。在醫院裡平時最忙、人最多的時間，或者說是公司業務最忙、電話最多的時候，大概就是從早晨的8點到12點。因為胃經是多氣多血的，所以早上7點到9點是效率最高的時候；而9點到11點，因為脾是升清的，脾是後天之本，是氣血最旺盛的時候，所以整個上午的辦公效率最高，醫院也是這時候最忙，到了下午人就少了，這也是一個規律。

秋天在巳時，調脾經「養收」要選哪些穴呢？一樣的程序先找到天人太極黃金分割太極共振的場共振的適當位置，使你身體的任督脈環，跟天地的太極黃金分割場在一個平面裡產生共振。再按揉你的穴位，比平常隨便坐在哪裡按，效果要提高很多很多。

我常跟一個常來我診所跟診的學生講，你在治病時，先要找一個天地太極黃金分割場，再使天地的場跟患者的太極場任督脈環平行，最好調整診床方位，找到一個切入點時，讓天地人之間產生共振，那你療效就會非常好。

當她考到加州的針灸執照以後，有一次很興奮地跟我講，開始時她覺得我講的東西比較玄，認為之所以我治病療效好，是因為我功力高，並不是這個場共振有多麼重要。但是有一次，她用我這個方法，給一位上了年紀美國白人男性治病的時候，對這個場共振的意義有了新的認識。

那位患者有心臟病、膝蓋痛，身體很不好，她過去用針灸治療他的時候，疼痛就竄來竄去，時好時壞的，效果並不滿意；那次她讓診床對著太陽的方向，讓病人躺在那裡，使他的任督脈環和太陽、地球形成的場產生共振以後，她再放針，結果病人結束治療之後說，他從來沒有這麼舒服過，現在膝蓋不痛了，興奮地拉著他太太要去走路。所以這個場效應是非常重要的。也就像荀子說的「君子善假於物」。

按揉胃經跟脾經的時候，你可以坐下來，因為站著很難捏，坐下來時，椅子最好是可以轉動的，因為太陽在天空的軌跡上，它是以每小時十五度在運轉，按揉的時間長，過幾分鐘時你就稍微動一下椅子，使你的任督脈環的平面隨時跟太陽、地球保持一個同步共振。

秋天要捏脾經的經穴商丘，它在腳踝的內側，從腳尖到膝蓋的全長，在其全長的 $1/3$ 地方，是黃金分割點。

當瞭解這個道理以後，就可以大約掌握了黃金分割穴位排列的原理，就可以在相應的位置上找到對你最重要的點。如果你對經絡非常有興趣，你把十二條經絡的走行都弄明白以後，就可以按照我說的原理、原則，在相應的黃金分割點上找，你甚至可以給自己找出將來會威脅你的隱患，就能早期發現，早期治療，躲過一場大禍。因為每個人都會衰老，都會過世，誰都不能例外，包括秦始皇、漢武帝，他們當時有何等的權勢，他們可能想盡了辦法，但到頭來都是一樣。這個規律是無法更改的，但是我們能想辦法使這個過程變得很平緩，活得更長一點，生活的品質更好一點。如果我們能夠使用老天賜給我們的「取之不禁，用之不竭」的太極黃金分割能場，我們一定能夠做到的，前題是要堅持，要持之以恆。比如有的人今天做了，昨天也做了，歇兩天再說吧，結果歇兩天就把它給忘了，一個月、一個月以後再說吧，三天打魚兩天曬網，就沒有效用了。就好像在河道裡面的淤泥，你不斷地清，它就不斷地保持通暢，但是你等它淤到完全堵住了再推，有的時候，效果就不好。

脾經的經穴是商丘。有健脾化濕，通調腸胃的作用。臨床上用於胃炎、腸炎、腹瀉、消化不良、水腫、便祕，踝關節周圍軟組織疾病、小兒驚厥等病症有效。應酬吃多了，胃脹氣、打嗝，或胸悶，舌頭不適，痰很多，按揉商丘，都有舒緩消化系統不適的效果；因為脾經的循行一直會通到舌頭下面。商丘還可治身內有濕，而出現的皮膚病。秋天通於肺，肺主皮毛。秋天的時候容易皮膚生病，呼吸系統生病，有時會有哮喘、咳嗽。所以按壓脾經的經穴商丘，對於秋天養收，調養脾經有很好的效果。

這時候還可以加上脾經的郄穴地機。地機位於陰陵泉下面3寸，如果從腳跟算到臍中，地機大概處在0.67這個位置，也是在黃金分割區間上。按摩這個穴，可以治療易疲勞，血小板低、痛經、月經不調、子宮肌瘤、乳腺炎等等。因為郄穴一直可以通到人體深部的經絡和臟腑，所以在進入太極天人相應共振的時候，按揉地機穴，它能幫助你降低血脂、減肥，也能幫助你調整婦科病，會有很好的效果。

這也就是幫助你在秋季巳時養脾經，養收。脾和胃在五行上是屬土，把它調整好了以後，有助於增強肺經的正氣。在中醫五行體系中，脾土是生肺金的，脾胃是大有益於肺氣、肺經的。

二〇〇九年，我受邀在江蘇電視台講課的時候，有一個工作人員特別過來，他說：「吳老師，我經常很疲勞，就像生一場大病一樣，怎麼辦啊？」我就問他是哪年出生的，一問，是屬牛的，而二〇〇九年又恰好是牛年。這就是說，他是在當時出生的時候，每個人都有他相對的得天地之氣相助的、得天獨厚的優點，但也會得到當時天地各種氣場形成對他不利的缺點。所以再到了這一年的時候，就是所謂「本命年」的時候，他當時出生的弱點就會放大。

比如，我本人是戊子年出生的，相對我的「火」就很旺。我記得在二〇〇八年六十歲的時候，就是我生日的那天，得了帶狀皰疹。我到美國二十年，從來都沒有生過這麼大的病，那次我眞的是體會到人生大病時的病痛。二〇〇六年，我得心臟病時，也沒有像帶狀皰疹那麼痛苦，雖然心臟病是可以致命的，很可怕，但是帶狀皰疹實在讓我覺得痛不欲生。白天勉強忍著痛給人看病，但到晚上夜深人靜的時候，在床上躺不住，因爲燒灼地疼痛，後來我就跑到沙發上躺著，因爲怕影響我太太睡覺，最後勉強睡著了；結果第二天，脖子痛了！這樣經過針灸、放血、吃藥才逐漸好起來。

爲什麼會在我過生日的那一天，正好我出生六十年以後那一天，會生這個病呢？分析起來就是因爲，雖然我得到老天給我的禮物—火氣很旺，火旺則頭腦清楚，記性好，比較有激情，身體也比較好。但是相對火太旺，到了六十年以後，生日的那一天，旺火就火上澆油，火過旺就會剋金，金就是肺，肺主皮膚毛髮，就是皮膚，所以我就生病了！

這是很有意思的事情，按命理四柱八字分析，我的命格裡面缺金，但是後來我到了美國加州，相對中國來說，加州就是西方世界的最西邊，屬金中之金，就比較平均平衡了，所以我在美國住了二十多年，幾乎沒有生過病。但是到了戊子年，在我出生的那一天，就出現問題了。這個事情就眞的很奇妙，如果不是自己親身經歷，一般是不會信的。

這就是《黃帝内經》所說的，「不知年之所加，氣之盛衰，虛實之所起，不可以爲工矣。」有興趣的人，可以去查找一下有關五運六氣的資料。學醫有點難，學中醫又比學西醫難，再學五運六氣，可能就更難，所以《黃帝内經》說好的醫生要「上知天文，下知地理，中知人事，可以長久。」

一旦你掌握了規律，再去臨床上驗證，你就會覺得中醫非常有意思，發現老子說的：「人法地，地法天，天法道，道法自然。」眞是一個顚破不滅的眞理。

因爲人類是生存在地球上，不管你如何聰明，如何有權勢，但是你的生命運行的過程，是無法脫離天地的變化，而獨立存在的。不是人定勝天，而是人法天地。你要先找到人與天地相關的規律，找到了天人相應太極黃金分割共振的規律，找到這個共振規律以後，「大道至簡」，然後再找相應的切入點，從深層次啓動你的自我修復系統。

這樣做的話，如果你是一個醫生，就可以大大提高你治病時的療效；如果你是一個想長生久視的中醫愛好者、養生愛好者，了解了這個道理後，再運用這套辦法，就能夠使你的身體與天地保持相諧共振的狀態，你就可以得到健康與長壽的天地恩賜。

養生提示

脾經穴位：商丘穴、地機穴、太白穴、陰陵泉穴。
按摩時間：巳時，上午9～11點之間。
動作要領：背對太陽方位，按揉各穴以得氣（痠、麻、脹、涼或癢感等）為度。
主治：胃炎、失眠、心煩、降血壓等。

秋季午時養收心經，按靈道穴

（穴位圖參考p164）

午時是11點到13點，氣旺心經，這個時間要吃午飯了，你不妨在吃午飯之前5分鐘，找到太陽方向，調整一下你的心經。請記住，12點之前要背對太陽；12點之後轉過來，面對太陽，找到心經上的穴。建議大家做這套按摩，一定要把五輸穴具體的位置弄清楚。

心經的井滎輸原經合，就是少沖為井，少府為滎，神門為輸穴、為原穴，陰郄是郄穴，通里是絡穴，靈道是經穴，少海是合穴。心經的郄穴是陰郄，在神門穴後面，在腕橫紋上0.5寸，臨床上可用於失語、鼻出血、吐血、心絞痛、癲癇、盜汗。陰郄，本身就有調節心臟、強心安神的作用。

靈道穴是檢測冠心病的風向標

心經的經穴是靈道穴，在掌後1寸5分，腕橫紋上1.5寸；靈道穴通於秋氣，能夠通絡鎮痛，臨床上可治療心絞痛、冠心病、失眠、失語、手臂攣疼。

我以前在急診室工作，發現靈道穴是非常重要的，急診室跟其他一般診室不一樣，很多病人也許從這裡就進入極樂世界了！一個人過世進入極樂世界有主要幾個途徑，一個是呼吸衰竭，一個是腦中風出血；一個是心肌梗塞，突然心跳驟停；再有就是腫瘤最後的耗竭，到最後都是心跳停，可是如何早期發現心臟是不是有問題呢？

據蓋國才教授多年的研究，我在臨床上的發現也確實是這樣，並據大量研究資料顯示，

93％的冠心病、心絞痛的患者左側靈道穴有明顯的壓痛反應。蓋國才教授寫了一本書叫《穴位診斷學》，特別講到這一點。

對於心臟病來講，中醫說：「心為君主之官。」心臟是人體最重要的一個臟器。急診的醫生對於來看病的人，最怕的就是他有胸痛或者胸痛徹背，這可能就是他心臟有問題。但有人胸痛是他一時岔氣了，或肋間神經痛，或只是生悶氣了，這時鑑別是不是有心肌梗塞、或心臟有問題，可以按一下他左側心經的靈道穴，看是否有壓痛，就能夠查出是否跟心臟有關係。按揉靈道穴，反過來也可以幫助他調整失調的功能。

靈道穴處在從手小指尖到腋下大概是在0.315的位置上，也是在0.3～0.4或者0.6～0.7的黃金分割比例區間裡面。

按照針灸經絡的學說，經穴是內聯臟腑，外絡肢節的，既然能夠反應心臟的問題，那麼也可以未病先防。在秋天的午時，好好地按揉靈道穴，在十二點以前要背對太陽，在十二點以後要面對太陽，使你的任督脈環和天地場產生共振的情況下，再按靈道穴，效果就更不一樣。

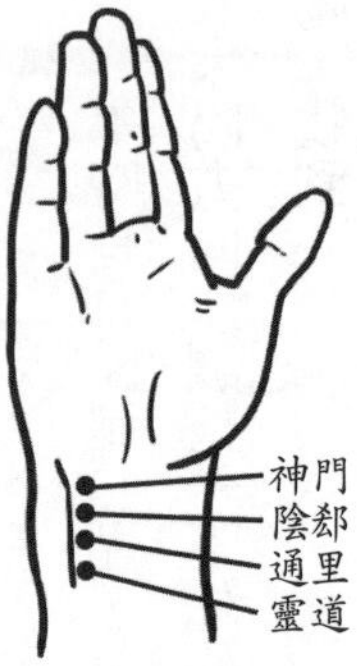

大家可以試一試，經常的偵測你的靈道穴，可以早期發現你的心臟病，可避免了一些悲劇的發生，防患於未然。當然也可到醫院查一查心電圖，但是心電圖的陽性率只有45％，有時按靈道穴會比心電圖還要準確。

靈道穴還有什麼特點？所謂靈，靈活通靈或靈光之意，

所謂盜汗，就是夜裡睡眠時出汗，你不知道，醒了以後才發現；好像有人把你的汗偷走了，這叫盜汗。如果是白天清醒時，活動時出的汗，叫自汗，中醫認為「汗為心之液」，自汗偏重於氣虛，盜汗偏重於陰虛。

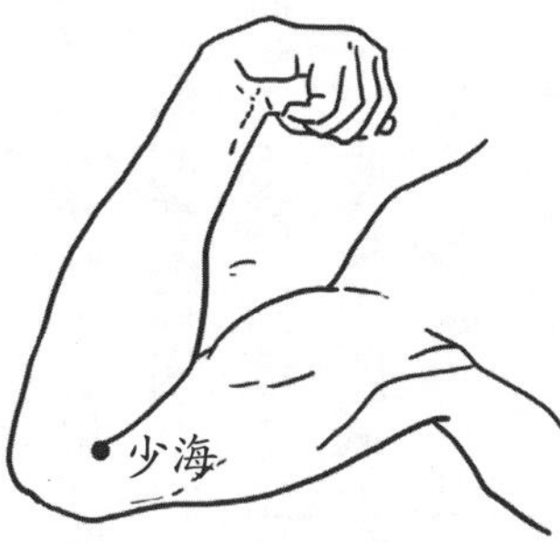

如果你腦子不靈光了，很疲累的時候，按靈道穴，能使你的大腦清醒；因為心主神明，捏捏靈道穴，就可以精神煥發了。

再有就是心經的合穴少海，在肘橫紋內側端，是在整個臂長的大概上1/3處。

養生提示

心經穴位：靈道穴、少海穴、神門穴、少府穴、陰郄穴。

按摩時間：午時，11～13點之間。

動作要領：12點前背對太陽，12點後面對太陽，按揉各穴以得氣（痠、麻、脹、涼或癢感等）為度。

主治：中風、心悸、心肌梗塞等。

秋季未時養收小腸經，可減肥

（穴位圖參考p164）

秋天在未時調小腸經，要先找到太陽、地球所形成太極黃金分割場，然後讓你的任督脈環對準它。下午13～15點，太陽已開始下降了，在小腸經上找與秋季相對應的黃金分割點，就是小腸經的原穴腕骨、經穴陽谷、合穴小海，還有就是與秋天相對的，它的郄穴養老。

養老穴的位置在前臂的背面尺側，取穴的時候，要把手曲肘，手掌心面對胸部，就是你戴手錶、偏向小指下面靠近腕關節，在腕關節後面有一個凹陷，尺骨頸突，橈側骨縫，在這裡面即是養老穴。顧名思義，就是對老年人非常好，它可以治許多老年病，比如，眼花、眼睛分泌物、頭暈；也可以治頸椎病，因為小腸經的循行是「出肩解、繞肩胛、交肩上」，就是在肩胛骨這個地方繞幾個圈，一直到頸部。

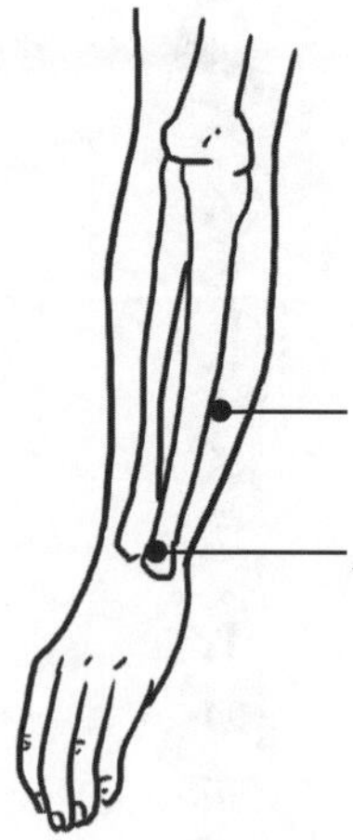

我用電腦探測儀檢測患者時，如果發現患者的小腸經信號失調、顯示有堵塞，我就會問他，是不是有頸椎病。患者都會很驚訝：「吳醫師，你怎麼知道？我這樣痛、頸椎不舒服，手麻有好幾年了！」我告訴他，因為在電腦經脈信號上表現出來了。所以按摩小腸經可以改善頸椎病的症狀；如果你沒有頸椎病，但是已經開始有些頭暈了，就可以幫你預防。

怎麼判斷頸椎病？它不一定要脖子痛，如果你手發麻了，而且有時會頭暈，時好時壞，但血壓又不高，那就可能是頸椎有問題了，因為小腸經是一直循行到頸椎上去的。有頸椎病的人，有時會造成脾氣不好，容易失眠，養老穴可以幫助調整。

當然養老穴隨時可以按摩，但這本書說的太極黃金分割養生辨法，最好是在秋天，對準了太陽方向，使太陽、地球太極場跟人體的任督脈環產生共振的時候，再按壓它，同時你轉動你的脖子，這時就會感覺你很緊的脖子鬆開了。按揉它的時候，還可以增加你的體力、精

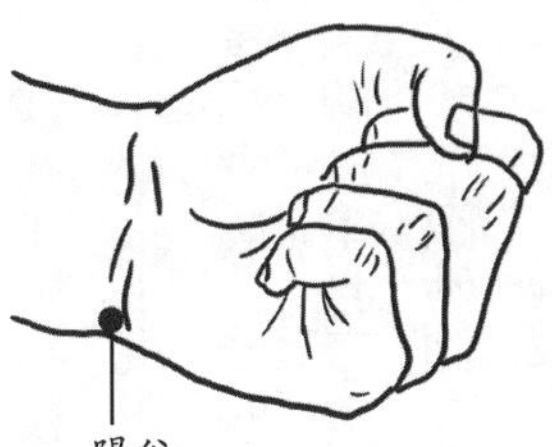

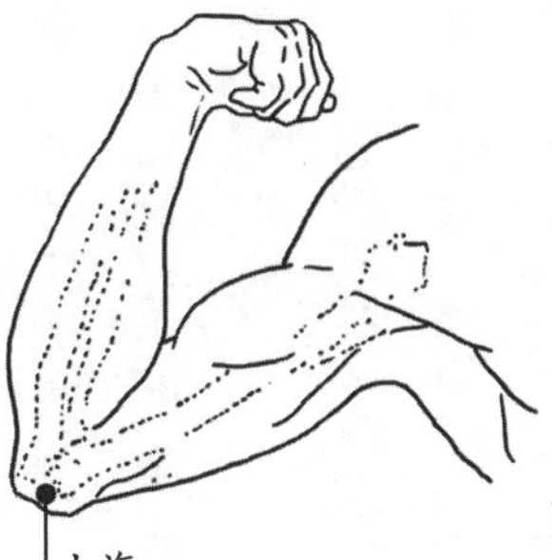

力，可以明目。

我在臨床上用類似這種方法，治療很嚴重的頸椎病患者，有的患者因此去做按摩，每周好幾次，一、兩個月都沒有顯效，但我用太極黃金分割法指導針灸治療，效果都很好。

小腸經的經穴是陽谷，在手腕尺側當指骨莖突與三角骨之間的凹陷處，也就是手掌與小臂結合的部位。陽谷穴可以清心明目，是小腸經的經穴，臨床應用於腕痛、結膜炎、白內障、青光眼、耳鳴、耳聾、感冒發燒治療。

小腸經的合穴小海穴，在肘內側，當尺骨鷹嘴與肱骨內上髁的凹陷處，小海穴也是在肘部。其實手上六條經絡的合穴，差不多都在肘部。而從手到肩膀的距離當中，它大概都是在上1/3的這個位置，也就是在0.3~0.4或者0.6~0.7之間的黃金分割的區間裡面。

太多冷飲會容易導致肥胖及坐骨神經痛

現在大家都很擔心的肥胖症，很多人都想減肥，但是減來減去，怎麼都減不下去；還有就是坐骨神經痛，西醫對它沒有什麼太好的療法；其實這兩樣病都是跟機體受寒有關係。

病人來找我減肥，我問他是不是吃了很多冰淇淋？多數回答都說：「是啊，這是美國的文化和習慣啊！」

很多人吃了好多冰淇淋，又喝了好多冷飲、冰茶，平常穿得又少，而且又吹冷氣；其實，胃跟腸是喜歡溫暖的；冷的食物、特別是冰水進來以後，進入胃和小腸，手太陽小腸經和足太陽膀胱經是相連的，小腸經裡的寒氣就會進入到足太陽膀胱經，會從腰、大腿的下側，塞住膀胱經的經氣運行，所以很多人腰、腿痛，其實是因為喝了大量的冷飲，傷了陽氣，營養就不能正常的氣化，就變成了水，而且是很寒冷的水，這些水積到人體的組織裡，就會變成肥胖。

這種肥胖很麻煩，給他治了半天，告訴他要少吃冷的，但他還接著喝冷飲，治療效果就不盡理想。所以讀者如果有年輕的小孩，要告訴他們，特別是女孩子，來月經之前，不要吃冷的，平常也不要吃太冷的東西；冬天的時候，也盡量不吃冷的；冬天千萬不要吃西瓜，因為西瓜是非常寒冷的。

我在美國行醫，發現東方亞裔移民的中老年女性得關節炎的人很少，但美國白人就很多，年紀大了就會出現關節很緊、駝背、走路很吃力，原因就是喝太多的冷飲、冷食，造成陽氣的受傷，造成小腸經和膀胱經的受傷，就會腰痛、腿痛。

關於坐月子，我也要強調一下，很多年輕的美國媽媽生完小孩後，不管是白人還是亞裔，我都跟她們說，得吃生化湯，不能夠受寒，要做月子。但西醫卻說，不需要，生完孩子就去沖澡，過幾天就可以上班了。

坐月子是中國古代傳下來的傳統，是老年人的智慧，保護了中國很多母親，也保護了她們的孩子。近十幾年來，在美國西岸開始建立做月子中心，也吃生化湯了。因為很多西醫的婦科醫生發現吃生化湯以後，母親身體恢復得確實不一樣。

小腸經成為預防因過食冷飲而導致肥胖及坐骨神經痛的第一道關，所以在秋天的時候，揉小腸經，同時保護頸椎和心臟，因為心臟跟小腸是相表裡的，也保護你的九竅。

因為《內經》上說：「陽不勝其陰，則五臟氣爭，九竅不通。」

如果你的內在陽氣旺，體內的寒氣不能戰勝進而干擾你旺盛的陽氣，那你的身體就會耳聰目明；反過來說眼睛、耳朵、鼻子，乃至所有你身上的竅，面部上是七竅，加上前後陰，就是九竅，如果過於寒涼，容易造成相應竅的堵塞跟失調。

養生提示

小腸經穴位：養老穴、陽谷穴、小海穴、腕骨穴、後溪穴。
按摩時間：未時，13～15點之間。
動作要領：面對太陽方位，按揉各穴以得氣（痠、麻、脹、涼或癢感等）為度。
主治：頸椎病、耳鳴、目痛、感冒等。

第十八章 秋季十二時辰養收法 2

秋季申時養收膀胱經

（穴位圖參考p165）

下午15點到17點，是申時，是氣旺膀胱經。

膀胱經與小腸經是相連的，都是屬於太陽經，膀胱經是人體最長的一條經絡。穴位最多，有六十七個穴位，在秋天申時養膀胱經，就要偏重取它的經穴——昆侖穴。能夠幫助膀胱氣通暢，同時也能幫助肺氣通暢。

膀胱經是從眉內側睛明起來，經過頸、肩胛、腰、臀部、腿，一直循行到足小趾的外側。身體所有的五臟六腑，在膀胱經上都有相應的穴位。

現代醫學認為膀胱經相當於西醫上說的交感神經鏈，與膀胱經上面所指的內臟相應反應點對應，是非常相似的。

在調整膀胱經的時候，不能不提到《黃帝內經》所論述的人體水液代謝與膀胱經的關係。有些人一覺醒來，精神煥發，氣色非常好；有些人早上起床會臉部水腫、或腿水腫；這就是膀胱氣化正常和膀胱氣化不正常的區別。

而膀胱經的氣化又跟什麼有關係呢？《黃帝內經》說跟肺、腎跟脾有關係。「飲入於胃，遊溢精氣，上輸於脾。」吃了東西以後，從胃轉化到消化系統到小腸；然後「脾氣散精，上歸於肺」，脾氣就把消化過的精微變成像霧狀的升到肺裡去。「通調水道，下輸膀胱。水精四布，五經並行，合於四時五臟陰陽，揆度以為常也。」這是在《黃帝內經．素問．經脈別論篇》裡說的，把人的氣化跟水液代謝講得非常清楚。人體吃進體內的食物與水是通過膀胱這個重大的樞紐，通過腸、脾、腎把營養輸送到全身。

膀胱經的經穴昆侖在足部外踝的後方，當外踝與跟腱之間的凹陷處，古人把外踝間看成昆侖山一樣，就取了這樣一個名字。它能夠舒筋活絡，清頭明目，臨床上多用於坐骨神經痛、腰痛、下肢癱瘓、踝扭傷，也可以治療頭痛、眩暈、鼻出血。

彈撥昆侖穴治療腰痛非常有效，如果你的腰很不舒服，用食指尖在放昆侖穴上，彈撥昆侖，首先向下用力壓，然後向外踝方向滑動。彈撥時你發現有一條筋在滾動，會感覺麻痛，有觸電感向足心放射，左右昆侖各彈撥3次。對於治療腰痛、眉棱骨痛，有非常好的效果。昆侖穴所處的位置相當於，如果把腳伸直，從腳尖到膝蓋全長的大概是下1/3處，也是在黃金分割的區間裡。

膀胱經的合穴委中，它在膕窩當中，也在人體黃金分割區間裡，在冬季養生中會再詳細介紹，這是人體的一個大穴。秋天還要選膀胱經的原穴京骨。重要的就是經穴昆侖，合穴委中，還有它的郤穴金門。

金門穴在足外側，在外踝前沿直下，處在從足尖到腳跟的上面0.3的位置，也是在黃金分割的區間裡。金門穴有通經活絡醒腦，清腦寧神的作用。臨床上可以用於踝扭傷、疝氣、癲癇。在這裡主要是它能夠通到膀胱經氣的深處，在秋天申時，養膀胱經有它獨特的作用。

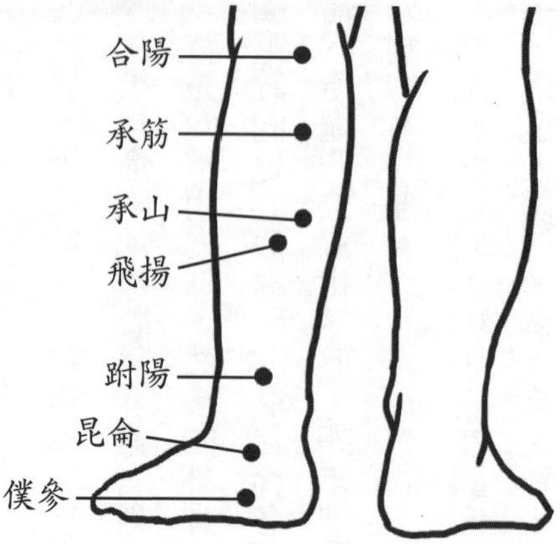

黃金分割比例與各種針灸重要穴位息息相關

如果仔細看一下所有的針灸穴位分布位置，其中的重要穴位，臨床上經常用的穴位，據我的研究差不多80％以上，都跟黃金分割有關係。針灸學說有各種各樣的專著和研究，但是涉及用黃金分割的觀點，反過來分析針灸穴位的分布和排列，可能我是第一個提出來的人。重要的穴位為什麼重要？因為它經常用。為什麼經常用呢？因為它有效。而為什麼它有效呢？從某種層次來講，因為它跟黃金分割有關係。而這個黃金分割就是天地的黃金分割場打在我們身上的一個印記。比如，最簡單的例子，我們的DNA寬是21、長是34，除出來就是0.6176。

就正如大科學家愛因斯坦說：「在宇宙萬物當中，人不能理解的事情，宇宙能理解。」它就是這樣形成的，所以如果不符合這個比例，可能別人就認為你長得不好看了。比如，《水滸傳》中的武大郎，武大郎其實是一個非常忠厚，負責任的人，但人們覺得他難看，是因為他身高比例跟黃金分割有點距離，他是五短身材，不符合0.618或0.6～0.7的黃金分割比例。

養生提示

膀胱經穴位：昆侖穴、委中穴、金門穴、京骨穴、束骨穴。
按摩時間：申時，15～17點之間。
動作要領：面對太陽方位，按揉各穴以得氣（痠、麻、脹、涼或癢感等）為度。
主治：腰腿痛、背痛、頸痛、鼻塞，胎位不正。

秋季酉時養收腎經

（穴位圖參考p166）

腎經氣旺17點到19點的酉時。腎經的常規用法，取它的原穴太溪，井穴湧泉、經穴復溜、郄穴水泉，和腎經合穴陰谷。湧泉在腳底上$1/3$的位置，然谷是在腳上的下$1/3$。陰谷是在膕窩內側，和委中相平。

復溜是腎經的經穴，它在小腿內側，在太溪直上兩寸，在跟腱的前方，它有補腎益陰、利水消腫的作用。腎經本身在五行上屬水，而腎經的經穴復溜在穴性上是屬金，金是生水的，所以在很多書上，補腎的時候，不直接補，而是經過針復溜，就是金生水的原理來補腎氣跟腎陰的不足。

復溜穴，除了治婦人的下肢浮腫有明顯的效果，還能夠治腰痛，腎氣不足，治陽痿、遺精。而復溜所處的位置大約相當於從足趾尖到膝蓋差不多0.4的位置上，所以也跟黃金分割有關係

對準太陽、地球場方位，同時再揉一下復溜，如果口乾的人，感覺乾澀很不舒服，大概按五到十分鐘之後，就會覺得嘴裡比較濕潤。還可含點西洋參，能夠養陰生津，效果會更好。

西洋參的性味應該是偏寒、偏苦的，美國威斯康辛州所產的西洋參效果較好，因為是美國的道地藥材。而中國產的西洋參咬起來有點發甜，養陰生津的作用相對就比較差。

腎經的郄穴水泉。在照海穴側面，水泉穴離腳跟很近，這是腎經最靠腳跟的一個穴，顧名思義，如果有水腫，或小便不利，或女生一咳嗽就漏尿了，都是腎經之氣不足，可以用水泉穴來治療。

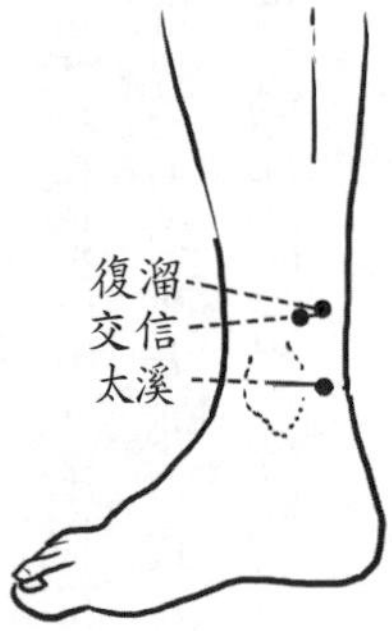

水泉穴有益腎清熱、活血通陰的作用，臨床上用於泌尿系統的治療，月經不調、不孕、子宮脫垂，膀胱炎，同時也能夠治療水腫。水泉穴相當於從足大趾端到膝蓋腎經合穴陰谷穴全長的0.3位置上，也是在黃金分割的位置區間裡。其實腎經跟膀胱經都是屬水，膀胱經屬陽，腎經屬陰，所以我們要特別注意自己的後代，從小不要吃過多冷

的東西，否則孩子長大後很容易肥胖，而苦惱萬分。

我就有這樣的一個實際的例子，在美國加州，中國東北過來的一個小年輕人，長得非常帥，就是太胖了，因為腰疼來找我看病。我很奇怪為什麼他這麼年輕就這麼胖，他說因為他爺爺、奶奶很疼他，他喜歡喝冰鎮的可口可樂，他爺爺就一箱一箱地給他買，他就拿可口可樂當水喝，八、九歲就開始發胖，到現在用各種辦法怎麼也減不下來。

二〇〇八年，我去丹麥講課的時候，丹麥的一些西醫學中醫，當中有一些從中國去的醫生，其中有一個小伙子是中醫，也是從東北去的。他很聰明，但也是非常胖，而且看上去是虛胖。我問他怎麼回事？說起來是同樣的故事，他爺爺特別疼他，因為中國大陸一胎化，所以父母疼，爺爺再疼，「要星星不會給月亮」，買可樂當水喝，而且是冰冷的，當時喝得痛快，可是喝到後來，因為太多太寒冷的東西進入小腸了，就變成了多餘的水，成了虛胖，然後影響到膀胱經，影響到了腎。

這個問題在開頭講過，中醫天人相應治病或養生的重點，是人體五臟之氣與一年四季之氣及一日朝午夕夜四時之氣，因其氣機升降盛衰、能場振盪共振頻率相似，而分別一一相對應，具體來說，就是春季養肝重在卯時；夏季養心重在午時；秋季養肺重在酉時；冬季養腎重在子時。所以秋季在養收的時候，酉時很重要，或者說申時到酉時非常重要，就是從下午的15點到17點是水的陽經申時膀胱經；17點到19點，是水的陰經，就是酉時腎經；這個時候要加強它的養收，在通過太極黃金分割天人相應共振的時候，找到黃金分割的切入點，來養腎和膀胱，來收養秋氣。

養生提示

腎經穴位：復溜穴、水泉穴、陰谷穴、太溪穴、湧泉穴、然谷穴。
按摩時間：酉時，17～19點之間。
動作要領：面對太陽方位，按揉各穴以得氣（痠、麻、脹、涼或癢感等）為度。
主治：耳鳴、腹痛、泌尿系統疾病、肥胖疾病。

秋季戌時養收心包經

（穴位圖參考p167）

酉時過了以後，就是戌時，晚上19點到21點，氣旺心包經。

心包經有一個很重要的穴勞宮，在手心。失眠可以捏勞宮穴，因為心腎不交就會失眠。少府也在手心，在手掌的大概下1/3處。也可以手心拍打湧泉。湧泉也是腎經的黃金分割點，就在腳心，腳的上1/3，這樣一拍，心腎相交，水火既濟。

心包經，在秋天戌時養肺，就要選用心包經的經穴間使。間使在大陵上面三寸，內關上面一寸。按常規的說法，就是要選心包經的原穴大陵，合穴曲澤，滎穴勞宮，這些都是在它相應的黃金分割全息元裡的黃金分割點上。

如果經常心慌、胸悶、心悸，可以按壓間使穴。間使跟內關這兩個穴所處的位置大概是在手臂長度1/3左右處的黃金分割區間裡。

我有一個病人，就跟我說：「我胸悶好難受，晚上也不好受，想吃硝酸甘油，又不敢吃，因為沒有確認是不是冠心病。」

因為這個人有很大的壓力，家裡有病人。我就跟他說，難受的時候，就捏間使穴，要捏夠力度與時間，也可以同時捏內關，至少要捏二分鐘。結果過了兩天，他來跟我說，他現在晚上睡得好極了，胸口也不悶了。

手厥陰心包經跟足厥陰肝經是相通的，心包經同時也可以幫助調節肝經，因為同名經絡是相通的。間使有寧心安神止嘔的作用。

內科的急診醫生，在值班的時候，遇到胸悶、心前區劇疼的患者，經常使用這個穴位。臨床上間使穴可以用在心絞痛、心悸、胃炎嘔吐、感冒咽喉炎、中風癱瘓、肘臂攣疼等，因為它能夠有效的疏通心包經絡的堵塞。

心包經的郄穴是郄門。郄門實際上跟大腸經的溫溜在一個水平線上。前面說過，觸摸溫溜穴就知道胃腸道的潰瘍有沒有穿孔。

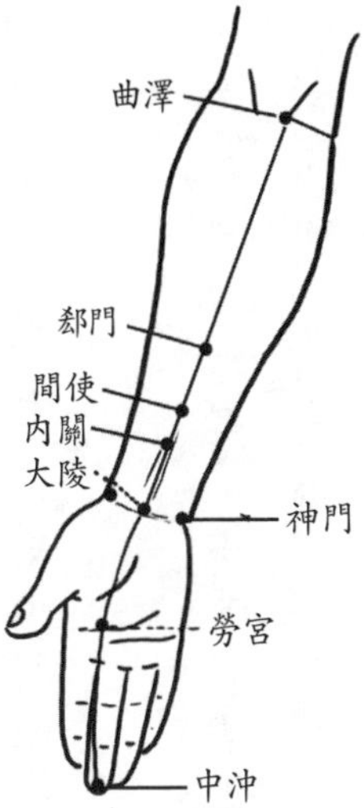

北京有一個非常有名的針灸醫生王居易教授，他原來是中國針灸雜誌主編。他有一個經絡循按診察法，一般他臨床檢查心臟功能就是按郄門穴，如果按著感覺有條索狀的東西鼓起來，而且按著痠，這個病人可能就是有心律失調、或心律失常、或心絞痛。

郄門穴實際上是郄穴，是通到深層的內臟裡去的，郄門穴有寬胸理氣、通絡止血的功能，可以治療心絞痛、心肌炎、風濕性心臟病、心律失常，還可以治療乳腺炎、噫病、膈肌痙攣等。所以在秋天的戌時養收，可以按摩心包經的經穴間使，和心包經的郄穴郄門。

養生提示

心包經穴位：間使穴、勞宮穴、郄門穴、曲澤穴、大陵穴。
按摩時間：戌時，19～21點之間。
動作要領：面對太陽方位，按揉各穴以得氣（痠、痲、脹、涼或癢感等）為度。
主治：中風、昏迷、鬱悶、眼睛痛、結膜炎、血氣失調。

秋季亥時養收三焦經

（穴位圖參考p167）

下面就進入了亥時，也就是晚上的21點到23點，氣旺三焦經。所謂三焦，就是上焦、中焦和下焦的總稱。上焦心與肺，中焦脾與胃，下焦肝與腎。三焦相當於人體的淋巴系統和免疫系統，就是一個人的「氣化」系統。

我有很多案例，有癌症、肝硬化、哮喘、心臟病，各式各樣的疑難病人，他們初診時，我都會拿電腦檢測一下患者的井穴和原穴，我發現一般免疫系統低的人，三焦經都很低，因為淋巴系統管全身的氣化。當然不能畫硬性的等號，但是三焦系統有很多地方與淋巴系統及免疫系統有關係。

中醫認為三焦統領全身的氣化與水液代謝，其中上焦大概包括心與肺，中焦包括脾胃，下焦包括肝和腎，它在人體的經絡就表現為三焦經。是人體非常重要的一條經絡。如果三焦經出現問題，有時候會出現頭痛，或乾咳；而且發作時間多在在晚上21～23點的時候，比如，有淋巴肉瘤的人，在這時間就會出虛汗；不明原因的水腫，也是跟三焦經有關係。

這時可以按一下三焦經的原穴陽池、井穴關沖、滎穴液門、輸穴中渚、經穴支溝、合穴天井。有關三焦經的原穴陽池穴，井穴關沖，滎穴液門、俞穴中渚等，前面章節已有所論述。在養生保健時，如果時間充裕，這些穴位都可一一按揉一下，就是我一再提及的黃金分割基本的選穴組合，加上季節當中應該加的穴位。但是如果時間不夠，就單獨按它的原穴也可以，然後根據季節選穴原則做一些加減。

秋天選三焦經經穴就是支溝，支溝跟間使是對著的，間使是在手臂的內側，相當於從手指尖到肘手臂距離的1／3黃金分割點的區間裡，而支溝在手臂的外側。郄穴會宗就在支溝的旁邊，旁開5分，跟它是平的，也在黃金分割點上。天井是合穴，在冬季養生裡會詳細的講。

支溝穴有什麼特點呢？如果三焦氣化不通暢以後，人會便祕。治便祕還有一個很重要的穴，在肚臍旁邊，是大腸的募穴叫「天樞」，如果天樞配合支溝，就可以用來治非常嚴重的便祕。當然這兩個穴位都是在人體相應的黃金分割點上。

三焦經的郄穴是會宗穴，在支溝旁開五分，在經絡上按壓到一個瘔點處，就是會宗穴。會宗穴可以主治耳聾、肘臂疼痛。

前面提到一個從國內來的女生，她跟她雙胞胎的妹妹都有嚴重的便祕，吃了降壓藥以後，便祕更加嚴重；她爸爸也有便祕，她則是最嚴重。用了這些穴位，就有了效果。為什麼她比她爸爸嚴重呢？因為她生在一九六〇年，是庚子年。庚是金運太過，就是受金星的影響，陽明燥金會影響肺與大腸，同氣相求。她又生在冬天，下半年是陽明燥金在泉，所以幾方面都疊加在一起了。她吃的降血壓藥又有造成便祕的副作用。最後弄得非常痛苦，吃番瀉葉大便都下不來了，後來找到我。

我跟她說，除了我給她治療以外，她還要自己按這些穴位。我就用針天樞穴，加上其他的經絡上相應的黃金分割點。

治了兩個月的時間，現在她已經不用吃降壓藥，血壓也控制的相當好，排便也很順暢。她的臉色和原來簡直就是天壤之別，原來是面有菜色，顯得衰老又不好看，現在變得煥然一新。

有便祕的人，也可以自己試一試這些穴位。因為便祕不能靠通便藥，而是跟三焦經、小腸經、大腸經都有密切的關係。另外，三間穴和合谷穴也是可以幫助大腸便祕的穴位。

其實我們身上還有很多很奇妙的與黃金分割有關的點，你沿著身體經絡按摩的時候，在相應的黃金分割點，發現這個地方很痠、很脹，可能你這條經絡會有問題，第一、讓你早日發現隱患；第二、你經常按摩，按摩到這個地方不痠不脹了，身體裡的問題可能就解決了。

養生提示

三焦經穴位：支溝穴、會宗穴、天井穴、陽池穴、液門穴、中渚穴。
按摩時間：亥時，21～23點之間。
動作要領：面對太陽方位，按揉各穴以得氣（痠、麻、脹、涼或癢感等）為度。
主治：頭痛、便秘、扁桃腺炎、腳踝扭傷，免疫系統疾病。

秋季子時養收膽經

（穴位圖參考p168）

到了半夜23點到1點鐘，是子時，氣旺膽經。膽經是人體第二條長的經絡，它從第四小腳趾的外側起來，沿著腿及身體的外側，從側面轉上來，然後繞到脖子上面，到頭上，一直到耳朵。它的路線會轉很多曲線，所以對人體陽氣的氣化有非常重要的作用。

《黃帝內經》：「凡十一臟皆取決於膽。」

秋天養收，調養膽經，取它的原穴丘墟、滎穴俠溪、輸穴臨泣、合穴陽陵泉、經穴陽輔、和它的郄穴外丘，都跟黃金分割有關係。

陽陵泉在膝外側足三里外側在腓骨小頭下面，是屬於筋會。

陽輔穴位於外踝間上面的4寸，如果從足底到膝關節，陽輔是處在大概0.38的位置上。

陽輔穴可以清熱散風，舒經活絡，臨床上可治頭痛、腰痛，肋間神經痛，腰扭傷等等。

膽經的郄穴外丘，在外踝上7寸，可以舒肝理氣、通經活絡，臨床用於膽經所過的肋間神經痛，踝關節周圍軟骨疾病等治療。而外丘處於從足底到臀部環跳穴的0.3，也在黃金分割的區間裡面。

夜裡子時練功是道家最強調的，因為「子時一陽生」，但是子時練功要注意一個問題，在半夜24點之前，要面對太陽，也就是要面對北方稍微偏西；到了正子時，就是半夜24點之後，就要轉過頭來背北面南，使你的督脈對準北方，子時的太陽降到極點以後就往上升了，它會推著你的督脈的陽氣，「少陽之氣往上升」，而且這時是太陽跟地球產生的合氣，也就是「下有太陽炁，伏蒸須臾間」，你可以按揉少陽膽經的經穴陽輔，跟少陽膽經的郄穴外丘，來啟動在子時一陽生時，你的任督脈環氣化能場，使你的太極黃金分割場和天地太極黃金分割場，產生最佳的共振，也就形成了《易經》上所說的「泰卦」——地天泰。

養生提示

膽經穴位：陽陵泉穴、外丘穴、陽輔穴、丘墟穴、俠溪穴、足臨泣穴。
按摩時間：子時，23～1點之間。
動作要領：23～24點，面對太陽。24～1點，背對太陽。按揉各穴以得氣（痠、麻、脹、涼或癢感等）為度。
主治：眼睛痛、夜盲症。

秋季丑時養收肝經

（穴位圖參考p167）

到了凌晨1點到3點，即是丑時，氣旺肝經，特別勸告大家，一定要上床睡覺，就不要再做任何事了，這時是睡覺最重要的時間，因為肝藏魂。如果你真的要按摩，還是那個原則，就是取肝經的經穴，位於踝關節的中封穴，和膝關節內側的曲泉穴，還有郄穴中都。

中封穴在足背側，當足內踝前在商丘和解溪連線之間，在脛骨前肌腱的內側凹陷處，中封穴有疏肝健脾、清熱利濕的作用，臨床可以應用於咽炎、肝炎、腎炎、乳少，睾丸炎、遺精、膀胱炎、尿道炎等有效。

肝經的郄穴是中都，在內踝上7寸，也跟黃金分割有關係。中都、中封，再有曲泉。曲泉就是在膝下內側，在曲膝得之在大筋之上，這三個穴都跟黃金分割有關係。

嚴重失眠的人，可按上述原則按揉肝經這些黃金分割穴位組，能幫助你「魂歸於肝」，激發你在丑時之際天人相應的太極黃金分割和共振，幫助你很快進入夢鄉。但如果你平常在這時都睡得很好，那最好道法自然，此時以睡覺為妙。睡覺品質好，對於養生有時候比任何的補藥都好，像電池定時充電一樣。

養生提示

肝經穴位：中封穴、中都穴、曲泉穴、太沖穴。

按摩時間：丑時，1～3點之間。

動作要領：背對太陽方位，按揉各穴以得氣（痠、麻、脹、涼或癢感等）為度。

主治：肝炎、前列腺炎、陽痿。

第十九章 秋季容易生哪些病？該怎麼辦？

我們在本書中反覆論述了，客觀上我們身體的多種內環境，及結構都來源於天地運行與人類互動所產生的天人相應太極黃金分割共振能場。那麼在主觀上我們是否可以借助天地運行的規律養生長壽呢？

我提出了一個口號，就是說：「向天地日月要健康，向太極黃金分割要長壽！」

《黃帝內經．素問．陰陽應象大論》上說，「人年四十，陰氣自半，起居衰矣；年五十，體重耳目不聰明矣；年六十，陰痿，氣大衰，九竅不利，下虛上實，涕泣出矣。」

《黃帝內經．靈樞．天年篇》說：「五十歲，肝氣始衰，肝葉始薄，膽汁始滅，目始不明。」

一般人五十歲就老花眼，看書要帶花鏡了，我已經六十四歲了，現在看書不用戴花鏡，看藥瓶上的小標籤的小字，也可以清楚看見。我的耳朵比診所裡的年輕助手還要好。我的診所裡有九間診室，是仿照諸葛亮的九宮八卦陣，根據美國尊重隱私的習俗，每間診室只有一位患者接受治療，因為扎針後病人躺在診床上行針，診室的門會關上，所以每間診室都備有鈴鐺，當病人需要幫助時候，就用鈴鐺讓前枱的人知道。我的診所面積大，有時病人在比較遠的診間，又不好意思大力搖鈴，就輕輕地搖；有時候我對助手說，那邊幾號診室有人搖鈴，麻煩你過去看看；有時他說他沒聽到。但是往往他過去一看，果然有。他因此很佩服我耳朵的聽力怎麼這麼好。

因為腎開竅於耳，說明我的腎氣還可以。人的眼睛跟肝氣有關，也跟腎氣有關。耳朵一定跟腎氣有關，鼻子跟肺有關。

《黃帝內經》說：「陽不勝其陰，則五臟氣爭，九竅不通。」人到衰老的時候，由於陽氣的下降和衰退，他的各竅都會發生相應的病變，或者是功能衰減。

肝病到秋季加重的機理

到了秋天會出現跟肺、跟呼吸系統有關的疾病。比如，老年慢性支氣管炎，慢性的咳嗽、痰多，鼻塞，中醫認為肺通於秋氣，這是比較好理解的，我們可以用黃金分割的按摩方法保健。除了呼吸系統的疾病外，還有就是B型肝炎，有肝病的人，秋天也會容易發病，這是為什麼？

因為秋天是金氣旺，金與肺相關，金氣旺就會剋木，木氣就通於肝臟。

在春季篇我講過，我老師的老師邢錫波教授，是五〇年代中國非常有名的肝病專家。他主要的研究：一個是脈學、一個是肝病。他把所有的經驗知識傳給我的老師魏玉琦教授。過去我曾經有幾年，每年春季的天春分前後、秋季的秋分前後一定回去中國天津，跟我的老師魏玉琦教授臨診抄方子。我覺得學習沒有止境，而且有的時候要親自跟著老師，看他怎麼看病人，根據病人的什麼脈，開什麼方子。才能夠學到一些東西。邢錫波教授告訴魏老師，到了秋天肝病的病人也會很多，肝病的病人多在秋分和春分前後發病。

魏教授幾十年的實踐經驗，發現真的是一到春分、秋分前後的十幾天，肝病的病人就主動地都回來了。而且病人左邊的關脈一定是弦而滑數、且有力，這就說明他肝內的病毒很活躍，肝氣相應跟病毒打仗。

根據邢老的說法，春天的時候氣主升發，春氣通於肝，春主木。肝木主東方，主春天，主早晨。春天的時候肝氣旺，萬物開始茂盛了。相對來講，病毒也會非常活躍，所以這個時候肝病會加重，是很好理解的。

可是為什麼到秋天時，肝病也會發作，特別是在秋分呢？魏教授說，秋天是金氣旺盛，肅殺之氣金剋木的時候，木氣肝氣會反彈，所以這時候病毒也是很活躍的。他的脈象很滑，肝脈應該是弦象，弦就是琴弦一樣，但現在出現弦滑象，而且滑中帶數（音朔，即快速之意）。這就說明肝臟裡面有熱毒。因為病毒很活躍，病人的正氣要跟它相鬥爭，所以病人就不舒服，來看病了。

現代醫學研究發現，B型肝炎，直到最後出現肝硬化、肝癌，並不是病毒直接造成的，而是因為病毒在肝臟裡，它很頑固，很難打走它。但是人體的免疫系統就有一個清除反應，清除反應隨著病毒增多就越來越強，強到一定的時候，就要攻擊自己的細胞了。就是受病毒感染的細胞，甚至是好細胞，它們就會自己打自己，內環境就變得愈來愈亂，從而到最後就會出現全線崩潰，而導致肝硬化，甚至肝癌；但如果找到好的辦法，使內環境得到良好的逆轉，有時也會出現令肝病專家都難以置信、甚至無法解釋的結果。

肝癌患者的癌細胞從無到有、又從有到無的故事

現代醫學對於免疫系統相關的疾病，好像有一種無力感，比如像類風濕關節炎、乾燥綜合症、紅斑性狼瘡等等，這些都是與免疫系統相關的疾病；西醫治起來都沒有太好的療法。一般都相應用類固醇的藥物，但是這不是根本解決辦法，而是臨時緩解症狀的方法，叫做對症療法。

我研究出了一些方法，使用太極黃金分割、法天則地、天人相應、共振，再加上其他的跟《易經》有關的辦法，結合在一起，就把B型肝炎病毒的DNA的複製指數明顯降下來，症狀明顯改善了。通過臨床，我發現並不是專業權威書上說，某某病無藥可治了，就真的沒有辦法，就像《靈樞．九針十二原》裡說的，人生了病就好像肉上扎刺了，道路堵了，牆髒了，繩子打死結了，治病呢？「猶拔刺，猶雪污，猶解結，猶決閉，言不可治者，非其說也，未得其術也。」

從理論上講，如果找到「得其術」的方法，很多病都是可以治，當正氣扶助起來以後，很多問題都有解決的辦法。就是如果人的自我修復系統在啟動的時候，特別是人體的深層

的，平時不容易啟動的自我修復系統，或者深層的正氣啟動的時候，很多奇蹟都會發生了。

二〇一一年九月，一個我已經多年沒見到的患者，因為嚴重的車禍後，頸痛、肩痛、腿痛無法緩解，就來找我。我用太極針灸的方法治療兩次後，他的症狀就明顯減輕了。這時他問我，「我現在有個大難題，你能幫我嗎？」他從台灣來，從小就得B型肝炎，後來來美國求學、奮鬥，發明了一些專利，成功地辦了一個公司，功成名就，把公司以幾百萬美元賣出。本想就此退休，享受人生，但來看我之前兩天前，去史丹佛醫院經核磁共振檢查，發現肝右葉上長了一個小腫物，經各項檢驗初步診斷為肝癌，他和家人為之恐慌擔憂。他問我有什麼好辦法？

我就告訴他，我用所發現的太極黃金分割共振扶正針灸方法，幫助很多腫瘤患者，他很願意嘗試一下這個方法。我為他治療了大約六次，他十月底又有急事回台灣，十一月底回美國又來看我，說大概一周前在台大醫院檢察，發現腫瘤消失了。又去丹佛醫院檢查，史丹佛醫院預定為他做化療，但經核磁共振檢查，竟找不到原來肝右葉上的腫物。醫生請了幾個專家會診，以為是機械出了毛病，先後換了兩台最先進的新機器檢查，也未發現原先的腫物，他們感覺難以置信和無法解釋。從另一個角度來說，當用太極黃金分割能場共振，激活人體極深層次正氣時，很多奇蹟都可能發生。這即是我們前面所討論的場與實物的不同層次及太極黃金分割場共振的巨大威力。

在秋天金氣旺，B型肝炎不舒服的時候，該怎麼辦呢？這是因為秋天金氣太旺，金會剋木，就要設法協調抵制過旺的金氣，或者協調增強你肝經的能量。就是找到肝經的太極黃金分割點太沖穴，它是肝經的原穴又是肝經的輸穴。

肝經的時間丑時，是凌晨1點到3點，有人這時睡覺了，起不來的話，就不必拘於時間；如果是上午，背對太陽，下午就面對太陽，一樣有效，只是效果不像在氣旺肝經時那麼好。當天人相應、法天則地、太極黃金分割的共振產生的同時，你再按太沖穴，同時也可以按中封穴。除了自己按太極黃金分割的辦法，來調整肝經上的黃金分割點，你也可以找比較好的中醫拿中藥吃，會相得益彰。

跟診魏老師那幾年，我發現西醫講一旦得了B型肝炎就沒有希望，這個說法還值得商榷，因為我看到很多病人，他們用一段中藥以後，再去化驗，有的竟然就正常了。就是說，人體的正氣扶到一定程度的時候，它佔上風了，很多問題會發生根本的變化。當然你一定要找到段數高的好中醫，但最好的辦法是設法將你體內極深層次的正氣，喚醒並扶助起來。

鼻炎的黃金分割按摩保健法

有人到了秋天的時候，會發鼻炎，會過敏，這時候怎麼辦？

我們除了在手上、腳上有黃金分割點，頭上也有黃金分割點，面相的書把人臉部分為三庭，上庭是少年，中庭是中年，下庭是老年。而上庭，就是眉毛以上，到髮際；眼眉到鼻中隔鼻翼，就是中庭，之下是下庭。在眉楞骨的上面尖上，就是攢竹穴，是在膀胱經上的眉毛內側，在整個臉部算上1/3；下面在鼻翼兩旁的就是迎香穴，就是臉部的下1/3，兩個穴都是在臉部的黃金分割區間裡。在對準太陽、地球場的同時，用兩個大拇指的背部、或小指尖，揉迎香穴，揉攢竹穴。所謂迎香，就是你把它按通了以後，就能聞到氣味的香臭，就能迎接香味了。

再找肺經相對的，在大拇指後面的魚際穴。魚際穴是肺經的滎穴，在手掌的下1/3處，也是太極黃金分割點。再有，肺經的經穴經渠，肺經的原穴太淵。用這個辦法可以治鼻塞、慢性支氣管炎、咳嗽。

治咳嗽，還可以選用肺經的郄穴孔最，因為郄穴是通到深層的內臟裡。對準太陽地球這個場，使之與你的任督脈環產生一個共振，調整好方位以後，就捏、按揉孔最。凌晨3～5點，是寅時，肺經的時間，老年朋友肺氣弱，咳嗽就醒了，就可以揉孔最。如果時間太早了，就找跟肺經相表裡的時間，早上5～7點。背對太陽，揉孔最，一定會有效的。

舉一個例子，我有一個世交的朋友，他已經咳嗽兩個月，吃什麼藥都不好，而且晚上三點多就咳醒了，就咳不停。吃消炎藥，吃中藥效果都不好，可是去照片子X光也沒事。從中國打電話給我，我就告訴他，怎麼對準方位，然後揉魚際、孔最，這就是太極黃金分割點；至少揉個三、五天，每次一定要揉夠十到十五分鐘。他如法操作，兩周後打電話給我說，現在咳嗽完全好了，還問我到底為什麼這麼有效？

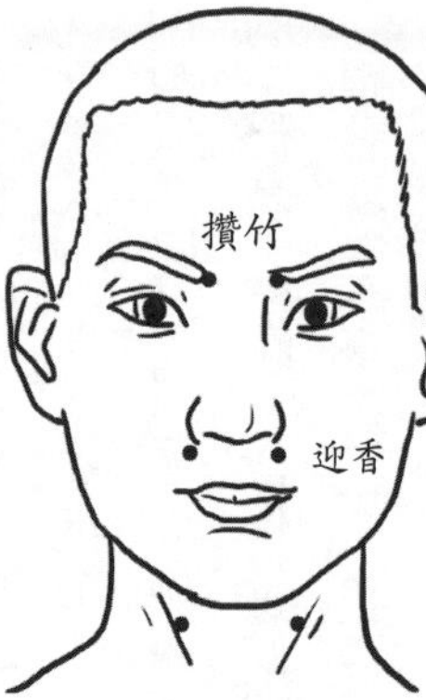

分析它有效的道理，第一、先找好方位，使人的太極黃金分割場跟天地的太極黃金分割場，在這時候產生一個共振，而且是順向共振，你的督脈對

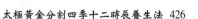

準太陽升起的方向，即使你看不見太陽，在夜裡12點以後，到中午12點以前，太陽它是往向上走的，就對準它，背對著它，它就會產生一個天人相應的太極共振。第二、在肺經的氣旺時間寅時，找到黃金分割點，如果太早的話，就找卯時大腸經的時間一樣有效，因為肺與大腸是相表裡的。然後進入肺經黃金分割點，就產生太極黃金分割的天人相應的共振。之所以他的咳嗽完全好了，原因就是這個共振扶正，把他深層潛藏的正氣，也就是深層的自我修復系統給啟動了。啟動以後，他身體就會自己進行複雜的、目前我們並不太清楚的機理的重新調整。這種調整是最準確的、最平和，而且是最道法自然的，所以調到一定的時候，自然就不咳嗽了。

激活深層自我修復系統，盲者復明的實證

什麼叫自我修復系統？是不是有些玄呢？其實一點都不玄。我們每一個人大概都有這個經驗，比如手被門夾住了，或者手不小心被尖銳的東西割破了，但過幾天，什麼傷口都沒有了，完全修復了！這就是你的淺層皮膚上的自我修復系統。我們身體裡在深層，在不同的系統裡，同樣存在著這種潛藏的、很深的自我修復系統。

我又要說一個故事，十年前，我有一個病人在嚴重的車禍受傷以後，差點喪命，幸虧戴著安全帽。他是在台灣，被一輛砂石車撞上的，司機當時疲勞駕駛，他在前面騎摩托車，一邊

騎車，一邊戴著耳機聽音樂，所以他沒聽見後面砂石車衝上來，一下子把他掀起來，再摔到地上。導致顱底骨折，以後壓到腦垂體，造成尿崩症；一天要喝幾大桶水，那一桶大概就五加侖，然後喝完就尿。同時造成嚴重的視神經受傷，視交叉受傷，血塊壓迫，他的眼睛只能看到顳側十度的視野，基本上是失明的盲人。

但是我用天人相應方位太極共振的辦法，給他針的時候，用了小腦新區和視區，他說眼前好像拉簾子一樣，一下子就從十度看到九十度。他來找我看病的時候，已經病了一年半了，在台大醫學院檢查了十一次，最後醫生叫他別花錢了，因爲是顱底骨折造成的球後性視神經萎縮，專家斷言好不了！他甚至還找過台灣的兩位靈醫，說他是前世欠的債。靈醫用了許多方法，找他要了很多錢，也沒能治好。最後我竟然把他完全治好了！

有一段時間他的視野達到一三五度之後，就停在那裡；後來他就離開回台灣了。我一直惦念他的眼睛的結果，但一直無消息，無聯繫。兩年以後，他介紹一個人來看我，同時託那人告訴我，他完全好了，再次感謝我。

在他針刺見效，他驚呼重新看見了之時，我在與他一起非常開心的同時，就想到了一個大問題：在他在車禍一年半以後，看過各種專家，眼睛基本完全失明的情況下，為什麼竟然用太極方位共振針灸，第一次下針就能使他回到九十度的視野呢？所謂「外行看熱鬧，內行看門道」，當時看就覺得太奇妙了，因為我想我一定是用這個辦法，把他極深層次的自我修復系統給啟動了、激活了，所以他就好了。

同樣「法天則地、太極黃金分割、共振扶正」是我從大量的實踐、鑽研、思考當中，然後經過再驗證，發現它確實能夠治療很多很難醫治的疾病，當然此方法不是、也不可能通治百病。現在我把這個方法簡化成可以操作的養生方法。所以理論上來講，而且我經過很多人的驗證，它確實是能夠有效地激活潛藏的、深層次的自我修復系統。但是如果病實在太嚴重了，你還是要找醫術好的醫生。雖然我說的這個方法可以幫你，但不是說這個辦法就能大包大攬，包治百病。

自我保養或治療腰膝關節炎的妙法——艾灸

秋天的時候，因為寒冷就會出現退化性膝關節炎，退化性關節炎有時是表現在腰痛，有時表現是腿痛。你可以揉相應胃經上的膝眼、足三里，或膝部附近的、或腰部附近的穴位。但是往往受寒，如果在膝蓋的話，可用灸條灸穴位，因為傷於寒一定會造成骨關節的疼痛，艾條可以直接驅除阻塞經絡的寒氣。可用艾條灸神闕穴、肚臍、足三里，及灸膝眼穴。膝眼就像膝蓋的眼，在膝蓋兩邊兩個凹下去的地方，就是在足三里上面，膝關節的上面；內膝眼、外膝眼都灸一下，灸到它發癢，寒氣就出來了，腿膝蓋就會好很多。

我在美國治好過很多有膝蓋痛的病人，有些人膝蓋不好，西醫就說換關節吧！我一般都跟他們說，先別換，可以先用針灸試試看。大部分膝疼的患者，一、兩次針灸後，果然好起來了，都皆大歡喜。還有很多慢性病，都可以在相應的經絡上找黃金分割穴位，比如失眠，很多中年婦女都會失眠，原因跟更年期有關係。現在大家又不太敢吃女性賀爾蒙，因為女性賀爾蒙是人工合成的，很多人都害怕它的副作用。

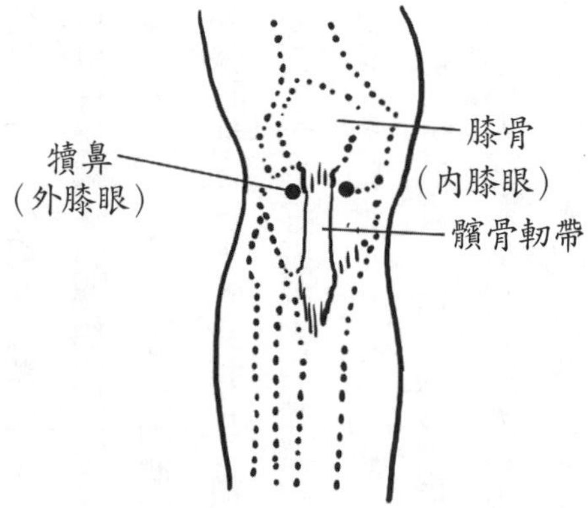

現在美國的一些中年女性，用一些植物的賀爾蒙，像藥膏一樣的貼在那兒。但還是一陣陣的烘熱，潮熱就熱醒了，睡不著覺了。這時你按摩相應的經絡，比如按心經，或者用手心拍打腎經的湧泉；手心就是勞宮跟少府。或按揉腎經的經穴、心經上的原穴神門，郄穴陰郄穴、經穴靈道穴都會有幫助。

可以適當地吃一點中成藥知柏地黃丸，或用兩味草藥煮水湯，就是蘇葉6克、百合30克，這是名老中醫范文輔醫案裡的一個小方子。我在臨床覺得很好用，而且就像泡茶一樣，必要時還可加枸杞子15克，泡茶經常飲用；再吃點知柏地黃丸，對女性更年期或氣血不足造成的失眠有很好的效果。

養肺氣、養秋氣、養收的小食譜

秋天是燥金，通於肺氣，肺與皮毛相表裡，所以容易生皮膚病。但是一般生皮膚病的人，還不完全是秋燥，往往有內濕，跟他五運六氣身體的結構有關係。所謂濕是跟脾經有關係，利濕就可以找脾經的合穴陰陵泉，脾是足太陰經，肺是手太陰經，都是太陰經，同名經是相通的，因為跟肺有關係，可以按壓肺經的合穴尺澤，在臂肘的外側。陰靈泉和尺澤都是在大關節上，也都是在黃金分割點上，然後就可以從吃的食物上來調整。

養肺氣、養秋氣、養收，有幾個簡單的小食譜：

一、天門冬粳米粥，用天門冬15～20克，先煎取濃汁；加入粳米30～60克，一起煮成粥。也可加入少許冰糖。

這個粥非常好喝，有一股非常清香的味道，大家可以試一試。我在二〇〇九年連續在美國加州矽谷，我的診所舉辦了四季講座，秋季講座時，我把天門冬梗米粥做好的樣品擺在那兒，結果非常受歡迎，甚至有小孩還喝兩碗。

天門冬這味中藥可以抗衰老，《神農本草經》上說它久服輕身，益氣延年，能夠強骨髓；能祛除臉上的雀斑，使面部光潔如玉。《本草綱目》：天門冬歸肺經和腎經，養陰潤燥、清火生津，味甘苦偏於寒性。《本經》講它平性，但實際上它還是偏寒，就是可以養陰，可以調合五臟及胃氣。粳米可以合胃氣。兩者煮在一起就是養生粥。

粥療其實對人是有特殊的效果，因為粥本身是可以入胃的，胃氣是人體後天之本。

二、五行養肺粥，這是我設計出來的。五行就是木、火、土、金、水，有五種顏色、五種聲音、五種氣味，實際是個系統論的模式、即食物能量場相互的，五種不同的頻率，五種不同的氣化，相互諧同產生最佳養生效果。

洪昭光教授就講過，要吃五色的食品。五種顏色，從中醫上講，跟五行、五臟之氣的能量場是相通的，例如紅色入心、黑色入腎、青色入肝、黃色入脾、白色入肺；所以從食品上判斷，如果比較喜歡吃什麼顏色的食物，就說明他的機體需要這個相類的能量場。

我有一個客人特別喜歡穿紅色的衣服，喝紅茶，吃熱粥，因為他心陽不足；有的人就喜歡吃冷的食物，因體質偏熱；有的人喜歡黑色的食物，像黑芝麻、黑豆，那他可能就是腎虛，需要補腎；其餘可以類推。

正如《易經》所說「同聲相應，同氣相求，方以類聚，人以群分。」用現代科學道理理解中醫，其實人體氣化或臟腑之氣與不同色彩、聲音乃至節氣、季節變化的相互關係，就是一種相應不同頻率的場共振組合，就像心臟屬火，心臟是紅色的；肝臟屬木，肝臟是深綠色的，哺乳動物都是這樣。以此類推，腎是紫黑色的，肺是偏白色的等等，脾就是小腸的油膏是黃色的，這就是不同能場振盪的頻率共振所致。所以中國古代的哲人、古代的醫家，是通過五行木、火、土、金、水，來描術五種不同的頻率，不是講五種實體的東西，而是講五種類似氣的頻率的場。

「五行養肺粥」就是用等量的黑豆、綠豆、紅豆、小米、粳米。黑豆，黑色入腎；綠豆，綠色入肝；紅豆，紅色入心；小米是黃色，黃的就入脾；粳米色白，白的入肺；再加上枸杞子18克、百合30克、銀耳10克、紅棗8～10個；其中枸杞子養腎，百合是白色入肺、可安魄養神，銀耳就是白木耳也是入肺的，紅棗是養脾、養胃的。

關於秋季養生的湯，用沙參12～15克、黃芪30克、麥冬10克，先煎取汁，加入冬瓜約300～400克，加水再燉約半小時。早晚各服一碗。

這道湯為什麼可以養肺呢？因為沙參是養陰清肺、益胃生津的非常柔和的中藥；黃耆可補氣生陽、利水消腫，是治療肺氣虛、氣血兩不足；而麥冬可以養陰潤肺、益胃生津、清心除煩；冬瓜能夠養陰利水。大家可以試一試，在品味美湯的同時，又可以養肺氣，能讓皮膚顏如玉，是很好養生的湯食補。

《金匱要略》裡也有以百合為主的百合地黃湯，專門治臟燥，也治神經官能症，治婦人哭泣、心緒不定、睡眠不好。

最後一道湯是「當歸燉仔雞」，就是在燉雞煮湯的同時，把養肺、養收的東西加進去，當歸30克、沙參12克、枸杞子15克、香菇4～6個，和母雞一隻，鮮薑3～5片，一起燉煮兩個小時。

當歸是歸心、脾、肝經，補血、活血，止痛潤腸、補血養氣、和胃止疼；沙參能夠入肺；枸杞子養腎；香菇能養腎及潤肺，黑的香菇入腎、棕褐色香菇入脾，兩種都可以，大家可以試一試，可以起到很好的效果。

有人怕麻煩，或沒時間煮湯、煮粥，也可以試用代茶飲養肺的藥茶「秋收保健茶」，具體成分是：枸杞子15克、沙參10克、麥冬12克、木香6克、山楂12克、烏梅一個，滾水沖泡代茶飲。它能夠潤肺補腎、開胃補氣、養顏降壓、降膽固醇。你可以泡在大杯子裡，帶到辦公室，拿它當水喝。對上班族、白領族有很好的效果，既能養顏，又能增加精力。

在這一章裡講秋天的常見病，也講了秋天如何從食療上養收。最後兩章，就會講大家非常關心的養生長壽、養秋養收。

第二十章 秋季的情志養收

在前面幾章裡，從各個不同角度裡，介紹了我多年在臨床研究出來的，一些對人體有益的而又獨特的「太極黃金分割共振」的養生保健方法。

也許有讀者會問，「你這個太極黃金分割方法不錯啊，練了以後，能一定保證大家都能夠長命百歲，是不是這樣啊？」

我說，第一、這個方法並不是包治百病；第二、我要強調一個很重要的問題，廣西巴馬長壽鄉這個地方確實非常好，長壽老人很多，因為空氣中的負離子容量很大，每個立方釐米裡面的負離子數，高達多少多少萬，可是在一般居住的房間裡，負離子數目就很少。再有一個飲用水，巴馬的水是弱鹼性的。他們吃的是紅麴米；還有一個因素很多學者把它放在最後，其實這是最重要的，就是所謂的「無知無欲」，就是沒有太高的奢望。

有一位著名的中國講健康的專家曾經對我說，他去過廣西巴馬，但他認為這個地方，實在沒什麼意思，那些長壽老人文化程度低什麼都不懂，很愚昧，也沒有什麼可享受的地方，我寧可活短命一點，也不要去那裡。

但是反過來說，是不是巴馬人在這種狀態下，所有的人都能活過一百歲？其實不是！照樣有人想不開，很多人還是活不到一百歲。那活的長和活的短到底跟什麼有關係，實際上跟他的七情上有一定的關係。

在我的另二本書《中醫太極觀》、《頭皮針小腦新區》中都提到過，人有七情太極跟五臟氣化太極，二者是相互關連的。如果人體的七情經常處在非常和諧的狀態，對五臟氣化太極就會產生良性的投射，人體五臟氣化的太極就很容易跟天地的太極能場產生相諧共振。

老子說過：「聖人不積，既以為人己愈有，既以與人己愈多。」又說：「域中有四大，道大、天大、地大、人亦大，故人法地、地法天、天法道、道法自然。」

自然是什麼？就是自然界的日月星辰，就是太陽的東升西落，四季更替，朝午夕夜；這樣的四季、四時、十二時辰的變化對人有什麼影響呢？

我有很強的好奇心，從四十年前我哥哥過世時起，痛感於哥哥早逝，人生無常，就很想知道如果人能活得長，到底是怎麼回事，特別是學了中醫以後；根據我的研究，很多長壽的人，並沒有生活在巴馬那樣好的環境，可能生活在很炎熱潮濕的地方，吃的也不是有機食品、有機蔬菜；或者保持元精，當道士不結婚，不損傷精氣。

我看了很多長壽人的故事，然後試著找出它當中的規律。我發現很多長壽的人，之所以能夠活的很長，最重要的原因是跟心態有關係。這個心態跟你的生理、心理都有一個互動。

我到美國的時候，很多病人來看我，說他去看了西醫，查了各種各樣的血、尿、便指標都正常，西醫據此就說他們沒有病。但這些患者他們真的感覺不舒服、很難受才去看西醫，最後的結果往往是西醫都會叫他們去看心理醫師。

據我多年的觀察，人體生病實際上是有一個從未萌到萌芽狀態，再逐漸成形的過程。所謂未萌，就像即將要發芽的種子，萌芽則是還沒有出土的小芽，它雖然已經開始發展了但是由於還未「破土而出」或「浮出水面」，所以你看不到，但不能因為你看不到，加上各項化驗正常，就說它不存在。

很多疾病是從很微小、細微的萌芽開始，發展到比較嚴重，到非常嚴重，一直到這個人生命結束，它有一個過程。

在長期的臨床、讀書當中研究，我發現太極黃金分割能場，對人體的健康有非常重要的關係，因為我們機體的生命系統是生活在一個開放的系統，人體的系統實際上跟宇宙天地的太極黃金分割能場是息息相關的。

而黃金分割能場跟身體狀態有很大的關係，它是互動的。

七情對五臟的影響

人的七情對五臟其實有非常重大的影響，而且是相互影響的。比如肝病的人容易憤怒，因為肝主怒，他以前脾氣非常好，但是生了肝病以後，很容易發脾氣；肺病的人，因為肺主氣、主悲，肺氣虛的人容易悲傷，多愁善感；腎氣不足的人容易驚恐。

反過來講，你經常悲傷，就會傷你的肺氣；憤怒就會傷你的肝；經常處在驚恐的狀態下，就會傷及你的腎。

《黃帝內經》裡面講腎經不好的人有什麼症狀？就是「心懸若飢」，就是心中發空，心懸在半空中的感覺，似乎饑餓又不想吃東西；好像做了壞事，人家要來抓他一樣。

其實他並沒有做任何壞事，而他這個狀態是因為腎氣不足影響的。中醫說的腎包括了內分泌系統、生殖系統、神經系統和泌尿系統。

主管內分泌跟神經的腎上腺，就附著在腎臟上。西醫認為腎上腺分泌上出現障礙，會讓患者容易產生驚恐，容易造成焦慮，西醫叫 Anxiety（焦慮）。所以中、西醫理論兩者在某些方面是相通的。

通過大量的觀察和研究，我發現當人體對準太陽、地球太極場產生太極共振，通過任督脈環與天地大的太極產生共振的時候，在這種情況下，可以有效而神奇地調整你身體失調的經絡，這個看起來簡單，但又是非常了不起的「大道至簡」的道理，我們在前面章節已反覆論述過。

但是有一個前題，如果你經常喜歡生氣、計較、嫉妒、很想不開；即使在這種太極黃金分割共振情況下，能把身體調好，但情緒上的失調，就會把你剛剛調好的身體氣場又攪亂了。因為在憤怒的時候，身體會產生一種毒素，憤怒會傷肝，肝是主怒的，相應的就影響肝。而在很驚恐的時候，投影出來的頻率會影響到腎；這些都是互相影響的。

念力可調整人體的氣化

我在天津學醫的時候，就聽過這樣一個真實的故事。

五〇年代還有很多結核病人，結核病在過去是一個非常難治的疾病。大約六十年前，發現了治療結核的特效藥，叫雷米豐。而且當時是國家出錢公費醫療普查防治肺結核，所以大家都來照X光。結果很巧有兩個人名字很相像，比如王大力、王天力，這大和天不就差一點兒嗎？結果兩個人前後去拿片子的時候，拿錯了。

回去以後，本來沒有肺結核的人，拿到顯示有肺結核的X光片，自己以為活不久了，每天就憂心忡忡的；結果過了一段時間，真的生病了，開始咳嗽、盜汗，真的生肺結核了。而本來有病的人一看報告為正常，發現自己好了，沒事了，萬分高興。

一個月後，醫院發現片子給錯了，趕快把那兩個人找回來再去檢查，結果發現本來沒病的人，這次卻真的有病了；本來有病的人卻好了。這是什麼道理啊？這就是現在研究最熱門的「念力」。

在這個世界上有四種力，就是強核力、弱核力、電磁力、還有就是引力。這四種力。愛因斯坦終其一生就想把它統一，但是沒有成功。現在科學發現在高維或多維空間有一種M理論，也就是「弦理論」。

我們這個世界，是三維或三度空間，如果加上時間，就是四維空間，根據M理論，現在的三維空間，它卻是十維空間跟二十六維空間在二百億年前宇宙大爆炸，坍塌以後變成現在這個樣子。如果是在高維空間，這四種力用理論很容易統一，但在我們目前三維就很難。還有一種力量就是「念力」。

扎針灸的時候，實際上是物質與能量之間的一種能場交換。醫生可以用自己的念力來調整能量，來調整人體的氣化，這一點，沒有經過臨床的人是不太會相信的，但這是真的。

所以《黃帝內經．靈樞》裡也特別強調：「刺之要，氣至而有效，效之信若風之吹雲，明乎若見蒼天，刺之道畢矣。」就是說，針刺的最高境界，最高的道理就是要「得氣」。

而它這個氣，「迎而奪之，惡得勿虛，隨而濟之，惡得無實，迎之隨之，以意和之，針道畢矣。」針灸醫生在臨床針刺患者時，可以用意念來調整患者機體相應經絡之氣的「虛」跟「實」，《黃帝內經》認為醫生可以而且應該用念力來控制針刺過程導向及效果，並認為這也是針灸治病所能達到最高的境界。

有關念力的概念與經驗，其實大家並不陌生，比如「說到曹操，曹操就到」，你剛想到這個人，突然電話就響了，打電話來的人，竟然就是這個人！到底是你給他的大腦發了一個「短信」，他馬上回應給你打電話呢？還是他電話過來以前，他的腦波已經過來了呢？現在還在研究。

現在國外許多頂尖科學家開始有關念力的研究，而且已經有很多不同的書問世，其中有一本新書《念力的秘密》。它講了很多例子，集中了一些頂尖的科學家，像耶魯大學、哈佛大學，一些心理學家，做一些特殊的試驗，這些實驗當中也證明世界上還有一些很多我們未知的事情。包括植物有沒有思想？前蘇聯大科學家巴甫洛夫學說都講過，動物都沒有思想，只有人有思想，有「第二訊號系統」；但你覺得貓、狗通不通人性？

我養的那隻貓就通人性。牠有時就知道我在想什麼。比如到晚上，牠要想吃飯了，牠就過來叫我，然後往前走，牠邊走路，邊回頭看我是不是跟著牠。走到車庫門口了，然後再回頭看看我，我進去一看，那盆裡沒有東西吃了，牠就再叫，就是說給我吃點東西吧！那不是一種思想交流嗎！牠只是不會用人類的語言說話罷了。有時候，一看裡面有吃的，也有水啊，怎麼回事啊？牠回頭走了，一邊走了，一邊回頭看我，可能是怕我不理牠，一直領著我跑到洗手間裡，然後跳到洗水池邊上，牠要喝流動的水。而且牠喝的時候，還拿爪子「啪、啪」，試一下水流的溫度，因為牠上過當，有時候開的不對，開的是熱水。一喝燙到了，牠就記住了。牠絕對是有——思想的。不但動物有，實驗證明植物也有。

如果說植物有思想，可能很多人會更不信，其實如果你們看一看歐美最新研究的成果，就會發現，植物真的是有一些很特殊的現象，是我們人類很感興趣又不太理解的現象，比如說美國 FBI 一個發明測謊器的人，他去測植物，對於人體行為的反應，他擺了三盆花，然後進來三個人，這三個人進來以後，給植物接上科學的儀器，來測它們的電波。

當這三個人走進來的時候，這三盆花是沒有反應的。然後其中一個人走進來，很粗暴地把其中一盆花扯碎了，他就出去了。然後他們三個人再輪流一個一個地進來，當那兩個並沒有扯碎花的人進來時，與那兩盆未損壞的花相接通的儀器沒有任何的反應，但是當那個扯碎花的人，進來的時候，那兩盆花就產生非常劇烈的電波的波動。也就是說又憤怒又害怕。

有一個例子，我覺得非常有趣，這位發明測謊器的人，在研究一顆龍舌蘭的時候，給龍舌蘭接上了很多儀器的線，他突然心血來潮，拿出打火機來燒這個龍舌蘭，當然龍舌蘭會很「痛」，於是就產生很劇烈的波，然後他又拿出打火機，好像假裝要去燒它，但是放在那兒並沒有動作，龍舌蘭還是有非常恐懼的反應，出現在電腦屏幕上的劇烈波動。

但連著五、六次以後，龍舌蘭發現他沒有真正動作，只是嚇唬它，好像明白了，慢慢地，雖然打火機拿近龍舌蘭旁邊，只要不點火，電腦屏幕上相應龍舌蘭恐懼反應也竟然就消失了。

所以世界上有很多我們不清楚的事情，但這個可能就是四種力之外的第五種力，是念力，或是其他我們目前尚不了解的力，就是能量跟物質之間互換的一種特殊的信息場。世界上有很多事情，我們用現有的科學標準是無法了解的。包括我們現在講的，中醫科學不科學？我研究從事中醫已四十多年，我認為中醫是人體科學當中最奧妙的一種學問。

我發現在治療當中，如果你不「得氣」，或者你不相信氣，那麼療效就很差。

在加州灣區中醫藥大學裡教書的老師，有幾位教授口若懸河，口才非常好，對理論也很熟，但是他們受了西醫學說的影響，對中醫的「氣」不太相信，認為那就是病人的神經反應，或是病人的心理作用，在這種情況下，我覺得辯論到底是否有針灸之氣及人體經絡之氣，也沒有什麼意思，你相信它正確或不正確，自然就會說你的看法，每個人都相信並申明他自己認為正確的事情。有些學生來問我，我說這個東西就不要辯論。

老子說過：「辯者不善，善者不辯」，但是你可以去看一個事實，如果根本不相信針灸有「氣」的醫生，他的病人一定很少，因為療效比較差，結果果然如此。

在《黃帝內經．靈樞．九針十二原》上就說：「刺之要，氣至而有效；效之信，若風之吹雲，明乎若見蒼天刺之道畢矣。」就是說，醫生下針後，如果病人和醫師都感覺到「氣到達了病灶所在」了，自我修復系統啟動以後，好多很難治的病一下子就轉過來了。

我說過患青光眼那個越南老婦人，她來找我看的時候，有個眼睛其實已經瞎了，但是她後來怎麼又能看見了？在這種情況下，客觀上有一個太極黃金分割場，天地太極黃金分割場跟人體太極黃金分割場，在產生共振狀態下，再刺激相應的一些特殊的穴位，就啟動了她更深層自我修復系統，自然就大大好轉，像這樣的例子，我治好了不只是一個。

所以我覺得凡是可以重複的，就一定「有合理的內核」（康德語）。有些東西，現在科學解釋不了，但不能因為解釋不了，就否定它的存在。有的西醫說，青光眼怎麼治啊，你在吹牛吧？我把患者前後報告拿給他看，就是有這個實在的病例。如果經過治療成功的例子很多，而且其操作方法可以重複驗證的時候，就自然引申出合理的「內核」，雖然這個「內核」還不能解釋，但這個「內核」是值得我們研究的。

這本書是科普性的讀物，專門講怎樣保健，是給一般普羅大眾用的；我準備下一本就寫給臨床醫生用的，告訴專業醫生如何用太極黃金分割理論指導及具體方法給人扎針，治療疑難病。我看過一本書說過，老中醫生過了六十歲，就應當少看一點門診，多寫點書。

我現在已經過了六十歲了，看過的病人也很多，有很多成功的案例，我很願意很忠實的把這些東西寫出來。中國過去古代醫學裡，在傳承方面有些保守，往往就是傳子不傳女，或者專門傳給某一個弟子，我不是這麼想。我兒子現在跟我學醫，但是我想讓更多的人，醫生也好、病人也好，想養生的人也好，從中受惠、受益。

我有一個病人，是個美國白人，他得了肝癌。得了這個病以後非常緊張，他太太是中國人，他在史丹佛大學看病，醫生說他希望不是很大。但是他太太堅持他來看中醫，他就來找我。調了一段時間，覺得比較好。他說他不能死，他太太是挺著大肚子陪他來的。他一定要看到小孩出生，還要把他撫養大。

他有非常強的求生念力，在這個過程中，我再用很合理的、有效的激發身體潛能的辦法，把他失調的經絡及內環境用中藥跟針灸調整得比較好。結果這個病人現在還活著，情況還很好。去醫院查，醫生就說，「你的情況很奇怪，你這個癌腫好像被一個東西包住了，沒有再發展。」我分析，病人強烈的正向念力，再加上中醫的針灸，可能激活了他的深層自我修復系統，就起到了非常好的良性結果。

二〇一二年七月，他還來找過我，因為今年的壬辰年木運太過，對他的肝病相當不利，我用太極黃金分割共振扶正的方法，治療兩次後，他的情況又有了很大的改善。

秋天早睡早起，不可動怒

在秋天的時候，因為整個陽氣下降，肺氣也會內收。因為肺主氣，肺藏魄。

《黃帝內經》說秋天的季節有什麼特點呢？

「秋三月此為容平」，所謂容平就是整個氣就往下降，「天氣以急，地氣以明」，天氣開始越來越涼了，人體的陽氣要隨著天的陽氣內收而內收。所以「早臥早起，與雞俱興」，順天時，應當早睡早起，適應天地陽氣的變化，因為陽氣在往回收的時候，並沒有完全收回來，下面講「使志安寧，以緩秋刑」，就是說一定要使自己的情緒保持很安寧的狀態，才能夠避免秋天肅殺之氣。

在秋天鍛鍊是很好的，但是秋天鍛鍊要儘量少出汗。因為在秋天氣往內收，陽氣下降的時候，大量的汗出來，熱量散出來，陽氣外散，陽氣外散出汗與秋是內收，是相反的、反方向的，並不利於你的陽氣「內收」跟「內藏」。

在春天和夏天出汗很多，運動很劇烈，這是順應天時的，沒有關係；但是到了秋天，就應該儘量少出汗，到冬天最好不出汗，乾脆就是把陽氣藏起來。

秋天太陽光的直射點，在南北回歸線的擺動像一個正弦波，所以就要順應著它，在秋天要「早臥早起」，不但養生，要注意與天地之氣同步。在養心的時候，注意不要跟人吵架，或者彆扭，你要把這個氣內收回來。「無外其志，使肺氣清」，這就是「此秋氣之應，養收之道」。秋天的養生的特點，一個是養神，一個是養身。

而在這二者中間，據我的研究，養心，養神更重於養身。比如有人問我，「吳醫生，我聽你這個黃金分割的養生方法，我每天練，但是我那天跟兒媳婦吵架了，我就特別難受。」因為吵架會使你的七情太極結構，產生很不正常的振盪，失調的七情太極場就會向你的內臟氣化發放很不正常的頻率，擾亂五臟氣化的正常運行，然後反彈回來。在這種情況下，你怎麼跟天地產生一個相和諧、相應的場共振呢？這就很不容易了。

我很小的時候，受我外婆的影響很大。我的外婆是很少數不纏足的女士之一，她生在山東，曾經經過考試被錄取去德國留洋學醫，但是她的母親不讓她去。聽外婆講，她的父親曾經做過宋美齡三姊妹的家庭教師，教她們四書五經。

我很小的時候，她就經常用孔夫子的話對我講：「君子食無求飽，居無求安；敏於事而慎於言，就有道而學焉。」意思是講真正的君子，在物質生活上不要太在意，但是精神生活上，對於正向的東西，你要經常的刻意追求，而且知不足，不自滿。她也教我要待人厚道，遇事忍讓，多看少說。我至今每年還要回中國，一定去她的墓前敬立沉思，對她感激不已。

先使自己處在「心靜如水、怡然自得」狀態下，再找到人類原始的本源，即是太陽、地球形成的太極的場，你把自己放在這個場裡，在不同的時辰，找到相應的方位和相應的經絡，進行按摩，這樣就是經常使自己，無論是「心」，還是「身」都保持在天、地、人共振非常好的狀態。

我到了美國，發現來美國留學的兩岸三地的華人，在接受美國文化的同時，有很多人出現了一些不好的偏差。中國人講孝道，可是很多留學生融入歐美文化，竟然就把老年人趕出去，讓政府養。

我有很多這樣的客人，老先生帶著老太太，來了就跟我哭，說兒媳婦生了小孩，就把她從中國、台灣接來照顧孫子；照顧到一定的時候，孫子長大了，結果兒媳婦說，「我沒有義務養你了，請你出去吧。」就把她趕出去了，結果老人家早晨起來，就去超市的後門等麵包，因為美國的超市不賣隔天的麵包，那麵包就扔在外面，她就去拿那個麵包來充饑，看起來真讓人心寒。

其實身教勝於言教，將來你的小孩對你也會這樣啊！每個人都會老的。你的身教會影響你的孩子，「人無遠慮，必有近憂」。

我從心裡就很感謝我太太，因為她對我母親很好。老太太活到九十二歲，去年剛剛過世，她和我們一起在美國住了十五年，雖然人老了，有些地方腦子已經不是太明白，但是她希望跟兒孫在一起，跟家庭在一起。我太太對她非常好，把我們唯一帶有洗手間的主臥室讓給她住。中國就是講孝道，相對我的三個孩子對我們也很孝敬。

讀者諸君，如果是老年朋友，也要有開放坦蕩的心胸，就是要有自己喜歡做的事情，不要有一種失落的感覺。有的人把重心完全「押」在孩子身上，說：「我就是為了孩子，把原來的好工作也辭掉了，到美國來。」

你們想，送孩子來美國上學，孩子真的能一輩子領你情嗎？當然也會，但是等他長大以後，有他自己的事業家庭，他走了，你空巢，你們老倆口怎麼辦啊？他能回來陪你嗎？你身體不好，心裡的空虛，別人是沒辦法幫你的。所以你一定要有自己的重心，有自己的愛好，想法找到自己想做的事情。

我看過古代一本書，其中講了一句話，是一個古羅馬皇帝給他兒子的臨終遺言，他說：「你要尊重任何一個人，但是不要把任何一個人看的太重要了。」

我覺得這是個尺度是對的，你把你兒子、孫子看得太重要了，其實你自己的生命之旅更重要。你可以拿出一點時間去練練字，去聽聽音樂，去享受當下，自得其樂。

香港的邵逸夫老先生一百多歲了，剛剛退休，他就每天很規律的做他喜歡做的事情。這個其實就是養你的魄，養你的肺氣。

我們在用黃金分割養生的辦法時，千萬不要忘了，同時要調養我們的精神和心態。要設法使自己時時處在一個很快樂的、很健康的心態中。

當然心態好不一定就能長壽，因為生命是不可逆轉的，從老到死的過程可長可短，我們就要注重雙方面的身心調節，身心兼顧才對。

在心的層面要做到六祖所說的「本來無一物」，而在身的層次上，因為它是有形的，它是「方生方死的」（莊子語），所以要做到「隨時勤拂拭」，這兩方面都顧及到了，再加上天人太極合一黃金分割的共振扶正，你自己就會「得天獨厚」，「長生久視」！

腸中無屎，健康長壽

我不厭其煩的講了人體的各種太極結構，是來源於天地太極能場打在我們身上的烙印。這就是一個客觀的效應，而我們在主觀上「善假於物」，通過一定的方法，使人體的經絡體系跟天地能場產生共振以後，對我們的內臟和氣血，就會產生了非常好的再調整作用。

因為四季是有所差別的，「春生、夏長、秋收、冬藏」，秋天，天地的陽氣開始往下降，因為陽光，光照時間變得越來越短，氣溫也開始往下降，所以人體的陽氣也隨之內收。

我們要根據氣旺十二個時辰，氣旺不同經絡的規律，來找到相應的與秋天相關的穴位，進行健康保健。

我們在前幾章裡講到了肺、大腸、胃、脾、心、小腸，又講到膀胱、腎、心包、三焦、膽，但到了肝就沒有詳細講，因為一般到晚上一點到三點就該睡覺了。

在肝經這個時間，大家都會睡得很好，不要專門為了這個事情，在肝經氣旺這個時間不睡覺。在睡眠的時候，人體會自然跟天地產生共振，這個時候，太陽在地球的下面，地球是「坤」地，太陽是「乾」天，上「坤」下「乾」就是一個泰卦，我們就得到天地之氣了。

有人也會問我，「吳醫師，你都六十四歲了，皮膚看起來很好哇！你是怎麼保養的呢？」其實我也沒有什麼特別的訣竅。

肺主氣，司呼吸，而且肺主皮毛，肺與大腸相表裡。所以很多人生皮膚病，實際是與體內的經絡失調，特別是跟肺經和大腸經、胃經、腎經有關係。比如臉部長痤瘡、不同的部位與不同的經絡相關，女孩子下巴長粉刺，是跟腎經有關係，如果前額長粉刺，就跟心有關係，面頰的側面跟子宮、卵巢有關係，有時候下焦有瘀熱，在皮膚上就會產生相應的反應點。臉部的面診，左側是肝，右側是肺，上面是心，中央是脾、胃，下巴是腎。

所以不同部位的粉刺和皮膚的痤瘡，就可以反應這個人身體內臟和經絡哪裡出現了失調。我是怎麼保養皮膚呢？

這就回到道家流傳的特殊口訣：「要想不老，還精補腦；要想不死，腸中無屎。」最後一句話就是說要想長壽的話，大腸裡應該沒有積存的宿便。

空腹力的養生效用

我已經六十多歲了，皮膚看上去還不很衰老，很多人都以為我只有五十多歲。如果我現在看上去很老態龍鍾，皮膚又暗又粗糙又乾，那我講怎麼保養皮膚，別人也不會太相信，我說的這個辦法，可能會有很多人反對我，說這個辦法不好、不科學，包括我已經過世的叔叔，他是個化學家。他說我好幾個養生的辦法，根本不符合科學道理。因為我一天只吃一頓飯，是在晚上吃。

一九八八年，我到美國以後，美國的飲食非常豐富，很短的兩個月內，我的體重增加了將近三十磅。那個時候，我已經悟出來太極共振這個法子了。我又看了一本書，講怎麼減肥，怎麼練氣功，我就照著做，結果做到一定的時候，突然就辟穀了。

辟穀以後身體就覺得很輕，不想吃東西，在很短的時間就減了三十磅，所以到現在，雖然我已經六十多歲了，我沒有像別人說的有啤酒肚。

當進入辟穀狀態以後，我早飯、中飯都不想吃，就吃一點晚飯，但身體很好。

一九九二年，我岳父、岳母住在我家時，早上上班之前，岳母已經把早飯做好放在桌上了。因為是我岳母，我要對她很客氣和孝敬；所以我不能說我不吃，那就吃吧。但是我吃完以後反而覺得很難受。後來我就跟我太太說，拜託岳母大人不要給我做早餐了，因為我那時進入辟穀狀態，吃完反而難受。

有一本書《空腹力革命》，是日本科學家醫生寫的，這位醫生特別強調一天只吃二餐或一餐的好處，他用此法，治好了許多疑難不治的病人。

而每日一餐這種情況，我已經持續二十多年了。不是強迫自己不吃，而是在天人相應太極共振的情況下，就是堅持在吃飯以前，找到太陽相應的方向，對準太陽的方向（早飯午飯前背對；晚飯前面對），躺下或者坐著，一手放在肚子上，一手放在胸口上，吸氣的時候，肚子鼓起來，胸口的手往下壓，肚子的氣就鼓起來，胸口癟進去；然後呼氣的時候，肚子的手壓下去，胸口鼓起來，肚子癟進去；這個辦法是腹式呼吸。

一般傳統吸氣時胸口是鼓起來的，然後胃是癟進去的，叫胸式呼吸；腹式呼吸是反過來的。

這樣做有什麼作用？胃液是酸性的，而腸液是鹼性的，在這樣一個過程當中，有些腸液逆流進了胃，中和了胃酸，就不餓了。這當然只是一種說法，重要的是當你進入太極共振狀態的時候，自然的就不想吃。

這其中有什麼道理呢？根據科學的研究，人體會分泌三酸甘油酯酶，二十四小時分泌兩次，十二小時一次，再十二小時又一次。可是我們一天會吃三頓飯，也就是說你早上八點吃完早飯了，三酸甘油酯酶進來了分泌，還沒工作完呢，四、五個小時以後，午飯又進來了。好了，第二週期還沒有完成時，晚飯八點又進來了，二十四小時會吃三頓飯，但是三酸甘油酯酶只分泌兩次，就像電影院裡的觀眾，散場還沒散盡，第一場觀眾還沒走完時，第二場新的觀眾又進來了，所以很多體內的食物，不能分解完；常此以往，就會造成體內代謝紊亂和廢物的積壓，進而引起很多人的三高（高血壓、高血脂、高血糖）通病。

二十多年來，由於練氣功進入辟穀狀態下，我每天只吃一頓飯，所以不管吃多少，一天機體分泌兩次的三酸甘油酯酶都可以把食物完全分解。

其實我的基因說起來不是太好，我是客家人，根據歷史的原因，客家人大多數都患有糖尿病。因為客家人在遠久的歷史年代，他們大概在一千八百年前，在晉朝滅亡前後，從北方民族入侵之後南遷。歷史上所謂七國之亂，或者八王之亂，結果造成「五胡亂華」的時候，不願做亡國奴跑到南方去。他們大部分都是讀書人，官宦人家比較多，所以大家都是吃精米，而吃精米就造成了很多客家人都有糖尿病，這是其一。第二、我爺爺是肝癌過世的，我奶奶有糖尿病，我爸爸有中風、高血壓、心臟病，可是在這些基因的情況下，目前我在這幾方面都挺好，我的體力也非常的好。我眼睛不花，耳朵也不聾，這就是一天只吃一頓飯，二十多年親身辟穀實驗的結果。

我的能量從哪裡來

有人問我，「俗語說，人是鐵，飯是鋼，一頓不吃就餓得慌。你一天看那麼多的病人，每天只吃一餐，你的能量從哪兒來？」一般情況下，早晨九點上班，我八點半前就要到醫院了。我可以一直上班看病人，中午休息半小時或者一小時，但是我可以一直工作做到七點半，當中只喝一點水。一天看三十多個病人，有很多是重病、癌症病人。

秘密在哪兒？在給病人看病的時候，我本身太極的能量圈——我的任督脈環，隨時跟地球、跟太陽的天地大太極能場是產生並保持共振的。開始時，是一定要在體位上，實際上跟天地太極場對準共振，到後來，你可以用意念、念力調整到，你隨時跟太陽、地球的場產生共振。就好像手電筒照明是用電池還是外接電源比較持久呢？當然是外接電源，它的力量很大而且持久。

「外接電源」對我來說就是天地的太極能場。我平常的精力挺旺盛，而且正因為吃的少，身體內的毒素相對的容易清除。一天吃一頓飯，好像不合情理，但是身體的能量怎麼來的？這個跟勉強自己禁食不吃東西，是完全不一樣的。這是在設法使自己的太極黃金分割場與天地的太極能場產生相諧共振的時候，所產生的一種自然的過程。

我猜測這裡其實也有它相對有效的機理和合理的內核，我們的血液中有血紅蛋白，而血紅蛋白是攜氧的，存在於紅血球中，它能製造營養，攜帶營養、氧氣供應全身，這血紅細胞裡面有個「嘌呤環」。而植物能夠製造光合作用的葉綠素裡面也有嘌呤環。紅細胞的嘌呤環裡面有鐵離子，所以紅細胞是紅色的；而葉綠素的嘌呤環，是鎂離子「卡」在那兒，所以它不像紅細胞是紅色，而是綠色的。

植物產生光合作用的過程就是陽光加上水、二氧化碳，再通過葉綠素，就可以製造碳水化合物。我們吃的糧食、蔬菜就是這麼產生出來的，蛋白質也一樣，碳水化合物的組成是碳、氫、氧，如果碳、氫、氧再加上氮就是蛋白質。這些原料從哪裡來的？實際上這些原料在空氣當中都有，在大氣層裡有78％的氮、21％的氧，剩下1％就是各種微量元素及其他，比如一氧化碳、二氧化碳、惰性氣體，還有氫。

也許在這種太極共振，這種特殊的狀態下，我身體裡的血紅蛋白，可能有一些就變成「葉綠素」了，就是可以吸收能量，轉換能量，因為我們身體裡也有鎂離子。這樣長期腸中無屎，無宿便之毒，就能保持容顏，保持年輕。我六十多歲了，但我的頭髮只有少許白髮，而且耳聰目明，一般的跑跑跳跳也都還行。

現在就把這個經驗介紹給大家，就是道家所說「要想不死，腸中無屎」，所謂不死就是長壽。

大腸經與癌症的關係

大腸跟什麼有關係？跟肺相表裡。

我在美國看過很多癌症的病人，幾年前有一個特殊的癌症病人，他患了喉癌跟肺癌，經過醫生的檢查，要他放療、化療，但是他拒絕。

我就用這種特殊的「太極天人合一、太極黃金分割、天人相應的共振」的辦法，用相應診床——可以跟著太陽的方向轉的床，選取穴位，再加灸，再用一些靈芝孢子粉、綠茶素，給他做綜合治療。

過了一段時間，他的症狀就越來越好，再去醫院的時候，醫生覺得很奇怪，原來腫瘤好像不是惡性的，而且他原來病後沙啞的聲音，也完全恢復正常了。

他告訴我：「吳醫生，告訴你一個好消息，我現在腫瘤細胞已經沒有了。」

他非常高興，我也非常高興。他高興是因為癌細胞已經消失了。我高興則是因為，這一套太極天人相應黃金分割的共振扶正方法，把他的自我修復系統啟動、修正了。

這樣類似的例子還很多，我說這些，就是希望讀者諸君，即使得了腫瘤也別害怕。或者說這個辦法可以預防腫瘤，因為找到一定的方法的時候，可以把你深層次的自我修復系統，在太極黃金分割、天人相應的共振情況下啟動，使你恢復健康。

其實，腫瘤之所以出現，就是因為人體 DNA 的轉譯複製出問題了。我們如果把這個DNA 的轉譯複製偏離正確方向的過程，想法造成良性方向的逆轉，換句話說，即是把決定DNA 生命運動方向的內環境，由惡性異常轉為良性正常，人體的自我修復系統，就會正常工作，把腫癌細胞這些叛軍或暴民，重新轉變為體內奉公守法的良民百姓。而人體自我修復系統的正常運作，與人體的排毒功能密切相關。

排毒功能與大腸有關，人體是不是會生腫瘤，實際很多問題跟大腸經有密切的關係。當大腸經的排毒功能減低以後，身體內的毒素蓄積，造成體內氣血的紊亂，不能正常地排出去，就會造成身體逐漸地變得紊亂，從小的紊亂到大的紊亂。

我現在因為長期吃的比較少，大便當然排的就很乾淨、很痛快。再按照我說的那個辦法，經常按摩相應大腸經上的穴位，所以造成腸道是很清潔的。腸道清潔，因為陽明經是到臉上去的，所以臉部看起來比較好。

臉部是跟手陽明大腸經和跟足陽明胃經有關，而這兩條同名經是有聯繫的。當然還與手足少陽經，手足太陽經都有關係。

如何排除體內宿便

中風對人類是非常危險的殺手，根據現代科學研究，之所以中風是跟宿便有關係。所謂「宿便」就是什麼呢？就是在宿存在大腸腸道裡陳年積存的糞便。

有人會說，我每天都有大便，不會有宿便。其實不一定，到底身體裡面有沒有宿便，在檢測大腸經的時候可以發現，而且可以看到；比如按大腸經的曲池或者合谷，或二間、三間，如果那個地方會很疼，說明大腸裡面有失調的地方，或者這裡脹氣不舒服，臉上會有一些斑，這時應該怎麼辦呢？

我們可以揉天樞穴，這是大腸的募穴。在肚臍旁邊的兩寸，所謂天樞，以肚臍這條線劃分，肚臍上面是天，下面是地，這是天地分界的樞紐。這個地方經常按、經常揉、經常灸，對大便的通暢會很有幫助。有的時候適當的清一清腸，也對你會有好處。

所謂宿便就是排出來的便黑黑的，像漆似的很糟粕的東西，它掛在腸壁上，平常是很難弄下來的，排出來會黏在便盆邊上。國外盛行一種辦法叫灌腸，灌腸以後把裡面宿便清掉。我有很多客人去做，每次要好幾百美金。有人也勸我，去試一試，我說我還可以，我們自己可以用針灸清腸。

根據研究，出現宿便的時候，會影響你的大腦。人體的腸道系統，右邊上來的是升結腸，中間從右向左橫的是橫結腸，在左側降下來是降結腸，到乙狀結腸，然後到直腸。如果在腹部的右側升結腸出現宿便，那麼在你右邊的大腦就容易出現中風梗塞；橫結腸有宿便，基底節腦幹部分就容易中風出血，或者血栓；左側的降結腸有宿便，大腦的左側就容易中風，梗塞或出血；因為大腦受全身的影響，大腸經在人體到頭都是全息的。

根據我多年臨床研究，人體之所以會產生腫瘤，產生心臟病，中風，都跟大腸經有密切的關係。所以要經常使大腸經保持通暢的狀態，而且如果做能到這樣的話，對皮膚也會有非常好的作用。腸子清潔，身體毒素都容易排出去，這就是道家所說「要想不死，腸中無屎」；在這種情況下，代謝經常處於非常好的通暢狀態，當然就可以長壽了。

肥胖是因為陽虛，細胞積存了「多餘的水」

再有一個就是大家都關心的減肥問題，有人做了大量的研究，說百歲以上的老人，大部分都是瘦子。

中國有一句古話叫「有錢難買老來瘦」，老來瘦的原因是什麼？是因為身體裡沒有多餘的水分與痰濕，他的代謝比較快而且健全。

身體裡多餘的水分是怎麼來的呢？中醫認為是跟腎虛、脾虛，陽氣運轉不動相關，本來經過消化系統處理後，產生的飲食精微，應該是「化」成「氣」的，但是它沒有，它變成了水。

比如，你從冰天雪地進入溫暖的屋子裡，眼鏡會一下子就濛了一層水氣。冷氣一遇到熱，代謝不對，就變成水氣了。

所以我發現很多肥胖的人士，實際是氣虛的表現，是細胞裡「存有多餘的水」的表現。不能單純的排泄，或用瀉藥就想減肥，還得相應的扶陽、溫陽。

怎麼才能溫陽呢？

現在中國有一種很盛行的流派，叫扶陽派——火神派，用附子、乾薑等藥材。我在臨床上也常用，對於陽氣不足的，特別是上了年紀的人，陽氣真的是一天不如一天。

儘管有很多理論，把人分成很多種不同的體質，但不管你是什麼樣體質的人，按照《黃帝內經》的說法，過了五十歲陽氣就都變差了，到六十歲就更差，所以適當的經常要灸、要針，增加或調整陽氣的氣化，這是很好的辦法。

還有，就是可以向太極黃金分割要陽氣，向天地太陽、地球、月球要長壽。

你早晨起來背對著太陽，大椎穴就發熱了。這是因為大椎是諸陽之會。陽氣都聚在這兒，太陽在上升的時候，它會推著你的陽氣，在你的督脈往上走。

到了下午，就面對著太陽，感覺到「氣」以後，你的任督脈環會轉得很好，氣血非常旺盛，經絡通暢，陽氣也旺了。這就是「找太極黃金分割要陽氣，要正氣、要長壽」，這個事情是可以做到的。重點是，你必須要持之以恆，才能看到效果，不能三天打魚，兩天曬網。

不管有沒有長壽基因，是否可以長壽，更取決於內環境

關於長壽，跟長壽基因有關係，你假如有長壽基因，是老天給的。但是如果沒有，也不一定就一定活不長，有長壽基因的人暴飲暴食，不注意生活調節，也不見得活得長；但是反過來，身體不好，體弱多病的人，他非常小心保護，也可能就活得很長。

我聽說過，「破罐子熬好梢（即木製水桶）」，就是即使體弱多病，但經常注意自己身體，反而比那個平常不在意但身體好的人，可能活的會更長。

因為身體好的人，對病痛毫不在意，有時生病也不看醫生，結果積累到一定的時候，疾病大爆發，心臟病、中風，一下子就過去了。這是相對的，所以我們都可能可以長壽，端看你如何身體力行、養生保健。

長壽的洗澡秘方

我的皮膚好，除了腸中無屎，還有別的辦法嗎？我再告訴你們另外一個秘密，但是能不能實行，就是個人的問題了。

中國著名的人口學家馬寅初，他活過了一百歲了。鄧小平活了九十四歲，他就差三個月沒見到香港回歸，這是他一生的遺憾。另一個高級領導人陳雲活了九十二歲。鄧小平、陳雲，他們作為最高的領導人，日理萬機，又抽煙，怎麼活得那麼長呢？

我發現了一個秘密，他們都洗冷水浴。這實際是跟馬寅初學的，而馬寅初是在美國留學的時候，跟一個美國醫生學的。

冷水浴有什麼好處呢？我們身體所有的疾病，其實都跟血管有關係。在上醫學院的時候，我的一個老師是非常有名的內科教授，他說，其實西醫內科治不好什麼病，因為所有的病都是血管的病。

比如，糖尿病為什麼治不好呢？因為病灶是在血管基底膜上。

他問，血管基底膜出現問題，能治嗎？現代醫學目前的確是沒有什麼好辦法。可是我們人體有奇妙的自我修復系統，有的時候可以解決這個問題。

我三十多歲時，看了馬寅初的故事覺得好奇，就開始洗冷水澡。

不是光沖冷水，是有步驟的，第一，把熱水打開，用熱水沖身，讓血管都擴張了，再改用冷水。把冷水調到最冷，血管一下收縮了。第二，再變熱水，血管又舒張了！這樣一冷一熱、一冷一熱；差不多半分鐘冷水，半分鐘熱水。如果實在撐不過半分鐘，撐十五秒也行。

冷熱水變化要三到六次。

在血管收縮、舒張的過程當中就變成了「血管體操」。身體血管裡即使有什麼廢物，一舒張、一收縮，可能就把它排出去了，血管就能保持彈性和活力。

我自己力行這個冷水浴很多年了。讀者諸君，看看你們有沒有這種膽量、耐心跟信心常年不斷的洗，最好從夏天開始洗，因為夏天很熱，然後逐漸的改變增加冷熱水的持續時間，等到身體適應了，如果你有兩天不洗，就會難受。如果堅持一年四季這樣洗下來，皮膚也健康了，身體也健康了。所以你要想長壽，第一是要保養身體，第二更要保養你心態健康。

冬季篇

冬三月，此為閉藏。水冰地坼，無擾乎陽，早臥晚起，必待日光，使志若伏若匿，若有私意，若已有得，去寒就溫，無泄皮膚，使氣極奪。此冬氣之應，養藏之道也；逆之則傷腎，春為痿厥，奉生者少。

《黃帝內經．素問．四氣調神大論》

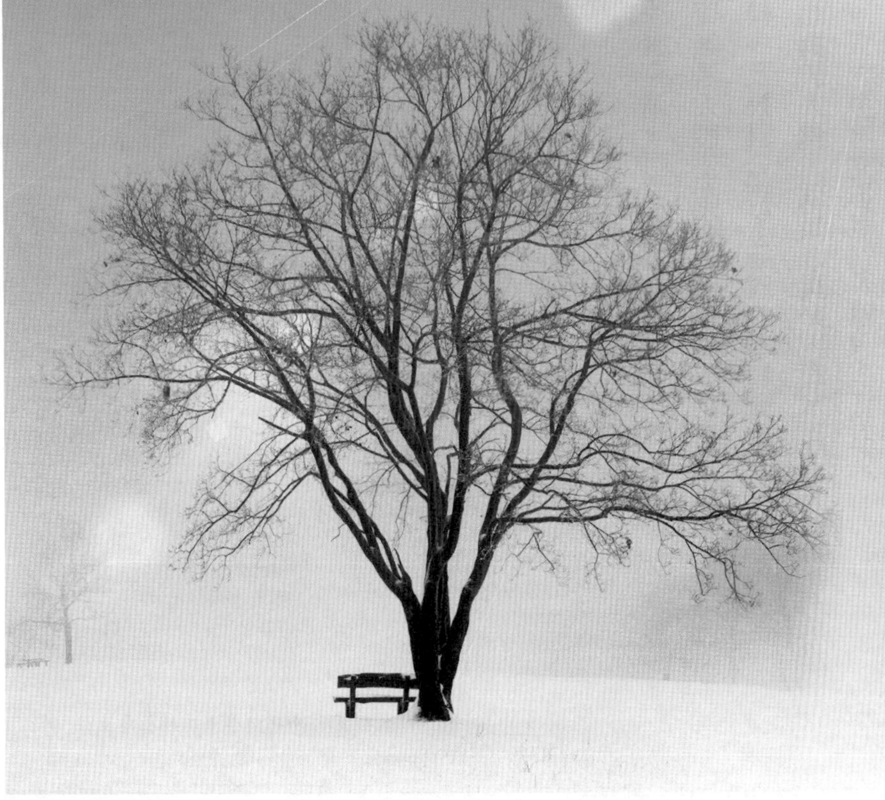

第二十一章「冬藏」概說

在冬季篇裡，我們要討論如何結合天地黃金分割共振扶正的機理來實行「冬三月」養藏之道的各種方法。

我們從春季、夏季、秋季依序講起，現在進入了冬季養生篇，這一章將講述重要的與冬季養藏相關的養生內容。冬季對應於腎氣，而中醫認為腎氣是人體生命的先天之本。在前面各章已經多次論及，由於太陽陽氣的主導地位，地球自轉、及繞日公轉所造成四季的變化，形成了天地陽氣生長收藏，陰陽升降盛衰的變化過程，相對於人體，就是《黃帝內經》作者發現的規律，「春生、夏長、秋收、冬藏」，以上四者相比，「冬藏」相對於人體四季養生來講，我認為是最重要的。

原因是什麼呢？年輕人很少對養生這個題目有興趣，二、三十歲正是朝氣蓬勃的黃金年華，有用不完的精力，大部分年輕人晚上喜歡看電視、上網、喝酒、泡夜店，睡得很晚。正像辛棄疾有一首詞：「少年不識愁滋味，愛上層樓，愛上層樓，為賦新詞強說愁。如今識盡愁滋味，欲說還休，欲說還休，卻道天涼好個秋。」

古人講「人生如白駒過隙」，白駒指太陽，隙是一個細縫，形容人生歲月、時間一下子就過去了；過去滿頭的烏髮，突然頭髮開始白了。《易經》上說「履霜而堅冰至」，頭髮開始發白，同時精力各方面都開始走下坡，儘管心中不想接受事實，但這就是老年到來的先兆了。如果把辛棄疾的詞改一個字，就變成了「少年不識**老**滋味」。年輕時誰也不相信自己會老，不識老滋味，現在過了六十歲了，對於老年期的到來，自己各方面都在走下坡，不禁百感交集，「如今識盡老滋味，欲說還休，欲說還休」，這種意境，少年人是很難理解的。過了六十歲的人，每個人都有很多說不完的故事，但這就是自然規律，就像「高堂明鏡悲白髮」一樣，就是佛家所說「成住壞空」的自然過程。

看到我們的上一輩衰老了、過世了，會覺得很正常；但是當自己開始衰老時，就似乎覺得不可接受，很不服氣，常想我為什麼會老？

在本書前面已說過，科學研究發現，大腦是越用越好使用，大腦老化程度是很慢的，特別是勤於工作的人。有人到一百多歲還在工作。前不久在「世界日報」報導一個美國醫生一百多歲了還在上班，他說退休是很笨的事情，一定要常做自己喜歡做的事情，才不容易衰老。前面也講到孫思邈在一〇一歲寫了《千金方》，一三七歲又寫出了《千金翼方》。雖然過了一百歲，人體健康狀況與大腦運轉狀況是不同步的。我猜想孫思邈在一三七歲前後時大腦尚未衰老，才能寫出中醫巨著《千金翼方》，可是他的身體與大腦運作狀況並不同步，所以到一四一歲的時候，還是過世了。

腎氣有餘，經絡常通

《黃帝內經》講到：「道者能却老而全形」，就是善於養生之道的人，有一套養生的辦法來推遲衰老，來保持腎的旺盛跟經脈的暢通。而一個人是否能夠長壽，就是跟腎氣有關係。《黃帝內經》上說，男子是以八為度，女子是以七為度。所以從生殖鐘的角度講，男生到六十四歲，女生到四十九歲，就沒有生育能力，開始衰老了。表現的徵象就是鬢髮斑白、耳朵開始聾、眼開始花了。但是在《上古天真論》裡，又提到了養生的特殊方法，黃帝問歧伯說：「這個人怎麼年過百歲還能生子，這是怎麼回事啊？」歧伯說，「這個人是氣脈常通，腎氣有餘。」所以如果「腎氣有餘」，相對就能長壽。也就是說這個人可能有長壽基因，或者說這個人很會保養。比如像香港邵氏電影公司的邵逸夫先生，他一百多歲還在上班，直到幾年前，才把他的權利交出去。他說人之所以能長壽的原因，就是要經常保持良好的心態，而且有規律的工作，做自己喜歡的事情，讓大腦保持運作。

長壽跟腎氣有關係，那腎氣跟冬天有什麼關係呢？當然有很大的關係。因為《黃帝內經》在講到臟象時說，「腎者主蟄，封藏之本，精之處也；其華在髮，其充在骨，為陰中之少陰，通於冬氣。」中醫認為腎為先天之本，而且長壽最根本的原因與物質基礎是氣脈常通，腎氣有餘，而腎氣是通於冬氣的。從天地能場與人體能場共振的角度分析，由於天地日月運行所形成四季的不同氣機模式，是春生、夏長、秋收、冬藏，所以冬藏與腎氣封藏之本息息相關，都是一種相似場共振的模式。

以腎為先天之本、長壽之基石的理論，結合內環境比 DNA 更重要，再加上本書一再闡述的天地人太極黃金分割能場的共振，可以激活人體極深層次的自我修復系統，從而能優化乃至創造人體最佳內環境。在這個前題下，按四季十二時辰，氣旺經絡的理論，找到相應時空的太極黃金分割穴位，加以按揉，就有可能首要目標是達到無病到天年，更高目標則是無病快樂超天年的境界。其實在《黃帝內經》上也有這樣境界的描述，《素問．上古天真論》說：「古有真人者，提挈天地，把握陰陽，呼吸精氣，獨立守神，肌肉若一，故能壽敝天地，無有終時，此其道生。」

《黃帝內經．脈要精微論》講到人的脈象是與天地相應的，人的生命規律也是跟天地相應，其中特別強調，人是與天地密切相關的。

在我的病人當中，觀察到了很多老年病人，有的活得很老且活得很好，最老的病人已經超過一百歲了，他們怎麼才能長壽呢，當然有很多原因，其中最重要的是「腎氣有餘」。

我們講冬季養生，而冬天是跟腎氣密切相關的。

《黃帝內經》：說「人以天地之氣生，四時之法成。」四時之法成就是春夏秋冬的變化造成人體陽氣的變化。而春夏秋冬四時之法，就是地球有自轉，就有一個赤道面；公轉，就是它圍著太陽轉的時候，就有黃道；而黃道跟赤道不在一個平面上，就造成了黃赤交角，而且造成了地軸的傾斜，所以太陽直射北半球北緯23.5度時，北半球就是夏至；冬天冬至時，它是直射南半球南緯23.5度的南回歸線，而斜射北半球；北半球陽光就少，所以這時就是冬天。南、北半球的春天、冬天、夏天、秋天是相反的。

為什麼在冬天，心血管病，冠心病、心血管病發病最高、中風的機率也高？因為陽氣開始走下坡了，《黃帝內經》通過大量的實踐研究觀察，特別強調人的陽氣對人體生命的重要

《黃帝內經》：「人生於地，懸命於天，天地合氣，命之曰人。」

《黃帝內經》：「人以天地之氣生，四時之法成，人能應四時者，天地為之父母。」

作用。中國大陸現在盛行的扶陽派、火神派，他們治病的關鍵就是顧護病人的「陽氣」。

中醫認為腎氣是人生命的根本，是人類生殖繁衍的根本，腎氣又和冬季有關。所以在冬季，好好的顧護陽氣，後面三季身體就會很好。而如果在冬天損傷了腎氣，之後就會生很多病。冬季養生，應當怎麼養？《黃帝內經．四氣調神大論篇》說：「冬三月，此謂閉藏。」冬天的時候，像熊、蛇、青蛙等動物都會冬眠。「水冰地坼」就是河水都凍了，地都凍裂了，人就要「無擾乎陽」。隨著冬季的到來，陽氣「人法天地」，也開始閉藏了，所以就盡量不要干擾閉藏的陽氣。

●冬季不可過汗

現在有的觀點說，冬天要鍛鍊，並且要練的滿身大汗，從中醫的角度來講，直接違反了冬季陽氣要閉藏的原則。在冬天的時候，千萬不要出太多的汗。因為「汗為心之液」，而「心」跟「腎」是互相「連接」的。

人所以得心臟病，最關鍵的原因，據我的觀察，很多有心臟病的中老年男性，他的前列腺都不好，有前列腺肥大和前列腺炎。

我也聽過幾位有經驗的專家有類似的講法。中醫認為如果腎陽不足，就造成排尿會變得很慢，性功能下降。而反過來，腎陽不夠強，心陽也會變得不足。這時候會出現心絞痛、胸悶憋氣、高血壓；所以中醫治病的時候，不能單純治心臟，還要從腎下手；不僅僅是要活血化瘀，更重要的是扶助陽氣。

現在市面上通行「速效救心丸」、「複方丹參片」，這些雖然可以幫助心血管活血化瘀、開竅，改善心肌缺血。可是「速效救心丸」主要成分是冰片和川芎，這些藥是香燥、香竄，雖然它能暫時把堵塞打開，但同時也會大量消耗損傷你的陽氣，用多會耗氣、傷陽氣。所以長期吃這種耗傷陽氣的藥物，並不是萬全之策，而且有後顧之憂。在冬天，人體的陽氣就如同樹木年輪最窄的那一圈一樣，是處在閉藏，運轉很慢的時候，就要更小心的保養，特別是五十五歲以後上了年紀的人。

《黃帝內經》有一句非常重要的名言：「陽氣者若天與日，失其所，則折壽而不彰，故天運當以日光明，是故陽因而上，衛外者也。」大意是說人體的陽氣就像天上的太陽，如果不能正常發揮它的功能，就沒法長壽、健康。

中醫說「陽中之陽」就是指心臟。心臟如果發生障礙，即使你有再大的本事，生命也無法再延續下去了。所以「故天運當以日光明」，天地正常運行，應該是晴空萬里，紅日高照。大家也會覺得心情快樂，不管看著這個城市還是鄉村，都是陽光明媚，非常的漂亮。但是，如果烏雲密布，陽氣被塞住以後，就會出現好多問題。

比如，冬天天氣寒冷陰濕，這時有哮喘的人會覺得很憋氣，氣上不來；心臟不好的人，天冷血管容易痙攣變窄，就更覺得胸悶了，而關節不好的人就覺得關節部位非常難受，又緊、又痛。

在這種情況下，我所說這個方法，是我自己是親身實驗的，包括我給病人用大劑量的藥，我自己先吃超過這個量，我就會覺得到什麼情況下，比較有火候了，就比較可以掌握到一個限度，我就有「發言權」。包括針灸，我先給自己扎，體會下針以後，氣走到哪裡，有了這些感覺，再給病人治，就一定會拿捏分寸很準。

人體陽氣不足會造成冬天手足冷

人體的陽氣既然這麼重要，怎麼顧護它呢？陽氣有什麼變化的規律呢？如果陽氣不足，它表現在人體上的哪裡呢？

第一、人的陽氣跟心臟，跟腎陽有關係。

第二、從你冬天手腳怕不怕冷，就可以看得出陽氣好壞。小孩的手永遠是熱呼呼的，因為小孩是「稚陽之體」。

中國人是很有智慧的民族，早就講過「不要頭痛醫頭，腳痛醫腳」，治病要抓整體，要抓根本。小孩的根本是陽氣有餘。而上了年紀的人陽氣不足，有時會有虛火上炎，比如眼睛、喉嚨發乾、睡眠品質不好、脾氣急躁等表現，如果在冬季，醫生就要盡量少給他用寒涼的藥物，因為老年陽虛，你用寒涼的藥再傷他的陽氣，就會讓病人提早去黃泉報到了。

怎麼樣做到未病先防？冬日養生的原則是什麼呢？據《黃帝內經》所說：「冬三月，此謂閉藏，水氷地坼，無擾乎陽，早臥晚起，必待日光。」

有人喜歡早起晨練，四點鐘就起來去鍛鍊，這在夏天時還可以，但是冬天，四點鐘太陽還沒有出來，天氣冷又濕，會傷到陽氣，最好還是待在家裡「閉藏」。

《黃帝內經》說冬天最好是「早臥晚起，必待日光。」太陽升起來的時候，你再出去也並不晚。

真正鍛鍊，不是靠你呼吸外面的新鮮空氣。鍛鍊是練經絡的暢通，是練你的陽氣。而且《黃帝內經》要求你要使你的精神狀態及周身陽氣「若伏若匿，若有私意，若已有得，去寒就溫，無泄皮膚，使氣亟奪。」大意是說，你要經常使自己處在不憂不喜，不得不失，躲開寒冷，保持溫暖的地方，使自己的陽氣處在閉藏跟受到嚴格保護的狀態下。

所以冬天要持養藏之道，一是顧護身體的陽氣。二要顧護你的情志，使你的情志保持很低調的狀態。三要減少男女房事的藏精。同時要起得晚一點，睡得要早一點，處處保護你的陽氣。而且少吃一點，吃得暖一點，這也是養藏之道。

如果做不到這些，就會造成一種「逆」，所謂「逆之則會傷腎，春為痿厥，奉生者少。」春天就會生什麼病？腿很軟，像關節炎、腳冷。厥就是手足冷，傷了陽氣以後，當然就「奉生者少」。

《黃帝內經》也說，如果冬天不好好保養，「春必病溫」，就是春天很容易感冒。我們的毛細血管像年輪一樣，冬天變得比較窄，尤其是上年紀的人，循環、氣血、毛細血管都比年輕人變得更慢更窄。所以上年紀的人心肺都很弱，抵抗力差，最怕肺感染。

● 灸肚臍可顧護陽氣

我簡單說一下，一個顧護陽氣的辦法。中醫講針灸，就是灸穴道、或灸肚臍。灸到有點發癢、有點發紅，陽氣就會明顯的改善。

因為肚臍是元陽的根本。在沒出母體之前是與母體息息相關的。出了母親身體以後，臍帶斷了，你就變成獨立的生命體。所以肚臍神闕穴也是黃金分割結構的一個剪切點。

除了灸肚臍，還可以灸足三里和關元。臍下三寸就是關元，也是黃金分割點；經常灸關元，能夠顧護陽氣。

卦象與冬至的關係

人隨著年齡進入五十歲以後，各個臟氣的陽氣都會逐漸依照肝、心、脾、肺、腎的次序，每十年降一大格。而在五臟中，腎氣是極為重要的先天之本，而且腎氣通於冬氣，如果冬季時顧護相應收藏的腎氣，就能使人體在冬季，好像電池充滿電一樣，充足了能量，養足了氣血，就可以預防在未來一年，發生各種疾病。古人講：「防患於未然，見微知著。」這是中國文化的大智慧！

除了《黃帝內經》以外，《易經》也講到了冬天陽氣的重要性，在《易經》中乾為陽，坤為陰。六個陽爻，六條陽杠、橫杠；橫杠中間斷開，則是六個陰爻。有人講陽爻陰爻的畫法，好像是以男女來比喻陰陽，像郭沫若即這樣認為，有很多人持這種觀點。但據山西太原田合祿教授的研究，它實際是從《山海經》的角度來講的。在《山海經》裡記載了從六座不同的山觀察太陽什麼時候出來，什麼時候太陽落下去，記載天的陽氣的變化。

在北半球，過了春分以後，太陽會越升越高，日出點、日落點會向北移，它可能從這座山升起來，從另一座山落下去。到了夏至以後，它會開始往回退，向南移。退到秋分的時候，就是正東升，正西落。而到了冬至，它就會退到從東南升，從西南落。

中國河北省的北戴河有一個避暑勝地，在夏天的時候，你很難在北戴河看到日出，因為它的東邊有一個金山角。但是到冬天，日出就非常清楚。因為冬天的時候金山角擋不住太陽，太陽是在東南升，從西南落。所以《山海經》用六座山標示太陽從哪裡升，從哪裡降，來記載天的陽氣的變化。我覺得田合祿教授講的很有道理，這裡面提到日出、日落在不同季節所處於不同的山頭，來標示天地陽氣的變化，它是移動的。

日出、日落跟卦象跟冬至有什麼關係呢？哪一卦跟冬至有關係呢？

在六十四卦裡面，有一卦就是復卦。復卦就是在坤卦變化六爻純陰到頭的時候，下一卦出現陽爻。就是初爻變成陽爻，來說明陽氣開始復甦、開始復始。這就是老子講的：「有物混成，先天地生，寂兮寥兮，獨立而不改，周行而不殆。」這就是天地的運行。

老子又說：「道曰大，大曰逝，逝曰遠，遠曰反。」道是大規模、大尺度的，逝就是運動，道就是大尺度的，非常遙遠的，走到頭又轉回來的；這不就是天地自然嗎？

古人用日影來測量太陽的高度，到冬至這一天日影是最長的；過了冬至，它又開始回轉過來了。所以老子說：「域中有四大，道大、天大、地大、人亦大；故人法地，地法天，天法道，道法自然。」自然就是天地、日月星辰、四季更替。所以四季的更替對於我們人類的陽氣有非常重大的影響。

我在總論中提及《易經》中與冬至有關的卦是復卦。六十四卦坤卦（☷），坤卦就是純陰爻，但是在坤卦以後，就出現了復卦，它下面最後一爻，初爻是陽爻，陽爻出來以後，《易經》上說：「復其見天地之心乎？」而且《易經》在爻辭裡說：「是日閉關，後不省方。」也就是說在冬至這一天，根據政府的規定，全國所有的關卡全都關閉。因為很怕干擾天地剛剛復甦的陽氣。可見古人對於天地陽氣恢復的時候，是非常重視的。

《黃帝內經》：「使志若伏若匿，若有私意，若已有得。」就是好像把所有的東西深深地保藏起來一樣，然後「去寒就溫，無泄皮膚，使氣亟奪，此冬氣之應，養藏之道也。」在冬天的時候，要好好地顧護你的陽氣，不能隨便洩露出來，而是要藏起來。所以在《黃帝內經》

上，也能看到《易經》裡「復卦」保護天地陽氣的痕跡。

在四季養生裡面，《黃帝內經》特別提到冬季的「養藏」。中國傳統的文化當中，就有這方面的精華，比如江浙、南京、上海一帶，很多人在冬天要吃膏方。膏方確實能夠幫助精氣的收藏，腎氣的固養。但是不可在燥熱時吃膏方，要到冬至前後，順應了冬至「一陽生」。體質屬偏寒的人，立冬時就可以吃。

砭石的奇妙作用與養生

關於養生方面，在中國非常盛行一種資訊刮痧，這個特殊的方法是北京張秀勤教授研發出來的，就是從患者經絡上不同的反應，來決定與應用不同的方法操作刮痧術。她使用的刮痧器具是用玉石跟水牛角製成的。我們一般情況下是自己按摩，用手按捏，但是用手捏到後來，手指、手掌會覺得很痠、很痛，有時會捏不動。這時可以拿瓷勺沾著油刮一下。但是刮時要特別小心，刮得太重會刮破皮膚。還有一種刮痧，或者按摩，就是用黃金分割的理論做為指導。

有一句成語說這人罪惡太大了，叫「罄竹難書」。這裡說的罄竹，罄是指砭石。在《黃帝內經．異法方宜論》裡說：「東方出砭石」，而在《山海經》裡面記載了四百座山，其中只有兩座山出砭石。現在考證一座山在山東，一座山在河南。在河南叫靈壁石，在山東叫泗濱浮石。

在八〇年代初，出土了一組石製編鐘文物，叫做磬，但是其中有一塊石頭編鐘組件被偷走以後，用各種石頭都無法與它匹配，最後在山東泗濱找到了一塊石頭，跟這個石頭編鐘組件相似，擊打時能發出相類同的金石之音，就印證過去的磬，確實是用砭石製作的。

周文王被紂王囚在羑里。紂王是很暴虐，最後被周武王打敗，商代滅亡。其實紂王在剛繼承王位的時候，也是一個文武全才、孔武有力的人，但是後來他就驕奢淫逸了，手下文武大臣跟他講忠言，他不聽。比干跟他講，他把比干殺了，還剜他的心。周文王就又勸他，說你應該怎樣，他又不高興，就把周文王拘起來囚在羑里。

《史記》上說「文王拘而演周易」，周文王就在那裡把周易八卦演義成六十四卦，完成了歷史上偉大的業蹟。他手下的人想要把他贖出來，就送一些寶馬、美女、寶物。其中有一樣寶物就是砭石。最後紂王沒有殺他，就把他放了，這就造成中國歷史新的轉折，造成武王滅商。磬一敲有金石之音，非常好聽的聲音。那麼這個石頭它有什麼特點呢？

二○○四年的時候，我帶著小孩去爬安徽九華山。結果下山時，突然膝蓋一扭，右腿就走不動了，疼得我坐在那裡，那真叫「上不著村，下不著店；上不着天，下不着地」。在半山上怎麼辦？

我兒子就說他背我下去吧。我說哪行啊？哪背的動啊！我當時幸虧帶了一塊砭石。這個砭石就是我從張維波教授那裡買的，我很喜歡它，本來我不知道這個石頭有這麼好，因為好奇一直帶著它。我就拿它刮膝蓋的地方，大概刮了二十分鐘，腿竟然不痛了，也能走了。我才知道，中國的古人有多麼聰明，據歷史考證，在沒有用金屬針灸針之前，中國古人是用砭石來治病的。考古專家還出土過商代的砭鐮。

砭石有什麼特點呢？據北京大地物理研究所的耿乃光教授研究，他發現砭石是在大約六千五百萬年前，有一塊小的隕星，大概直徑五公里，打在了山東，就造成一個核爆炸樣的劇變，當地的岩石，在高溫下熔化，與熔化掉的隕星混合在一起，像核子彈一樣爆炸在上天空，然後落在地上，等它冷卻以後，形成了這種浮石砭石。

據耿乃光教授的研究，它特點有：第一、微晶結構，很細，摸起來比玉還細。第二、它在身體上滑動的時候，就能產生遠紅外線。它的波長比瑞典最好的遠紅外線儀產生的波長還好。有人會問帶著這個砭石怎麼過海關呢？我試過帶它過海關，它也不響。據研究，它元素的排列跟地球上岩石元素的排列不一樣。第三、就是刮痧的時候會產生超聲波。

張秀勤教授是用刮痧產生的超聲波來震動，來調整經絡的。

據研究水牛角刮一下，一秒鐘產生三百多次震盪，玉石大概將近一千次，而這個砭石的震動頻率是三千九百多次，所以它的力量很大。但是要記住，千萬不要買到假的。因為砭石真假難辨，以前假的東西比真的便宜，大家就自然知道，從價錢上知道真假，但是現在假的有時候比真的還貴。所以大家一定要通過可靠的人，找到可靠的來源，否則用假的石頭沒有用。

砭石在滑動的時候，不必用很大的力量，有關部門做過科研，砭石靠近手以後，待會兒這個人手的溫度會上升的，而且砭石的特點就是「觸手生溫」。那用砭石來做什麼呢？你可以當梳子一樣梳頭，也可以在身體上做按摩。我自己試驗過，頭髮開始發白時，連續刮一刮會變黑。北京西苑醫院的康復科主任耿引循教授，據她說用砭石給老人做康復的按摩。好多人在後背做，到後來，後腦的頭髮全部都變黑了。所以那些老者很喜歡，做按摩是為了健身，但是為了頭髮，他們也願意來做，誰也不願意染頭髮，因為染髮劑裡有鉛。

在你按摩的時候，可以用手、瓷器、木棒，或是砭石。其中砭石穿透力很強，用它刮頭髮、刮身體，不需要太使勁，而且對經絡的暢通有特別的效力。

第二十二章 冬季十二時辰養藏法 1

到了冬天的時候，在人體的陽氣處於內收潛藏狀態時，要好好呵護它，然後等待天地陽氣在往回復返的時候，人體的陽氣會跟著一起又逐漸地成長壯大。

冬季寅時養藏肺經，卯時養藏大腸經

（穴位圖參考p162）

人體每天的經絡循環，從第一條經絡肺經開始，是在寅時，早上3點到5點，肺經黃金分割組合就是肺經原穴太淵，肺經原穴、輸穴太淵，滎穴魚際，合穴尺澤。冬天就著重在它的合穴尺澤和募穴中府，有時間再取它的少商。

肺經的合穴就在肘部外側的尺澤穴，按尺澤會很痠。再有就是肺的募穴中府，在胸部的鎖骨凹陷的地方，按到一點很疼，那就是中府的位置。這部分講得很簡略，原因是此時大部分的人都還在睡覺。

到了5點到7點，是卯時，氣旺大腸經。乳頭垂下來這條線跟肚臍的橫線交叉點就是大橫穴，它跟肚臍之間就是大腸經的募穴天樞穴。

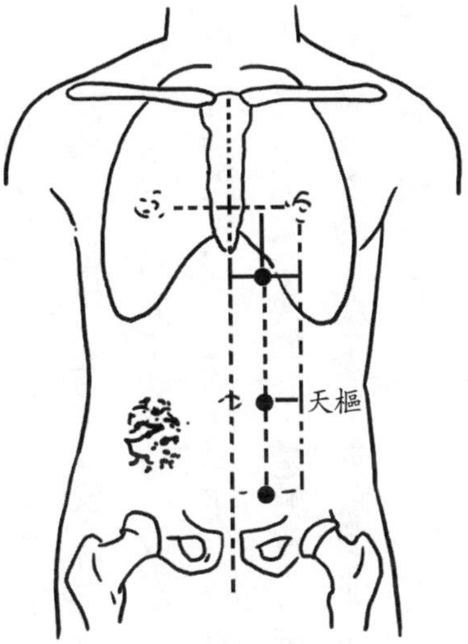

前些時候，我好朋友七十三歲的老媽媽，早上起來上廁所，一使勁、一下子腦出血，暈倒在地上，送到醫院就過世了。因為她的大便不通暢，使勁的力量太大以後，本來有問題的大腦血管就破裂了！甚至有人會因此心肌梗塞。

所以早晨醒來時，坐起來要慢，穿衣服要慢，上廁所的時候也不要太使勁，而且還要捏一下大腸經的合穴曲池，曲池就在臂肘的外側。

早上5點到7點，背對著太陽坐下來，按揉一下曲池，再揉一下天樞穴，和大腸經的井穴商陽穴。商陽穴對於保護大腸經，特別是冬天，預防中風，預防便秘，調整大腸跟肺的協調，跟肺氣的宣發肅降都會有很好的效果。

養生提示

大腸經穴位和大腸腑募穴：曲池穴、天樞穴、商陽穴、合谷穴、二間穴、三間穴。

按摩時間：卯時，早上5～7點之間。

動作要領：背對太陽方位，按揉各穴以得氣（痠、麻、脹、涼或癢感等）為度。

主治：便秘、眼睛不適、頭暈、高血壓、預防中風等。

冬季辰時養藏胃經

（穴位圖參考p163）

早上7點到9點是辰時氣旺胃經，在冬天的時候按合穴、井穴和募穴。胃經的合穴是足三里。按照太極黃金分割人天相應共振的道理，冬季時，在陰曆初一到初五，就是「月始生」新月前後，在胃經旺時灸或按揉足三里，就有更好的效果。

注意，按揉的時間不能太短，最少得揉2～3分鐘。胃的募穴中脘，找穴方法是從肚臍向上推，推到胸骨窩，這個窩跟肚臍之間的中點叫中脘。

中脘穴是非常重要的穴，是腑會，是胃經的募穴，因為胃經本身就多氣多血，胃為後天之本，而從全息的角度來講，它跟頭部有關係。頭痛的人揉中脘穴，有很好的效果，因為胃經是一直循行到頭面的。

有時人感到不明原因的疲勞，其原因可能是陽氣不升，濁氣不降，揉中脘穴也會有很好的效果。對於胃痛、胃脹、胃酸、胃潰瘍，以及與各種跟胃有關的疾病，或很虛弱，經常疲

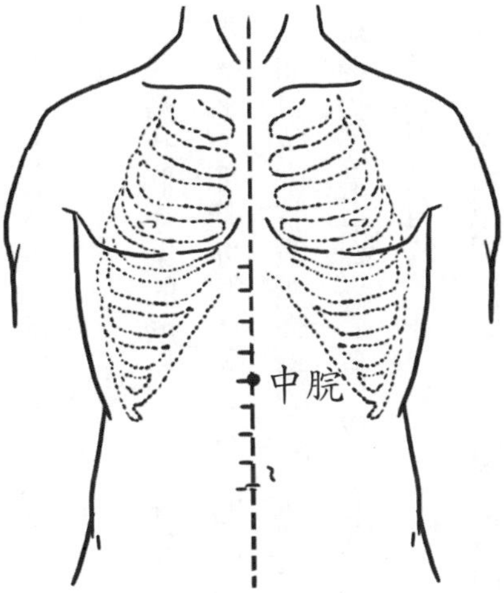

勞，都可以灸和按揉中脘穴。它處於從恥骨聯合的毛際到人體咽喉的廉泉距離0.62的位置，也是在0.6～0.7的黃金分割區間裡。中脘穴是人體的脾胃樞紐中心，西醫把它叫做「太陽神經叢」。你感覺異常緊張時，中脘穴部位會非常緊縮不適。有的書上說胃是一個「腹腦」，按中醫的說法是「胃為後天之本」。有人說我這肚子總是涼的，又有人說我的胃和心窩下總是感覺涼涼的，說明此人脾胃陽氣不足或陽氣因為某種原因受傷，此時灸中脘肯定是會有效的。

我剛開始學中醫爲人治病的時候，就是從針灸中脘開始的。我講一個眞實的故事，在一九六八年，我剛剛到農村，開始時飲食很不習慣。因爲那邊農民生活很艱苦，經常吃紅薯來充饑。紅薯其實是很好吃的，第一口吃進去是甜的，第二口也是甜的，但是你吃到第十口、十五口的時候，它就變成酸的了。因爲紅薯雖然是甜的，進到胃裡以後，那個甜又反回來，就變成酸水了。我們可以偶而吃，但拿來充饑，吃了會肚脹，容易反酸，而且會胃痛。

吃了紅薯兩個星期以後，我開始出現胃痛、燒心（英文叫Heart burn），其實不是心，而是胃。非常難受，特別是晚上，難受的睡不著覺。當時我才二十歲，也才開始學醫一年了，我想怎麼辦呢？胃痛後吃了幾次中成藥，也不管事。我突然想到老師教我針灸，我就自己給自己針、灸胃的中脘，沒想到灸了三天以後，如此難受的胃痛竟然完全好了！

幾天之後，我在田裡幹活的時候，旁邊生產大隊的會計，他在鋤地，鋤了一會，突然就蹲在那兒捂著心窩。他說他胃痛燒心難受，而且這個毛病已經有十多年了，用了各種辦法都不好。我說我有辦法，可以給你試一試，你願意嗎？

他說只要能把他治好，什麼辦法他都願意試。我就給他扎針加灸中脘、足三里，治了三次，竟然把他十多年的胃病完全治好了！

他好了以後，就開始替我宣傳，說這年輕人會看病，於是很多人來求醫於我。我一開始出道看病，一下子就有很多病人，中午都沒辦法休息，以後一傳十，十傳百，好多農民從很遠的村子來找我看病。因為當時的農村都缺醫少藥，而且中國的百姓都認為「遠來的和尚會念經」。

我現在給人看病的時候，很多情況下，如果這個病人屬於寒性體質的時候，我一定先要灸中脘。

隨著我們年齡的增長，胃氣就開始減弱。如果經常能灸一下中脘穴和足三里，一定能夠增加陽氣，加強你的後天之本，增加你抗病的本錢。

而且灸中脘還能降膽固醇，抗衰老。經常灸中脘的人臉色也會比較好，皮膚會比較好。因為陽明經是走到臉上去的，所以灸中脘甚至可以治痤瘡，這個是我臨床上經常使用的法子，既簡單又有效。

我們還可以根據《黃帝內經．靈樞》的講法，冬刺井穴，就是按揉位於足趾第二趾外側胃經的井穴厲兌。

太極黃金分割是最安全又有效的養生法，而且可以自己操作

我根據幾十年的經驗，發現針與灸有相似但不相同的功能，可以說人體在陽氣不足的時候，針有效，但是有時候灸比針還要好，因為點燃了艾草能直接溫補陽氣。就扶陽益氣來說，灸是比單純針刺力量還強大的好辦法。如果你能再加上借助天地的陽氣，來補助失調的、減弱的陽氣，效果會更好。

我找到了太陽地球形成的太極場，這是在二十年多前發現的，而且行之有效，所以我寫了一本《中醫太極觀》，在一九九六年出版，之後在近五、六年當中，我又找到了天人相應黃金分割、天人相應、法天則地的規律，兩個方法結合在一起，經臨床證明，就能更有效地激活人體失調或衰敗的陽氣。

我們身體上的各種結構都跟太極、黃金分割有關係。如果以這個思想做為指導，當你找到切入點以後，又找到人體各種結構、節律的最原始根源，就是發現了客觀規律，再從主觀上利用它，再刺激它，就能有效地激活人體更深層的自我修復系統。

我們可以用中醫的陰陽協調，疏通經絡的理論來解釋，也可以用現代最新的生命耗散結構理論來解釋。簡單說，傳統中醫基礎理論講要達到陰陽平衡，這一平衡是一種動態的和諧和有序，與耗散結構理論所說的平衡（無序、寂靜的）概念不一樣。從普利高津的耗散結構理論來說，如果達到他所說的平衡狀態，生命就靜止了。

按照普利高津（一九七七年諾貝爾獎者）的生命耗散結構理論，他的研究表明，我們的生命系統是一個開放的系統，隨時跟外界進行交換。大家想一想，我們是不是隨時在跟外

界進行交換？我們不停的吸進氧氣，呼出二氧化碳；我們要喝進水，排出尿液；我們要吃東西，然後排出糞便；這一系列的系統，當然還有更複雜的，皮膚也在呼吸。如果沒有這些人與外界之間各種東西的交換，我們就沒法生存，包括自然界各種生物鏈都是一種開放的系統。

我們人體的系統也是開放的巨系統，所謂巨系統，就是包含好多不同的子系統，比如，我們的循環系統、呼吸系統、消化系統等等，這些系統在生命代謝過程當中，在身體當中有一個整體的整合中樞，這個機體的具體過程實在是太複雜了，我們現在還搞不太清楚，西醫說這是免疫系統；中醫說的比較簡單，就兩個字——正氣。如果正氣旺，一般不會生病，而且衰老的慢。所謂正氣減弱，就是衰老的過程，當然疾病過程也會讓你的正氣減弱，兩者相互轉換。如果你生病，或者衰老，人體就是在你與外界交換的過程當中，它就可能會出現問題與偏差，偏差則會產生不正常的漲落，身體就會產生重新的再調整，再有序化，所以遠離平衡點的漲落對於人體的有序化調控是非常重要的。但是如果這個漲落，不是良性的漲落，而是惡性的漲落，比如說惡性的精神刺激，或者很不好的環境污染，或者是基因DNA的再調整、轉錄轉化過程當中「出偏」、出現了問題，到一定程度的時候，這個巨系統調控不了，偏離了正常表達，人體就開始生病了，到最後熵值趨於平衡了，這個人就停止呼吸，停止心跳了。

其實中醫治病也好，西醫治病也好，都是要調整這個遠離平衡點的漲落過程，希望使患者相應失調的生命內環境能夠往好的方向轉化，但是西醫的西藥相對比較偏，有時過於注重局部，對於整體調控，改善人體內環境，還沒有發現一個好的辦法。像總論所說表觀遺傳學

(Epigentics）這個新理論，最新的研究發現了這個基因之上的調控力，能夠影響人體內環境變化，但現代醫藥學還沒有找到適當的藥物與方法來有效地影響和掌控這個「調控力」，從而有效的改善人體失調的內環境。

從中醫角度講，其實也就是扶正和祛邪的過程，我們可以用針灸，用中藥來扶正，來祛邪，從人體生命能場的角度來說，針灸與中藥都是試圖去調整人體生命能場失調的共振波頻率。但是有的時候，使用傳統的針灸和中藥，力量還是不夠，效果還是不好。

那我們該如何做呢？我的理論研究和實踐發現，第一、我們內環境的根本根源是來自於天地，來自於天地的太極和黃金分割能場共振，這是客觀上存在的。第二、在此基礎上，從主觀上加以有效的利用，找到一個好的切入點，那麼就可以產生最佳的、最好的漲落信號，而且你可以操縱。

這個也許就是能養生長壽最好的、「善假於物」的方法。我說一個真實的故事，我有一個好朋友，他的父親，是中國國家非常高位的領導人，因為前列腺的增生，然後找中國非常有名的泌尿系專家做手術。可能在手術枱上打麻醉藥打過頭了，一下子過世了。真是好可惜啊！這是三十幾年前的事了。所以古時候有一句說，「有病不治得中（音ㄓㄨㄥˋ）醫」，意思就是說你有病找不到好醫生，但是你自己的身體有一個調控系統——正氣，有時正氣可以自己把自己調好，反而會達到比找一個庸醫更好、更安全的境界。

追求健康長壽，這是社會進步的表現。但是如何能夠達到健康長壽的境界呢？我們都希望找到好的辦法，我不敢說太極黃金分割養生法是最好的，但是我認為這個方法應該是言之成理，而且又是很安全的，特別它是借天地之力的方法來使自己健康長壽。

我非常推崇偉大的思想家荀子。他有很多文章，其中我最喜歡他的《勸學篇》，他強調「君子生非異也，善假於物也。」君子跟一般的人比起來有什麼了不起，沒有，大家都是兩個眼睛，一個鼻子，兩個耳朵，而君子出色的地方，是因為他「善假於物」，他能夠在認清客觀的形勢以後，再利用這個客觀的形勢來因勢利導，四兩撥千斤來達到用一般的力量達不到的事情。

我們反觀人類的歷史，人類的歷史就是善假於物的歷史，我們學會使用工具，我們用智慧來改善環境，達到想要的目的。當一個人生病的時候，你給病人扎針灸，或者給他吃藥。都是通過「善假於物」，通過或針灸或吃藥這個「物」來調整人體的失調。但是，也許這個藥本身有副作用，也許不對症，也許你臨時找不到好醫生，甚至被庸醫所誤。而我這個法天則地太極黃金分割養生的方法，則相對安全又有效，而且可以自己操作。因為人體的疾病診治太複雜了，不能說是醫生不好，實際上是病太複雜。但是你的身體，體內的正氣，從本能上知道如何修復。

如果病邪的力量太強大，超過了一般層次正氣所能抵抗的程度，我們是否能把更深或極深層次的正氣，調動喚醒起來，從本書所引述的許多成功病例來看，還是有希望能把上天賜給我們、但難以啟動的正氣及潛能，喚醒啟動並激發出來。

我們可以想辦法在找到人體正氣自我修復諸多系統客觀的本源以後，再來激活更深層次的自我修復系統。這就是說我們要找到原始的人體太極結構、黃金分割結構，瞭解我們自身的各種結構和節律的來源，在這個基礎上，再找到四十六億年太陽、地球、月球運行當中產生巨大的太極黃金分割場，在這個場裡面，設法產生天人相應法天則地的「場共振」。在這個情況下，你再刺激相應的黃金分割點，激活正氣。這個過程當中，你認為安全不安全？絕對安全，沒有副作用。有效沒有效？經過大量的臨床實踐和很多人操作的實踐，我認為是相當有效。但關鍵問題是你要真的相信有效，且一定要持之以恆。

養生提示

胃經穴位和胃腑募穴：中脘穴、足三里穴、厲兌穴、沖陽穴、陷谷穴、解溪穴。
按摩時間：巳時，9～11點之間。
動作要領：背對太陽，按揉各穴以得氣（痠、痲、脹、涼或癢感等）為度。
主治：胃痛、胃脹、胃酸、胃潰瘍。

冬季巳時養藏脾經

（穴位圖參考p164）

脾經氣旺時間是巳時早上9點到11點，脾經在冬天養藏的時候，一般取它的隱白、陰陵泉、章門，基本組合就是太白、商丘、陰陵泉。有時間的話，你可以把這一套按照p170的表格，按圖索驥的一個一個穴位按摩，對脾經的調整會有更好的作用。如果時間不充足，用十到十五分鐘，着重調整脾經原穴太白穴，合穴陰陵泉。陰陵泉是在腿的膝關節內側。

大家可能注意到了，重要的穴都跟關節有關係。而針灸穴位當中的合穴，差不多都是處在肘關節或膝關節附近，也都與黃金分割比例有關。陰陵泉就是在膝蓋下面的內側，處於從髂至足跟的下1/3。如果感覺腹脹、不舒服，在早上9點到11點的，背對太陽，太陽上升的陽氣就會推著人體陽氣從督脈向上走，打通小周天。

脾的募穴章門，處在肝經上，在十一肋游離端下，在腋中線上屈肘腋時，肘尖處是穴，覺得脹氣、胸脇痛，可以按揉章門穴。章門穴處於人體整個高度的大約0.6，在黃金分割點上，經常按揉，特別是在脾經氣旺時的巳時，在冬天可以調整血糖的穩定。

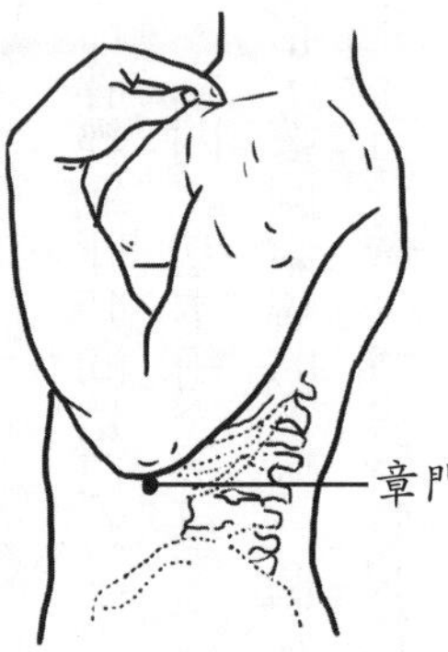

我特別要強調，不要三天打魚，兩天曬網，一定要持之以恆，當成一個功課，「隨時勤拂拭」。因為如果你不能「隨時勤拂拭」，就會逆水行舟，它就會反方向走。如果有時間可以再按一下脾經的井穴隱白。

養生提示

脾經穴位和脾臟募穴：隱白穴、陰陵泉穴、太白穴、章門穴、商丘穴。

按摩時間：巳時，9～11點。

動作要領：背對太陽方位，按揉各穴以得氣（痠、麻、脹、涼或癢感等）為度。

主治：脹氣、腹痛、胸脇痛、血糖異常。

冬季午時養藏心經

（穴位圖參考p164）

午時是早上11點到中午1點，是氣旺心經。按《黃帝內經》的說法，「心者君主之官，神明出焉。」心經是最重要的經絡。

它重要到什麼程度呢？在急診室，患者最後去黃泉報到了，就是呼吸心跳停了。可是在心跳停止之前，心臟會影響乃至主導到很多其他的內臟相互關係與生命氣化運動，所以在五臟系統中，心臟是非常重要的。

心經的原穴在手腕部的神門，相當於在整個臂長的上1/3處，心經的另一個黃金分割穴是合穴少海。

在前面講過，你想知道自己到底有沒有心臟病、或冠心病，有一個最簡單的辦法，就是在心經的經穴靈道穴，在腕後一寸半的地方，非常接近內關，如果你按這個地方很痠，心臟大概就有問題。

在《黃帝內經》中特別強調「心為君主之官」，心是凌駕於其他臟腑之上的，「主明則下安，以此養生則壽，主不明，則十二官危，使道閉塞不通，形乃大傷，以此養生則殃，戒之戒之！」中老年朋友要特別小心自己的心臟。或者你已經發現心臟有些問題了，怎麼能夠使它轉危為安呢？

冬季是屬於養藏，在這個時候顧護心臟就更為重要。午時氣旺心經，11～12點太陽還在上升，背對太陽，因為你的督脈之氣還在上升；12～1點，太陽開始下降，所以這時你要轉一下方向，面對太陽，因為你的任脈之氣開始往下降，就很容易產生相諧共振。半夜子時也是一樣。

冬對應合穴。心經的合穴少海，在肘關節的內側。每個人大概都有這個經驗，就是「捏麻筋」，捏到那個地方，手肘一直麻到小指。如果心臟有問題，按少海穴可能會瘮。同時揉一下心經的井穴少沖穴，在小指尖內側。

心的募穴是巨闕，它就在中脘上面兩寸。處在從頭頂至腳的大約上1/3處，即黃金分割區間裡。可以用手按揉，也可以用砭石刮。如果你有大的砭石，可以把它泡在很熱的水裡，利用熱的砭石來按揉。

砭石的特點，在砭道人寫的《砭經》上說「砭石之效在動與熱」，就是在滑動中才能產生遠紅外線，同時它如果熱的時候，效果會更好。更會固護損傷的陽氣。如果感覺胸悶、不舒服，用手或砭石揉一揉巨闕，然後再按壓一下合穴少海、井穴少沖、經穴靈道穴，如有時間再加上原穴神門。

冬季寒冷，寒傷陽，五行體系中，冬季屬水通腎，心臟屬火，水是剋火的，所以高血壓、中風、心臟病等心腦血管疾病，在冬季發作的機率比其他季節都高，冬季雖然注重養藏養腎，但對於心臟陽氣的呵護也比在其他季節更重要。故此時借助天地太極黃金分割能場的共振扶正，似乎是更得天獨厚，更能體悟到荀子所說「君子生非異也，善假於物也」。

最重要的問題就是，我們要找對太陽、地球這個場，在相應的時間，11點到12點的時候背對太陽，12點到1點的時候面對太陽，同時找對穴位，使身體太極黃金分割能量場與天地巨大的太極黃金分割場，產生相諧共振，從而喚醒激發身體更深層次的自我修復系統。這樣力量就明顯地比傳統單純按摩一些穴位要大、效果也會好很多。再加上一些食療，比如吃一些木耳、山楂、枸杞、西洋參、紅果醬之類的食品，能夠呵護你的心臟，長期吃山楂對軟化血管，降低膽固醇、防止心臟病會有很大的幫助。

美國的斐里得・穆拉德博士（Dr. Ferid Murad）是一九九八諾貝爾生理醫學獎得主，他和陳振興博士合寫了一本書——《神奇的一氧化氮——教你多活三十年的關鍵》。他的研究成果表明：精氨酸酶能有效地幫助人體產生一氧化氮，可稱為人類心臟和血管健康的救星。中老年人、糖尿病、高血壓、高血脂及心臟病患者，體內一氧化氮生產能力明顯衰退，導致血管內壁的污垢及膽固醇沉積增厚，因為人體血管遍布人體的全身各角落，無所不在，從而導致各種疾病發生，乃至折壽。如果人體內能夠產生足夠的一氧化氮，就能打開阻塞的動脈血管，從而大大改善人體的機能。根據這個理論，美國研發一種艾芯（Acctrix）的保健產品，可以幫助人體產生足夠的一氧化氮。

我的一位老年患者，已經八十八歲，患有淋巴肉瘤及腎功能衰竭，經我用太極黃金分割針灸治療後，症狀明顯好轉及穩定，腎功能也逐漸改善，但他仍感覺晚上睡覺時胸悶驚氣，腿腳冷無力，同時全身發癢，這些症狀都與心臟及血管功能不好有關。我給他加用了艾芯，兩個月後他這些症狀竟然消失了，而且二〇一二年春天還和家人一起去中國旅遊。

養生提示

心經穴位和心臟募穴：神門穴、少海穴、少沖穴、巨闕穴、少府穴。

按摩時間：午時，11點～13點之間。

動作要領：12點以前背對太陽，12點以後面對太陽，按揉各穴以得氣（痠、麻、脹、涼或癢感等）為度。

主治：心慌、氣短、胸悶、中風後遺症等。

冬季未時養藏小腸經

（穴位圖參考p164）

下午1點到3點，是未時氣旺小腸經。這個時間可能大家剛剛吃完午飯，有人要稍微睡午覺，所以一般規定中午休息到2點上班是有它的道理。特別是對心臟有好處，因為中午和夜裡是對著的，子時和午時是對著的，所以有人講要睡個子午覺，是很有道理的。因為要順應天地的陰陽變化，來調整自己的陰陽。

我看過一個童話《大地安泰》，安泰是大地母親的兒子，安泰一定要踩在地上才能力大無窮，有人找到打敗他的祕訣，就是讓他雙腳脫離地面，結果當對手一旦把他抓離地面，過了幾分鐘，他真的就不行了。從這裡我們可以看到，如果從太陽、地球的這個巨大的太極黃金分割場與我們人體小的太極分割場的關係來看，天地真的是我們的父母。所以我們一旦明白並找到了這個父母的恩澤，就隨時可以向它索求「取之無禁，用之不竭」的能量。

我們講到手太陽小腸經。太陽經的特點就是少氣多血，它和什麼系統有關呢？與心有關。小腸經為陽，心臟、心經為陰，是互為表裡的。所以通過調小腸經也能調整心經的陽氣。而小腸經是運轉人體氣血非常重要的體系。

前面講過，古代一個步卒王超九十歲仍能健步如飛，而且他的性功能強，可能對很多想養生長壽的中老年人有很大吸引力，他最大的秘密就是在夏秋之交時，灸關元穴五百壯。關元穴是小腸的募穴，關元在肚臍下面三寸，是在黃金分割點上。因為一般人到了九十歲，性功能都很差，可是年已九十歲的王超還能「日御十女」，而且「健步如飛」，說明王超的腎氣還是非常強。王超後來被判死，他死了之後，在他肚臍下面挖出一塊東西，據書上講是似肉非肉，好像舍利子閃閃發光一樣的東西，這可能就是長期灸關元造成體內「陽氣」氣血的結晶，或稱為「內丹」。所以，從這裡就看出小腸經是非常重要的。

我還看過一本筆記小說，明代有一牛姓採花大盜九十歲時能健步如飛，日淫十女而不衰。他的故事跟王超很像，但他不是灸關元。他被抓到了，明代縣官說，我饒你不死，但必須把你的秘訣告訴我，你怎麼這麼大歲數還能如此能幹。牛姓大盜說他用三個手指頭從肚臍一直搓到陰毛恥骨的部位，用力來回上下搓，到後來皮膚都發燙，甚至都脫皮了，這樣小腹丹田裡面就起到本質上變化，而他搓的地方實際就是在關元穴。據我研究道家養生書的結果，發現好多道家不傳之秘，就是注重練下丹田，而下丹田的位置所在，就是與關元穴部位密切相關。

小腸經跟心經相表裡，小腸經為陽，心經為陰。其實很有道理，因為現代醫學發現很多人生心臟病，膽固醇高，三酸甘油脂高，實際是吃得不對、吃得太飽、太油膩以後，不能正常消化，就產生不好的膽固醇，產生過多的宿便，就對心臟造成壓力，心的供血相對失調，逐漸就產生惡性循環。

小腸經的合穴是小海，非常靠近心經合穴少海，也是在胳膊肘麻筋的地方，但是它在肘內側陽面，在找到天地太極場時候按揉一下小海穴，對於心經和小腸經會有很好的作用。中醫理論認為，小腸經有熱下移可影響到下焦膀胱及生殖系統，所以小海穴它可以治膀胱有熱，膀胱炎，尿道炎；女生的黃帶、婦科病，還可治療前列腺病、頸椎病。小腸經的井穴少澤，可以治項背強直，頸痛、痠。如有時間再加上調整小腸經的原穴腕骨，在未時按揉小腸經腕骨，可以同時調整屬陽的手太陽小腸經的陽氣、和屬陰的手少陰心經的陰氣。在午未二時陰陽相合的時候來保護的心臟，激發固有的陽氣。

●「取之無禁，用之不竭」的長壽之道

六祖講本來無一物，何處惹塵埃，這是對精神層面的，但是對我們生命的肉體，就不是「本來無一物」，按照普利高津耗散結構理論的解釋，所有的生命都是在往衰亡的方向走，所以《內經》上講人有天年，人的天年是一百歲。目前大部分人都很難超過九十歲，我希望通過這本書的方法，大家都能夠活到甚至超過一百歲。

現在世面上有很多名目繁多的保健產品，根據中醫五運六氣等諸多原因，因體質情況不盡相同，並不適合所有的人，而且價格昂貴，往往超出了許多人所能承受的程度。但是本書所論述的太極黃金分割養生法，第一應當普適於所有有志於養生的人，因為人體的各種不同形式的結構、節律及內環境，其初始根源客觀上，皆來自天地太極黃金分割能場的共振及投影，用這個方式在主觀上返本歸元，應當是可以行得通的。第二、相對與世面上各種昂貴的保健品，它是物美價廉，這裡的「價」指的是你要認真付出，按部就班持之以恆，而從金錢的角度來講價廉，這個甚至是免費的，而且是「取之無禁，用之不竭」；這句話是蘇東坡在《前赤壁賦》裡講過。

我最喜歡的古代散文之一就是《前赤壁賦》，蘇東坡寫這文章是在他不得意的時候，詞中就講到他在洞庭湖上與友人泛舟，談論人生。他朋友吹洞蕭的聲音，好像非常地悲傷，所以蘇東坡就問他，你吹洞簫的聲音怎麼那麼悲傷啊？那朋友說歷史上多少英雄豪傑，都沒法長

生不老，跟他們相比，我們都是很微小的人物，只能「侶魚蝦而友麋鹿」，跟天地作伴，但是不管是英雄豪傑還是平民百姓，都希望是「挾飛仙以遨遊，抱明月以長終」，最後說「哀吾生之須臾，羨長江之無窮，知不可乎驟得，托遺響於悲風」，總是悲嘆人生苦短，明知希望能夠活得更長久的想法是不可能實現的，只好把這種悲情藉洞簫之聲抒發出來。

蘇東坡是這樣勸說朋友，他說你知道水跟月嗎？如果從不變的角度來看，天地之間是無窮無盡的；但是如果從變化來說，則天地間不過一瞬之間，而且他說「天地之間，物各有主，苟非吾之所有，雖一毫而莫取」。他的原則就是說，如果這不是我的東西，我根本就不看、不想，我心境是平安的。但是人生是不是就無望無趣味的呢？他說不是，下面即是一段我很欣賞的話，他說：「惟江上之清風，與山間之明月，耳得之而為聲，目遇之而成色，取之無禁，用之不竭，是造物者之無盡藏也，而吾與子所共適」，就是說江上的明月跟清風，你可以隨時欣賞，活在當下，而且是「取之無禁，用之不竭」的，是老天給你的，無人會禁止你，且永遠也用不完。客人一聽就開懷大笑。「洗盞復酬……，杯盤狼籍，相枕籍乎舟中，不知東方之既白。」這散文寫的太有意境了。

我是在不到二十歲的時候，讀到的這首詞，幾十年來，當遇到困難的時候，我想到這首詞的意境，就給了我很大的鼓勵。我講這個，就是要引伸出本書所說的天地形成的巨大的黃金分割場，不但造就了我們身體各種各樣不同的黃金分割結構和節律，而且這個太極黃金分割能場同樣是「取之無禁，用之不竭」的。沒有人能禁止你，而且當你使用的時候是永遠不會耗盡的，這個場實在是太巨大了。當你瞭解這個場的道理，在主觀上認真利用這個場，在四季十二時辰跟天地時時產生同步共振的時候，相信到那時，你一定會健康長壽超過天年。

養生提示

小腸經穴位和小腸腑募穴：關元穴、小海穴、少澤穴、腕骨穴、後溪穴、陽谷穴。

按摩時間：未時，13～15點之間。

動作要領：面對太陽，按揉各穴以得氣（痠、痲、脹、涼或癢感等）為度。

主治：膀胱炎，尿道炎、女生的黃帶、婦科病，還可治療前列腺病、頸椎病。

第二十三章 冬季十二時辰養藏法2

冬季申時養藏膀胱經

（穴位圖參考p165）

未時過後以後，就進入了下午15點到17點的申時，是氣旺膀胱經。很多人苦於腰腿痛，腰瘦背痛、脖子痛、膝蓋痛，甚至腳跟痛，其實都跟膀胱經有關係，根本原因還是腎虛，因為腎經與膀胱經互為表裡。膀胱經是人體最長的，穴位最多的一條經絡，它有六十七個穴位，在後背膀胱經上有與所有內臟一一相應的點，就是五臟六腑相應的點，從上面向下數，第三椎旁開一點五寸是肺俞，然後順序往下排，是厥陰俞——心包經的背俞穴，心俞、督俞、膈俞、肝俞、膽俞、脾俞、胃俞、三焦俞、腎俞、氣海俞、大腸俞、小腸俞、膀胱俞。五臟六腑基本都全了，但是我們很難按摩到自己的後背，特別是肩胛骨附近的肺俞，厥陰俞、心俞等，但我們可以從位於身體前面的募穴尋找按揉，募穴是臟腑經氣會聚的地方，可

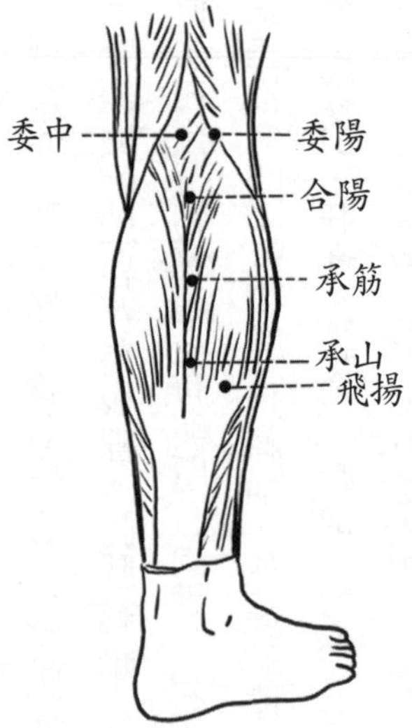

以通到深層的內臟裡去。

膀胱的募穴是中極，中極在關元下面一寸，也就是從肚臍到曲骨，到陰毛毛際這兒如果分五份，它在第四份上。如果把這個地方再往下移動測算到會陰穴，中極也是相應在從肚臍到會陰穴的黃金分割區間裡。

如果上了年紀的人前列腺增生，脈象上就表現在尺脈上，沉取比較細弱，夜裡常起來上廁所，這樣弄得你睡不好，甚至影響你太太睡覺，這時可在膀胱的募穴中極按揉一下，甚至可以灸一下。中極穴有益腎壯陽、調經止帶的功能。

灸的時候，中極穴如果發癢，就說明它內在的寒氣跑出來了，陽氣開始復甦了。再有就是膀胱經的合穴委中，它在大腿後面膕窩後面的委中。委中有很多治療效果，你如果屈腿，大腿後面腿彎裡有很多曲張的靜脈，就說明膀胱經堵塞得很厲害。

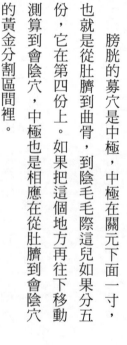

四十多年前，在農村的時候，我治過一個五十多歲的病人。我那時所在的河北邢台農村，夏天很熱，氣溫最高到攝氏四十二度，他早晨和太太拌嘴生了點氣，然後下田幹活的時候，又受點熱，就出了問題。他頭痛得好像裂開一樣，胃腸絞痛得想吐，乾嘔卻吐不出來。而且臉色鐵青，這就是古書上講的絞腸痧。

他來找我的時候，我一看他的腿彎，委中穴青筋爆起。我叫他躺下，想給他放一下血。他說肚子痛得躺不下。我就讓他扶著牆站著，然後拿三棱針在他的腿彎後面刺了兩下，沒想到血一下子垂直地噴出來，噴得一公尺遠，血的顏色像墨汁，然後血色就逐漸地變淺，血流也慢慢減弱，最後就順著腿流下來，血色也變回紅色了。隨著放血，他的臉色開始好起來，肚子逐漸也不痛了，過了半小時，他竟然又去田裡幹活了。現在回想，我眞的救了他一命。因爲我們當時所處的農村離最近的縣城醫院大約有三公里，當地又沒有汽車，如果送他去醫院一定是把他放在小驢車上，拉到縣醫院最少要半小時，估計走不到縣醫院，他也差不多喪命了。

另一個病人是空軍老前輩，年輕時因爲飛機故障，他強行降落時嚴重傷到了腿，他的腿痛一痛就幾十年，我給他治病時他都快九十歲了，疼到晚上無法入睡，吃止痛藥也沒有用。剛開始我給他扎針灸，雖然有效果，但並沒有解決根本問題；我也用灸，當時雖然有點效；但是之後又痛，最後，我看他委中有明顯的瘀血，就給他放血；放了幾次血，他幾十年的腿痛竟然完全消失了。

如果有嚴重的腰腿痛，而且腿後面委中穴有靜脈曲張，光揉可能不行，必要時還可找醫師放血，效果非常好。但是一定要找專業的醫師，不可隨便自行操作，或找沒有執照的醫師、推拿師，因為放血雖然有效，但也有危險。

在冬天下午15點到17點申時養膀胱經，還有井穴至陰穴，位在小趾外側。它可以治腰腿痛、頭痛，主要是它能調整失調的膀胱經來養藏，因為膀胱經跟腎經相表裡。膀胱經為陽，腎經為陰。

在膀胱經這條人體最長的經絡附近，還有兩個穴位可以發現是否有癌症，新大郄穴在殷門下面二寸半，再向外旁開半寸，它正好是從頭到腳倒過來0.618左右的位置上。如果你按新大郄穴感覺痠痛，甚至感覺有一個皮墊一樣的東西，那你要早早去查，可能你得了癌症，要早點發現「見微而知著」，及早預防與治療。

另外一個是痞根穴，在三焦俞平行的肓門穴的旁開半寸。痞根穴跟肚臍基本在一條直線上，稍微有點偏差，但是它也是處在人體從頭到腳0.6～0.7的區間裡。按痞根穴可以發現人體內部是否有良性或惡性腫瘤。良性腫瘤包括子宮肌瘤等，至於惡性腫瘤則範圍很廣；總之，如果痞根穴跟新大郄按起來都有痠、脹、重不舒服的感覺，就要早點去醫院檢查。

養生提示

膀胱經穴位和膀胱腑募穴：委中穴、至陰穴、中極穴、京骨穴、束骨穴、昆侖穴。

按摩時間：申時，15～17點之間。

動作要領：面對太陽方位，按揉各穴以得氣（痠、麻、脹、涼或癢感等）為度。

主治：腰腿痛、頸椎病、膀胱炎、前列腺炎。

新大郄穴和痞根穴，對於癌症可以早期診斷和鑑別。

冬季酉時養藏腎經

（穴位圖參考p166）

下面就進入了冬季養藏的重點經絡腎經。下午17點到19點是酉時，這時氣旺腎經。冬季酉時是呵護腎經最重要的時間，因為腎是冬藏的，腎通於冬氣，而腎是潛藏人的陽氣的。

冬季很多動物都冬眠了，相應身體的經絡也變窄了，就像樹木的年輪一樣，在秋冬的時候就會變得越來越窄。最窄的部分那一條線就是秋天、冬天。我們的心血管實際上跟冬天一樣也會變得比較窄，比較細，功能減弱，所以這時候要特別固護陽氣，冬天鍛鍊的時候，根據這個道理，最好少出汗，同時千萬不要受風。受了風寒是很可怕的，特別是對於老年人。

腎經在冬天就要調整它的合穴、募穴和井穴。它的原穴，它規範的黃金分割選擇，前面都講過了。腎經的合穴陰谷穴在腿彎裡、委中旁邊的內側。因為腎是陰中之陰，它凹陷下去這個地方叫陰谷。陰谷穴有益腎、興陽、理氣、止痛之功。

冬天的下午17點到19點，就是陰陽交替的時間，從陽到陰，從白天到黑夜，從陽儀轉到陰儀。在陰陽交替的時候，你要調整陰經，調整腎經，在冬天進行冬藏，就要對著太陽，因為這時候你的任脈是下降的，而太陽也在逐漸的下山了，用兩手一起揉陰谷，閉上眼睛，揉了大概二到三分鐘以後，你會覺得眼睛明亮，覺得身體很舒服，因為氣血通暢了。

腎的募穴是京門，有疏經活絡、通調水道之功。在針灸古書中記載，凡是經絡穴位名裡帶「門」字的都通著內臟，比如梁門、關門、滑肉門。所謂京門就是京城的大門，因為心為先天之本，腎就像一個首都一樣，如果把心比做為君主之官，心腎相交，腎又為先天之本；把腎當作人體王國裡的京城，進入京城的大門，比如說天安門、玄武門。京門穴的位置，它大概跟水分穴相平，就在肚臍上面，稍微上一點一寸，在腰眼那個位置上；也是在人體黃金分割面上。你按到那個位置很痠、有時很涼；也可以灸一灸，或者拿砭石揉一下。在酉時面對太陽來揉京門，會幫助腎氣的重新調整，對眼睛、耳朵也有很好的保養作用。上了年紀的人眼睛會花，耳朵會聾，按中醫的說法，腎主骨生髓，腎開竅於耳，所以根據聽力的好壞，大概可以知道身體的狀況。

俗語說「人老是從腿上老」，如果經常捏腎經的合穴陰谷，腎臟的募穴京門，對於腿腳的強壯和膝蓋的有力及聽力的改善，是會有幫助的。

同時，可以按一下腎經的井穴湧泉，對於耳鳴、耳聾、眼花，睡眠都會有很好的幫助。

養生提示

腎經穴位和腎臟募穴：陰谷穴、京門穴、湧泉穴、太溪穴、然谷穴。
按摩時間：酉時，17～19點之間。
動作要領：面對太陽方位，按揉各穴以得氣（痠、麻、脹、涼或癢感等）為度。
主治：耳鳴、耳聾、眼花，失眠。

冬季戌時養藏心包經

（穴位圖參考p167）

腎經之後的下一條經絡就是心包經。在晚上的19點到21點，戌時氣旺心包經。心包經的合穴是曲澤穴，就在肘彎的正中，有調血理氣，清熱除煩之功。如果胸悶、氣短、心慌心煩，你可以揉一揉這個地方。

常規的程序，戌時晚上19～21點，面對太陽的方向。這時太陽已經下山，看不到太陽了。但是可以用你的手掌找到太陽的方向，因為太陽是斜著順著大圓的軌跡走，一個小時走十五度，四分鐘一度，你可以找到大概的位置。

這時，可以按一下心包的募穴膻中，膻中穴在胸部兩乳之間，位在從人體的廉泉穴到曲骨穴的黃金分割點上，有寬胸理氣，平喘止咳之功。

我的一個病人說他胸部經常很悶、很不舒服，我就教他在冬天戌時，按膻中、曲澤。他按過膻中和曲澤，再加內關以後，覺得效果很好。很多人更年期過後，心臟相對缺血，就會胸悶、氣短，這時可以敲一敲膻中，捏一捏內關和曲澤。特別是你在面對太陽跟地球的黃金分割場，在產生共振以後，就會感覺比較舒服。同時還可以捏心包經的井穴中沖，它在中指尖內側。如果鬱悶、胸悶，在中沖放血，有很好的效果。

養生提示

心包經穴位心包臟募穴：曲澤穴、膻中穴、中沖穴、大陵穴、勞宮穴.。

按摩時間：戌時，19～21點之間。

動作要領：面對太陽方位，按揉各穴以得氣（痠、麻、脹、涼或癢感等）為度。

主治：鬱悶、胸悶、氣短、心慌、心煩。

冬季亥時養藏三焦經

（穴位圖參考p167）

晚上21點到23點是亥時，這時是氣旺三焦經。三焦腑的募穴是在肚臍下的石門穴，就是從肚臍到曲骨之間上2/5，即0.4。與它下面相距一寸的關元穴，都在黃金分割點上。石門穴有健脾益腎，清利下焦之功。

同時也可按揉三焦經的合穴天井，在胳臂肘的後面，也是在黃金分割區間內，有理氣泄火，清化痰濕之功；再加上三焦經的井穴關沖。

在不同的時間，找到相應不同經絡的黃金分割點，隨時勤拂拭，使你的經絡隨時保持通暢的狀態，身體自然會好。如果你的身體本來不好，但經常勤拂拭，也會由不好轉變為較好乃至更好。大家要持之以恆，而關鍵問題就在修身的過程中，同時還要努力修心，保持開心，努力放下，乃至逐漸進入很恬惔虛無的狀態。

養生提示

三焦經穴位和三焦經腑募穴：石門穴、天井穴、關沖穴、陽池穴、液門穴、中渚穴。

按摩時間：亥時21～23點之間。

動作要領：面朝太陽方位，按揉各穴以得氣（痠、痲、脹、涼或癢感等）為度。

主治：理氣泄火，清化痰濕。

冬季子時養藏膽經

（穴位圖參考p168）

我一再強調冬季對養生、長壽是非常重要的。陽氣在人的一生當中扮演著非常重要的角色，但隨著人逐漸衰老，陽氣開始衰退。到了冬天，天氣寒冷，天陽下降、內收，對於比較衰弱或年老人的陽氣會造成更大的傷害，所以這時要非常小心呵護。

《黃帝內經》特別強調說：「冬三月，此謂閉藏。」而且要做到「使志若伏若匿，若有私意，去寒就溫，無泄皮膚，使氣亟奪。」

冬天之氣與腎氣相對應，所以冬天特別要養腎、養藏。前面講了冬季午時、戌時的心臟的養生，而整個冬季與養藏之道，要特別小心腎臟、腎經的保養。特別是上了年紀的人，心臟、腎臟、肺臟、呼吸系統都是非常重要的。

進入晚上23點到凌晨1點的子時，氣旺膽經。對人體陽氣升發、氣機升降非常重要的一條經絡就是膽經。

一年四季養生與一日四時養生，有很多氣場震盪頻率相似，而一一相對應的氣機升降盛衰模式，前面講過，春季重點養肝，但重中之重，是在與春季氣場相似的早上卯時養肝；夏季對應養心，重中之重是在與夏季氣場相似的中午午時養心，以此類推，所以冬季重點養腎，重中之重是與冬季氣場相似的半夜子時養腎。

在《黃帝內經》上特別強調了：「凡十一臟，皆取決於膽。」原因是什麼呢？

從我長期的臨床經驗來講，常用的方子，像小柴胡湯、四逆散、逍遙散，實際上都是專門用來調節膽經的失調。

在《傷寒論》上非常著名的小柴胡湯，是屬於和解劑。中醫把少陽經當成一個樞紐，如果氣血運行出現障礙，這時候治療既不能攻又不能發汗，又不能用其他的辦法，就必須用和解，用中藥。而膽經就是和解入手的地方。

冬季養藏補腎，取用膽經的合穴陽陵泉，因為合穴通於冬季。你摸到膝蓋外側下面有一個鼓鼓的地方，再往下凹陷的地方就是陽陵泉，也就是在足三里穴的外側，膝蓋的外側稍微靠上一點，你可以找到那個地方非常痠。有關節炎或上了年紀的人，晚上突然抽筋很難受，這種情況下，可以按一下陽陵泉。

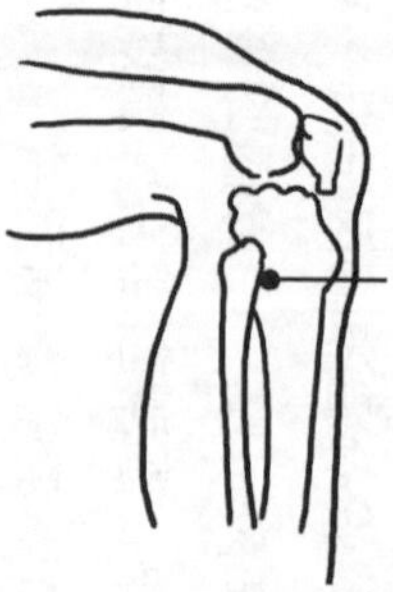

陽陵泉屬於八會穴裡的筋會，所有跟人體有關的「筋」之總會，滙合在這個地方。所以陽陵泉可以治坐骨神經痛、關節炎、抽筋、手足冷。

有膽結石一定要做手術嗎？

隨著現在飲食的豐富，食用過多高膽固醇、高蛋白、肥厚油膩的食物，再加上生活不規律，壓力過大，很多人會生膽結石，或膽囊炎。其症狀是不明原因的胃痛，或肝膽區脹痛不適。在食用油膩肥厚食物後，不適感加重。

一般情況下，檢查膽結石要到醫院去照X光片或超音波；但有一個特殊的穴位，可以讓你自己檢測膽囊有沒有發炎，或者有沒有結石；這個穴位就叫膽囊穴，位於陽陵泉下面一寸，如果按下去很痠或者很痛，那你的膽囊可能有些問題了。

在十幾年前，台灣清華大學一位教授經常應邀到大陸演講，因爲他在光纖方面是有名的權威。後來有一次他從大陸回美國，感覺右邊肝膽區不舒服，到醫院去一查，一個老西醫生說他有結石，要他必須得做手術。他就來找我。

我問：「你膽區不舒服，超音波顯示，那是什麼樣的結石？」

他說：「醫生說可能是泥砂形的。」

我說：「如果你有泥砂形的膽結石，千萬不要做手術。」

我向他解釋，因爲膽囊就像一個很大的水庫，泥砂結石不是在膽囊裡形成，而是在肝臟裡的肝膽管裡形成。肝膽管比較細小，就在肝臟裡，肝膽管就是像一條條小溪，結石順著小溪一樣流下來，滙集到膽總管，再進入膽囊裡。所以他如果把膽囊拿掉，泥沙結石照樣要形成。

我建議他先不要手術，先做針灸。我就在他右邊膽經的陽陵泉下面一寸處，一按一壓，他說這個地方好痠、好痠。我他說你感覺痠的這個地方就是膽囊穴，說明他的膽和肝功能有不正常的地方。

然後我幫他在膽囊穴用針，配合加上其他相應的經絡穴位，比如膽經、胃經、脾經上的穴，再教他回家自個兒好好捏一下相應的穴位，也開中藥給他並教他如何煎藥服用，服藥後，並注意自己所排的糞便。

兩天以後，他又回來看我。

他說：「吳大夫，我非常感謝你，我現在一點症狀都沒有了。我自己按著這個穴也覺得好很多了，肝膽區也不疼了，在大便排便出來看著很怪怪的東西。」

我再按他的膽囊穴，他已經沒有感覺了，好了。也就是說我們用這個辦法把他的自我修復系統啓動了以後，肝膽裡泥砂性的結石，就自然的被消散，並從糞便中排出去了。

他也回去找那個爲他查病並準備爲他手術的美國老醫生，檢查了半天，眞的什麼症狀都沒有了！老西醫對這位教授說，他感覺很失敗。他行醫已經幾十年了，自認診斷是很正確的，怎麼現在找不到這個結石症狀了呢？但他不認爲是自己誤診，只是搞不清楚結石爲什麼不見了。

這位清華的教授說他找了一位中醫，針灸、吃藥，結果就好了。那位老西醫還說要來拜訪我呢。

這是眞實的故事，類似的故事我還有很多。有一位美國白人，他的西醫也說他一定要手術，切除膽囊；但我用這個辦法，他的症狀也消失了、後來把手術取消時，醫生警告說這樣很危險，但過了幾個月，他再去找同樣的醫生，看別的病，醫生經過檢查，才確信其膽囊已經不需要做手術。

這兩個故事說明什麼？我們身體上好多穴位，能真實而敏感地反映我們身體內在的情況，出現了問題，即使不用儀器，有時在穴位上一樣能夠進行診斷，就像汽車前面的錶盤上的閃燈，會顯示內部有沒有問題，比如汽油缺乏、水箱空了、溫度過高等等，一旦內部問題解決了，外在的表現（警示閃燈）也就沒有了。

膽囊穴也與黃金分割有關係，膽囊穴單純的揉有效，如果再找到天人相應在太極黃金分割場共振的情況下，在晚上23點到凌晨1點膽經的時間，就會有更好的效果。

常規取黃金分割點，膽經的原穴丘墟、膽經小腳趾到腳腕踝關節的臨泣穴，還有陽陵泉；再有冬天的時候，深入到內臟，取膽腑的募穴日月。日月穴的位置是從乳頭這個直線下，在第七肋間隙，前正中線旁開四寸，在巨闕的這個平面相交。巨闕是在中脘跟上脘之間這個位置偏上。日月穴有疏肝利膽，化濕和中之功。特別是晚上睡不好時，可以調節膽經，按日月穴和膽經的井穴竅陰。

養生提示

膽經穴位和膽腑募穴：膽囊穴、日月穴、陽陵泉穴、足竅陰穴、丘墟穴、俠溪穴、臨泣穴。

按摩時間：子時，23～1點之間。

動作要領：24點以前面對太陽，24點以後背對太陽。按揉各穴以得氣（痠、麻、脹、涼或癢感等）為度。

主治：膽結石、失眠、關節炎、抽筋、手足冷。

冬季丑時養藏肝經

（穴位圖參考p167）

下面就進入了人體的十二條經絡最後一條經絡肝經，半夜1點到3點，大部分的人都睡得很沉。但是有的人夜班回來，想要睡眠，又怕肝不藏魂，怎麼辦？或有的人固定在這個時候醒了，睡不覺了，這時可按揉肝經的合穴曲泉。曲泉在大腿內側膝蓋上面，有補益肝腎，清熱利濕的功能。肝是藏魂的，如果肝的經絡失調，睡眠會不好，會惡夢連連，或者是夢見有人在追你，或者很不安。在太極黃金分割的場共振，找到太陽的方位，按揉曲泉穴，晚上會睡的比較好。曲泉穴處在從足尖到髂骨的上1/3位置上，也在黃金分割點上。

肝的募穴是期門穴。期門在乳頭下面的兩個肋約臍上六寸處的地方，有疏肝健脾、清熱解鬱之功。有肝病的人，往往會出現早上起來嘴苦，感覺疲勞，腸胃不好，面色暗淡，按揉處在黃金分割點上的期門，對改善以上的症狀會有很好的效果。

養生提示

肝經穴位和肝臟募穴：曲泉穴、期門穴、大敦穴、太沖穴、中封穴。

按摩時間：丑時，1點~3點之間。

動作要領：背對太陽，按揉各穴以得氣（痠、麻、脹、涼或癢感等）為度。

主治：失眠、不安、腸胃不適

任脈督脈的養藏之道

上面我們基本上就把十二條經絡，怎樣在冬天養藏、養腎，全部講完了。有的讀者會說十四條經絡是十四經發揮，因為除了十二條經絡以外，還有任脈、督脈沒有講，其實任脈、督脈就是在十二條經絡都打通以後，它自然會產生很好的調節效果。

任脈在哪裡呢？任脈循行在人體的正前方，從會陰起來一直上來，到承漿穴。督脈也是從會陰起來，從後背上來，然後過人中穴，齦交穴，跟任脈相會合，變成一個封閉的環。這個封閉的環恰好是天地太極，打在人身上的一個宏觀的縮影。人體裡面的DNA結構是雙股螺旋、四股核苷酸，其實都與天地太極場共振有關，是天地太極投影人身上不同層次的縮影的不同變化，但是萬變不離其宗，都與天地太極，也就是地球的自轉軌道、繞日公轉軌道、和月球圍繞地球轉的軌道相關。

骨癌疼痛與天人相應太極共振

大約二十多年前，我剛到美國的時候，看過一個病人，讓我印象很深刻。她是一個越南華僑，因爲先生對她很不好，她就很鬱悶，後來得了乳腺癌；乳腺癌手術以後，又骨轉移，身體就非常地疼痛，用各種辦法止痛，效果都不好。

她來找我的時候，我已經設計出可以轉三六〇度的太極床，她躺在床上時，我就把太極床對準太陽方位，就是以太陽的升降方位來調整她所躺的太極床方位。上午時是頭部對準太陽，幫助督脈上升；如果過了12點，太陽開始下降，我讓她的腳對準了太陽的方向，推動任脈下降；使任督脈環跟太陽太極場產生共振，然後刺激相應的穴位。

她告訴我，覺得從腳底下有很冷的風吹出去。因爲她是骨癌，就取腎經的陰谷、肝經的曲泉，這都是合穴，還有太溪、三陰交下針。

根據《黃帝內經》五十營的理論，人體氣血轉一圈大概要三十分鐘。

結果半小時以後，冷風就慢慢減弱了。讓我感到很驚訝的是，三十分鐘以後，她原先劇烈的疼痛就越來越小，等停針的時候，基本就不痛了。而且我給她治了幾次以後，她之後有一、兩個星期身體都不痛了。

當時我就想爲什麼是這樣呢？因爲她的效果相當好，我就猜想因爲在天人相應太極共振的情況下，她的任督脈環產生了一個特殊的共振效應，從而激發了她深層次的自我修復系統，就出現了比較好的結果。

她身體不痛以後，以爲這樣就完全好了，沒再來找我。後來聽我的學生說，她在半年以後就過世了，只有三十四歲。在爲她難過的同時，我爲她針刺止痛的效果，這也給了我很大的啓發，就是在天人相應產生太極共振的時候，像骨癌這種疼痛都可以減輕，對於其他的疼痛，應當是會更有效的。

任脈和督脈也有相應的黃金分割點

關於任脈跟督脈，什麼時間對準太陽呢？

一天二十四小時，有人覺得要調十二條經絡有點過於複雜了，可不可以找一個最簡單的方法，就專門調整任督二脈，其實也是可以。

在太陽上升的時候，就是從半夜24點到中午12點之間，太陽軌跡是上升的時候，背對著太陽，調上升的、屬陽的督脈。

中午12點到半夜24點之前，在屬陰的、任脈下降的時候，而此時太陽運行軌跡下降，面對太陽，就會產生一個天人相應共振，也就是道家養理論生講的，「子後午前是屬於生氣，午後子前屬於死氣。」

實際上生氣、死氣就是一個升、一個降，一個陽、一個陰，知道這個道理，用你的任督脈環與天地的太極產生一種同步共振，就可以相應調整，可以推波助瀾，因勢利導，使你的陽氣處在最佳的狀態，與天地同步。

任脈和督脈也有相應的黃金分割點，比如任脈，在肚臍部位的神闕穴，處在人體的黃金分割點上。任脈上的氣海穴和鳩尾穴也各是《九針十二原》裡的十二原穴之一。督脈上的相應穴位在後背的命門和腰陽關。還有至陽、靈台在人體上背部，大椎穴在人體脖子後面，第七頸椎下；這些都跟人體的黃金分割有密切關係。

荀子說：「君子生非異也，善假於物也。」我們是善假於天地宇宙巨大的太極黃金分割能場這個「物」，就像我前面講的那位有骨癌的越南華僑病人，當時我沒有給她用什麼中藥，只是用針灸，骨癌疼痛是所有疼痛中最痛的，西醫西藥都很難處理，但是找到太極場共振效應以後，都有一、兩周不痛的效果。所以用於養生是既安全又有效，沒有什麼副作用。我設計的太極床已在美國申請專利，希望將來可以造福更多的人。

我設計的黃金分割區間是0.6～0.7，除了井滎輸原經合，募穴、郄穴、絡穴，其他有很多重要的穴也在黃金分割的區間。但有的穴位不在黃金分割區間，黃金分割只是很多規律中一條規律。這是一個全新的思路，我的觀點和重點就是說，所有針灸重要穴位大約有80％在黃金分割區間內，因為這些穴位，在客觀上是與天人相應產生共振的一個最佳切入點與反應點。我一再強調，有的時候你找經穴，可能找的不太準，對經絡不太熟悉，沒有關係，你可以用尺量一下，按照我說的思路，在不同的黃金分割全息元上找到相應的黃金分割點。但是如果你按那個地方不是很痠，那就不是你要的點，如果按那地方很痠，甚至有點痛，那就是你需要的點了。根據德國張長琳教授的最新研究，穴位也會漂移，它是人體電磁場體系中的生命能量流——氣的漩渦，是場強最強的地方，但它的位置並不固定。涉及到的針灸經絡以及有關、最新的學說內容是很多而且很深奧的。

冬季養生的食療藥膳

古人說：「民以食為天。」

《黃帝內經》上說：「天食人以五氣，地食人以五味。」

前面講的是在天人相應共振的情況下，如何借這個力量來產生天地與人之間的共振，來吸收天所給人的五氣；「地食人以五味」就是從糧食、蔬菜到草藥，都是從地上長出來的，都是味的層次。吃東西跟保健有很大的關係，食物跟藥其實是同源的。從中醫的角度來講，上年紀的人不能吃得太冷，因為陽氣在衰減，也不能吃的口味太重、太鹹，因為鹹多會傷腎，相應一點點鹹是腎經和腎臟需要的，但如果過重會造成腎的負擔，不堪負荷。

西醫講，吃太多的鹽，會造成血鈉過高，就是造成水瀦流、尿瀦流，進而會造成腎臟、膀胱的負擔。

藥王爺孫思邈寫《千金要方》和《千金翼方》的時候已經過百歲了，也就是說他積累了大量的、長期的醫療實踐，總結了一些寶貴的經驗。他對飲食上，提出了精辟的見解，他說：「安生之本，必資於食。」你以安生立命，你想生存就一定要吃飯。就是孟夫子講的，「食、色，性也。」

作為一個人，要維持你的生命、運動，必須要讓食物不斷地攝取進來；作為一個人類，想種族繁衍下去的話，一定要有「性」。所謂食跟色，人跟動物是一樣的。這沒有什麼不好，所以他說「飲食男女，人之大倫」。到了宋代把它弄的過於封建了，就造成了中國人對於性的「談性色變」，現在開放很多，但是過於開放並不好，封建的壓抑和過於開放都不屬於「中庸」之道。在飲食上，孫思邈說「不知食宜者，不足以生存。」，就是說如果你不知道你該吃什麼，不該吃什麼，就很難保持健康的身體。有的人吃東西太過以後，會出現一些問題。比如熱帶的地方，氣溫太高、太濕，吃的食物過於辛辣、過於鹹，所以壽命相對比較短。孫思邈做了大量的研究，也把很多食療的配方寫在《千金要方》、《千金翼方》，大家有興趣可以去看一看。他說食物可以「排邪而安臟腑」，如果恰當的食物選擇，做好的話，就會健康長壽。你把不好的東西排出去，就可以把臟腑調的比較平安。

在冬天的時候，該吃什麼、不該吃什麼？中國人，受孔夫子影響「食不厭精、膾不厭細」。對吃非常有研究，世界上大概有兩個民族很難被同化，一個是猶太人，因為他們的宗教原因，而且他們也非常聰明，有特殊的傳統，很難被同化。再有一個就是中國人，因為中國的食物與其他民族相比太精彩、太可口了。所以不管你去了哪個國家，都不可能放棄的飲食習慣，總在懷念你小時候吃的東西。因為中華民族由於過去的戰亂，及各種原因，吃的東西相對比較均衡，而且中國飲食有大量的文化層面在裡面。

●百歲老和尚的食療秘方

中國文化歷來講食藥同源。有什麼特殊的補養秘方嗎？我可以給大家一個方子，叫做少林寺秘方。據說少林寺有個老和尚，一百零三歲了，還精力充沛、聲如洪鐘、健步如飛，好像才六十多歲。人家問他吃了什麼得以長壽健康？他說他每天吃一碗十穀粥。

這位老和尚把十穀粥的做法傳給了一個徐尚德醫師，開始時徐醫師不以為意，有一次某女子得了鼻咽癌，徐醫師就把這個方子給她試用。結果她媽媽天天親手做十穀粥給她吃，不久癌症竟然好了。所以徐醫師就把這個方子推薦給大家。

這個十穀粥方子是什麼呢？就是糙米、黑糯米、小米、小麥、蕎麥、芡實、燕麥、蓮子、麥片、紅薏仁混合而成。各種材料分量大概相等，少幾種也沒關係；煮法就是前一晚洗淨材料，放入真空煲的內煲中加上七杯水，用大火煮滾，然後用慢火煮十五分鐘，再放入真空煲中煮一夜。早上起床就可以吃了。

這十穀粥裡面，據營養學家分析，有一百多種對身體非常有益的營養素，特別是維他命B12、維他命C、維他命A、維他命E、維他命K，維他命D，還有多種礦物質和微量元素。據臨床的研究顯示，常喝十穀粥可以降血壓、降膽固醇、清除血栓、舒緩神經，還可以治便秘、皮膚病、闌尾炎、失眠、口角炎，預防血管硬化、腦中風，而且沒有副作用，讀者諸君可以試一試。

●補腎五行粥

我在美國做健康講座的時候，也讓大家照這個法子用，很多人回來反映，這個法子不錯。在冬天還可以吃什麼東西呢？如何通過食療來使腎氣更平穩和協調？可在五行粥的基礎上加上補腎的東西。我設計了一個方子：黑米、紅豆，綠豆、薏米、糙米，取等量。這就是五行，黑、紅、綠、白、黃，五行粥，加上補腎的中藥就是肉蓯蓉、何首烏、枸杞子和紅棗。肉蓯蓉是30克、何首烏30克、枸杞子18克、紅棗10個。肉蓯蓉可以歸腎經、大腸經，補腎陽、益精血，潤腸通便、抗衰老。何首烏是歸肝腎經，補益精血、固腎烏鬚。紅棗可以健脾、益氣、養血、安神。枸杞子可以補肝腎、益精血、明目。先將肉蓯蓉、何首烏加入三碗水，煎煮六十分鐘取它的汁；同時將米和豆加五碗水煮六十分鐘，然後跟枸杞子和紅棗再煮。既可以喝粥，欣賞這個美味，同時又可以幫你養腎、補腎，調脾胃。

●當歸生薑羊肉湯

在冬天還有一個方子可以用來食補，就是當歸生薑羊肉湯。羊肉是入心經補血的。羊肉比較熱，夏天的時候少吃，但冬天吃可以補血入心養腎。

當歸生薑羊肉湯食材：當歸10克、制附子10克、枸杞子18克、黃芪30克、羊肉約1.5～2兩斤，加上鮮薑4～5片。

當歸生薑羊肉湯，其實是張仲景在《金匱要略》裡來治產後血虛的，但是我經常使用它在冬天的時候為客人食補，對溫養血脈，使手足變的溫暖，保持冬天手的皮膚不裂，使精力變好，有很好的效果。

我媽媽六十多歲的時候，有天她跟我說，她的手在點爐子的時候會裂，上年紀的人，以前生煤球爐子，冬天的時候手全都裂了，而且會很痛。當時她的頭髮開始變白了。我就煮當歸生薑羊肉湯給她喝；到第二個冬天，她手就不裂了，而且頭髮也比較好。在她九十二歲過世的時候，頭髮並沒有完全白，所以當歸生薑羊肉湯，用於養血、補腎有它特殊的效果，特別是在冬天使用。

●冬藏保健茶

但有的人不喜歡喝粥、也不喜喝湯，喜歡喝茶，我也還有一個冬藏保健茶。食材：枸杞子12克、首烏6克、肉蓯蓉10克、木香3克、山楂12克、鎖陽12克、生甘草3克，大致按照這個比例，可以多或少，拿滾水沖泡茶。每天可以喝四、五杯，喝到茶沒有什麼味道。用冬藏保健茶可以提神，精力充沛。

總之飲食和藥膳對冬季養生、冬藏養腎，是有非常好的作用。

第二十四章 冬季的情志養藏

對中老年人來說，逐漸衰老的時候，腎氣會逐漸越來越弱，這個時候就更要注意你的情緒，因為情緒的穩定和狀態，有時比身體對健康影響還要大。特別是到中老年的時候，有的人家庭開始出現了變故，配偶的身體不太好，家庭不是太快樂，或者各種原因，而又面臨退休，有人有大勢已去，大權旁落、心灰意冷的感覺。面對種種問題，關鍵問題還是要「養心」，我們前面講到了心跟身，對身要隨時勤拂拭，但是對於心來講，很多問題你一定要看開。

孔子說過人有三戒，「少年之時，血氣未定，戒之在色；及其壯也，血氣方剛，戒之在鬥；及其老也，血氣衰矣，戒之在得。」年紀大的人，就容易患得患失，這一點與《內經》裡講的，上古天真論裡特別強調：人要養生的話，真人也好，至人也好，聖人也好，他們都首先要養心。

《上古天真論》裡特別強調：「恬惔虛無，真氣從之，精神內守，病安從來，是以志閑而少欲，心安而不懼，形勞而不倦。」

「志閑而少欲」就是有一種無為，怡然自得、順其自然，脫離凡夫俗子的更高思想境界。否則，你心態不好，經常為了家裡的一些瑣事，比如說跟兒女生氣，跟朋友生氣，然後計較一些事情，退休以後覺得別人不尊敬你，各種各樣的失落感。你再怎麼修練，真氣都沒法跟從你。

所謂「恬惔虛無，真氣從之」，所謂真氣是什麼？一個就是天地的真氣，也就是天地的陽氣，和真正的正氣——在幾十億年當中，太陽、地球、月球相互運動產生的，強大的太極黃金分割能量場。在你恬惔虛無的時候，七情的五行結構就處在非常協調的狀態，它就不會干擾到你身體裡的五臟氣化的七情結構，和五臟氣化的太極黃金分割結構，這樣的話，身體的五臟氣化太極結構就可以與天地，時時產生同步的共振。關於這一點，在拙著《中醫太極觀》裡講得很清楚，大家可以去看一下。

家庭與黃金分割比例的關係

在本書中多次提到用太極黃金分割法養生很有效，中醫的養生其實包括養身和修心兩個層面，而《黃帝內經》中認為聖人教導養生修心的最高層次是「恬惔虛無」，這四個字其實說起來簡單，做起來或能達到這個境界，並不容易，因為有的因素是你控制不了的。這裡要講到家庭的和諧是你健康長壽的保證，特別是婆媳之間的關係。夫妻間如何跟先生，跟太太相處，家庭主婦如何跟上面的公婆，或者跟下面的小孩相處，如何處理好家庭中的人際關係，對於養生長壽來講，是非常重要的。

家庭關係也會影響養生長壽

黃金分割的比例關係似乎無所不在，上面所提孔夫子講到的三戒，即少年、壯年和老年，就有三三制的模式；進入中年，或剛步入老年的讀者，如果父母親還健在，我們都會明白自己是處在一個「三三制」的處境中，即上對老年的公婆、父母，中對夫或妻，下對少年的子女。這個三三制，也可以算成是一個黃金分割的比例。

中國有句古話，身教重於言教，父母的言行，特別是父母對爺爺奶奶、外公外婆是否恭敬孝順，會直接影響你的下一代的成長。

我特別要感謝我的太太。我媽媽是個性非常強的高級知識分子，她曾經在抗戰期間在重慶擔任美國駐中國文化聯絡處的主任費正清教授的翻譯和秘書。她非常聰明，二十一歲時就畢業於中國燕京大學，她對於家務做飯、吃飯不是太在乎。但是我太太是護士出身，就非常注意衛生、清潔，所以在這件事情上她們經常有一些矛盾。我父母十六年前從中國移民到美國後，就一直和我們住在一起，我太太對我媽媽比對她媽媽還要好，我覺得這一點就非常了不起，在美國文化的概念，我媽媽可能早就被送到養老院了，但是她直到九十二歲過世以前，一直和我們住在一個屋簷下，最難得的，最讓我感動的是，我太太能夠把我們自己的，就是帶有洗手間的主臥房讓出去給我父母住。我父親過世以後，我媽媽就一直住在那裡。我和我太太還有家裡的兩個上高中的小孩，有時四個人要搶一個廁所。小孩開始抱怨，要把奶奶送到養老院，引起我堅決反對及大發脾氣，好好地給他們上了一堂有關中國文化孝道尊老的課，他們聽明白了。後來他們也都習慣了，而且變得更尊重奶奶和父母。

現在講起來真的覺得我的太太，實在太不簡單了，當然這也要有一番涵養與功夫。直到我媽媽過世，我太太付出了大量辛勤的工作和勞動，甚至為這個得了場重病，好在她現在好起來了。這是上邊的三，中間這個三是夫妻關係，大家都說婆媳關係不太好處，但是據我從幾十年來大量的案例觀察分析，中間這個三即是夫妻關係，實際上最不好處理。因為什麼呢？

中老年的朋友，特別是老年朋友都走過來了，人生的道路都是這樣的，結婚之前，大家都是夢中情人，白馬王子、仙女下凡，情人眼裡出西施才會墮入情網，一旦真的結婚以後，會出現很多很多問題。因為夫妻之間並沒有血緣關係，所以在美國大概有50％的家庭會走入離婚的結局。根據我的觀察，家庭夫妻關係的穩定和諧，對於健康長壽有重大的影響。

就像托爾斯泰講的，幸福的家庭都一樣，不幸的家庭有各種各樣的故事，其實問題在哪兒呢？我覺得家庭主婦佔有很大的主導權，當然做為丈夫是非常重要的，要忠實於自己的妻子。隨著年齡的增長，男性激素開始退化的時候，反而變得思維遲緩，很容易發怒、發脾氣，男生與女生相比，男生是弱者，所以女性實際上有更大的責任，而且是佔主要的主導權。就像這個「安」字，女生在房子裡站著，當家做主，掌管內政，成為家中台柱，具有主要領導權以後，就是平安了。

● 夫妻的相處藝術

我常跟我的學生講，世界上最親密的關係，或者最不親密的關係就是夫妻關係。因為夫妻之間沒有血緣關係，你和你的兒子、女兒，或者跟你的爸爸、媽媽，不管你們怎麼爭吵，過一過就忘了，因為你們有血緣關係。但是夫妻之間千萬不能爭吵，因為沒有血緣關係。有的時候，我在檢測經絡或者問病史的時候，會問病患家裡人有腫瘤嗎？或問有沒有高血壓史？很多婦人會說，我先生有什麼、什麼病；我就跟她說，妳先生跟妳沒血緣關係啊，他不是你們家族體系的人。這時她們就會先愣住了，然後說，你說對了。這事很有趣，雖然是夫妻，但真的沒血緣關係，一吵架就會反目成仇，最後走向離異，所以這裡面有非常奧妙的道理。按照中國的說法，以柔剋剛，女性要執掌主導權，是要用智慧，是要用她的聰明才智和她的藝術。前面有說過，我太太對我媽媽比對她媽媽還要好的事，使我從內心中感激她，當然就更能增進我們夫妻的感情。

我特別強調一下，男女兩性相比，女性好像是弱者，其實是最強的。原因是從生理上看，男生的基因染色體是一個X，一個Y，在X生病或者Y出現問題，彼此都無法相助。而女生是兩個X，所以彼此之間可以互相幫助，抵抗力就非常的強。因為女生負有繁衍後代生小孩的重大使命。在古代，限於醫療條件，媽媽生產可能就是生死關，但現在衛生條件先進，生產死亡率就少很多。男生跟女生比，他真的是弱者，年輕男生心爭強好勝，但過了六十歲後，雄性激素減低後就越來越弱。而且男生壽命會比女生短，在古代的男性，他要保護家人，經常要打仗，與野獸搏鬥，腎上腺啟動就比女生要快得很多，所以很容易耗竭。有了情緒上的波動，他也不能隨意哭泣，因為從小被教育「男兒有淚不輕彈」，所以有些情緒壓抑，也不像女生可以哭，釋放出來。所以讀者諸君的中老年婦女，看了這段以後，可能會對你們有所啟發。我到美國以後，就遇到一位長輩，她的腦子非常好，電話號碼看一遍，就能馬上記住。正因為她腦子非常好，所以她經常和她先生爭執，後來她先生有病過世了，她就非常地後悔。她跟我說，「有什麼可爭的，爭來爭去都是些雞毛蒜皮的事，結果把先生氣得直發抖，現在想想我好後悔，現在想跟人吵都沒得吵了。」

我經常用《聊齋》中恆娘的故事來勸一些家庭當中出現鬥氣，當然不包括因第三者所引起的爭執。

《聊齋》裡的「恆娘」，故事是講在古代山東，有一個非常年輕漂亮的媳婦朱氏，很有文化，住在都城裡面。古代可以娶妻又可以娶妾，洪先生很寵愛新娶的妾，朱氏就很不高興，因為她是明媒正娶，就經常跟她先生爭吵。吵架的結果是適得其反，先生就更瞞著她悄悄和妾來往。後來他們搬家，新鄰居是一個絲綢商人，商人的太太叫恆娘。按《聊齋》書上講，恆娘並不漂亮，「姿只中人」，說她的姿質只能算中等，三十多歲，但是她的言詞非常輕柔、優美。朱氏到她家裡一看，她家裡也有一個小妾二十多歲，她就很奇怪，怎麼從來沒聽過她們吵過架，但朱氏差不多天天跟先生吵架。怎麼回事？

後來朱氏就請教恆娘，她很苦惱，自己比妾長得漂亮，又是正妻，也很年輕，可是先生卻對她不好，對妾這麼好。結果恆娘就告訴她，其實這也是朱氏自己的問題，你整天在他耳朵邊上吵，那不等於「為叢驅雀，為淵驅魚」嗎？你把鳥都趕到樹叢裡去了，把魚都趕到水潭裡去了。吵架只會適得其反。恆娘就教朱氏，回去以後不要再跟先生吵了，不管他說什麼，都假裝很寬容。而且開始疏遠他，也不要跟他同房。

到第四個月的時候，恆娘又對朱氏說，「我們現在要做一些事情了，妳跟妳先生說，我們要出去踏青趕集，妳先到我家，我給妳打扮。」

恆娘把朱氏的頭髮精心梳整，打扮成一個新媳婦一樣，非常漂亮。他先生一看朱氏如此光鮮亮麗，眼睛都直了。但她先生晚上敲門，連著兩天敲都不開，第三天的時候，她先生乾脆坐在她屋裡不走了。結果那天晚上他們就非常好。

後來情況就反過來了，小妾開始跟她先生打架，打得簡直不可開交，到最後先生都要寫休書休掉小妾。後來這個結局，大家可想而知，但是大家看到以後，你們有什麼感想呢？當然先生一定要對太太好，對太太要忠心，而且太太用智慧來持家，你們互相越來越好，真的是二人同心，泥土成金。

現在中國大陸有些女生生完孩子以後，以為就大局已定了，生孩子有功了。動不動就跟先生吵，或者要管先生，要改變先生。其實我是一個男性，我知道男生最討厭的就是女生要管他，因為雄性激素跟雌性激素是不一樣的。所以《易經》上講：「天行健」，「乾建」，「剛健」。與之相對女生屬陰是坤順。這是天生自然的陰陽結構與能量能場不一樣的地方，當你瞭解這個原因和道理以後，你會道法自然，用智慧，因勢利導，以柔剋剛。但是如果你跟他吵，不尊重他的感覺，只想要他服從你，讓他回到婚前，對你百依百順的狀態，吵到最後大家翻臉了，因為夫妻之間沒有血緣關係，再沒有新鮮感，那你想結局會是什麼？這樣的悲劇我看得太多，其實起因可能就是非原則性的小事。

我講這些東西跟太極黃金分割養生有什麼關係呢？其實有關係，這就是一種藝術，怎麼才能讓你做到恬惔虛無，當你家庭關係相處融洽的時候，你才可能在這種狀態下，進入跟天地太極黃金分割的場產生共振，否則你坐在那兒修練、按摩穴位的時候，你還想著前兩天太太或先生罵我的事情，或者這兩天我怎麼樣給他一點顏色看看，你能很好的養生嗎？那是不可能的。

●親子相處的藝術

說到下面的三三，就是對孩子的教養，實際上我們中年人孩子可能大了，然後要上大學了，我們跟兒女，特別是兒子和兒媳婦，住在一起的時候，會怎麼樣呢？有時候也要用一些藝術，來真正處好這種關係。比如說你的孩子還在上中學，中國人對孩子要求很嚴，有時你說，你看別人都得一百分，你怎麼這門課考得這麼差呢？其實你在他考得不好時，應該反過來跟他說，這次沒考好沒關係，下次還有機會；或不是你考得不好，而是這次你因為某某原因，你替他說話，他反而會覺得父母這麼諒解我，我下次一定要好好努力。當然這是一種面對面的交談。還可以有一種，像大腦之間的互相聯繫。試試我前面講的念力，你有什麼話想罵他、說他，在你直接跟他說的時候，他可能會跟你頂起來，為什麼？因為他現在正是十幾歲，正是叛逆期，或者說他已經長到二十幾歲，快三十歲了，他會覺得父母總拿他當小孩子，所以他有時候就不再考慮你說的話對不對，而在考慮你對他的態度，對他不尊重。結果就變成，「我就是不讓你管我」。

我有三個孩子，老大二十八歲了，另外兩個孩子，老二是十九歲，老三是十八歲，我們處的關係非常好，就像朋友一樣經常溝通。原因是什麼？我用自己的榜樣，用我的行為代替我的言，用我的念力去影響他。我們不要跟孩子們爭吵，真的有些事情要改變他們時，在他睡着時，你可以坐在那兒，用意念和他溝通。我會這樣做，我就用我的想法給他大腦發 E-Mail，我就告訴他，你要這樣，爸爸很愛你，你現在應該怎麼、怎麼。

這跟上面講的跟黃金分割有什麼關係呢？其實有關係。因為人是感情動物，不是邏輯動物，很難用邏輯分析法去改變、去管理你的家庭。更重要的是要用你的親情，讓他知道你真的愛他，你希望他好，你也希望你們能在非常和諧的狀態下相處，接受你的建議。就是說，在家庭關係非常和諧的情況下，養生就很容易了。這就是一個更有效的養生，是一個不受干擾的養生，也就是在你進入太極天人相應黃金分割共振扶正養生狀態時，不要有不好的場干擾。家庭關係處得不好時，混亂氣場產生的干擾，會嚴重地影響你的養生環境。

創造好的養生能場

在國外這麼多年，我感覺很多人生病，其實不是累出來的，是壓力、鬱悶、恐懼、失落，這種「氣」的變化，造成了他身體的失調。我們回到《黃帝內經·上古天真論》講的，養生要「提挈天地，把握陰陽，呼吸精神，獨立守神，肌肉若一」，而且要「恬惔虛無」，在這種情況下，才能「真氣從之」，才能供足陽氣。這實際上就是兩個重點，一個是調整你的心態，你可以改變自己，比如你本來是一個位置很高的長官，但是你退下來以後，就很失落自悲；其實也沒關係啊，你可以自得其樂，包括跟自己的太太、先生，所謂老伴、老伴，老來作伴。你轉變一個立場，換到她的立場看，你理解她以後，雙方就沒有什麼可爭吵的了。

我小的時候脾氣很壞，我原來是踢足球的，還是校隊隊長，我們隊得過天津市中學生一九六四年初中組亞軍，我差點變成專業運動員。因為自己踢得好，經常在場上斥責踢不好的球員，弄得他們很不開心；所以有時我大聲發脾氣，反而會輸球。後來我發現如果鼓勵大家，大家同心協力，結局會大不一樣。當然我的脾氣不好，好激動，有的時候會造成一些我不想見到的結果，不太容易跟人相處，特別在上高中的時候。後來我父親給我講代爾卡內基的英文本《人性的弱點》一書，其中的一句話對我影響很大，「聰明的人不是用發怒，而是用智慧來解決問題，你如果真的發怒，其實是無能的表現。」而且他說，「你要想真的不發怒，要先了解對方怎麼想，當你明白他為什麼這麼想，你自然就會心平氣和了。」

從那時以後，我就真的改了，現在很多人都說我脾氣很好，其實我內在的脾氣並不好，只不過我的修養很好。我明白了，想解決問題，靠大聲喊是沒有用的。真要想解決問題，對你的孩子也好，對你的家長也好，對老一代、平一代或者下一代，你都往後退，反而就是「退一步，海濶天空」。

老子說：「吾有三寶，一曰慈，二曰儉，三曰不敢為天下先。」

孔夫子說：「躬自厚而薄責於人，則遠怨矣。」

韓愈在《原毀》也說過古代的人，君子對自己要求嚴格，對別人要求寬厚。很多問題不但能解決，而且你的心態也會完全不受干擾。在這種情況下，再提挈天地，把握陰陽，絕對有它更好的效果。

這是我在本書一再強調的，不是練了這套太極黃金分割養生方法就萬事大吉了，就可以隨便發脾氣，胡作非為，不是這樣的。這個修練，不但要修練身體，也要修練你的情緒，你的心態，這兩者之間不能互相衝突，兩相比較，修心比修身更重要。所以要想健康長壽，你要從心做起，從修心做起，要放鬆自己，要從改變自己做起，要設法使自己快樂，要想自己處在一個恬惔虛無的狀態。

再有就是你在吃東西要注意，進入老年的時候，盡量吃得七分飽，我現在其實可以吃三分飽，一天只吃一頓飯，因為在進入氣功修練狀態時，我可以使自己的身體放空，跟天地產生共振，我自覺身體還相當的好，雖然已經六十四歲了，但我覺得自己身體像五十歲一樣。

在本章結束之前，我也想把自己多年摸索出來的烏髮養顏秘方，奉獻出來，讓夫妻之間彼此因頭髮由白轉黑，駐顏有術，而重溫年輕時美好時光，使心情更愉快，有助於養生及家庭的和諧。具體秘方如下：

黑豆30克、首烏60克、黑芝麻60克、黃精10克、槐花30克、絲子10克、紅花5克、絞股蘭10克、紅參鬚10克、補骨脂30克、白朮10克、紅景天10克、桑椹30克、沙苑子30克、玉竹20克、乾姜10克，可以將上述藥方的科學中藥藥粉混合，製成膠囊，每天服用三到六顆。依上述比例，可成倍放大，連續服用三、四個月後會有成效。持續服用可以益腎補心抗衰老，也不會有任何副作用，因為基本上這些都是與食品相近或基本是屬於食品。

第二十五章 結論

現在我們就進入了本書的最後一章，我們從本書開頭總論講起，然後依春、夏、秋、冬的不同季節，如何按照天人相應的太極黃金分割能場共振的法則與程序，進行不同時辰氣旺不同經絡的四季十二時辰養生。

這個方法是比較新穎而且有效的，是我在臨床中，通過大量臨床的實踐及成功的病例，發現用這個方法指導針灸，往往有更好的效果。特別是對一些腎功能衰竭、眼疾、視網膜剝離、視神經萎縮，還有癌症、心臟病，頸椎病，脊椎相關疾病等等，都有它獨特的、一般傳統針灸所沒有的效果，原因就是借助了天人相應的太極黃金分割場共振，從而激活了人體極深層的正氣——潛在而強大的自我修復系統。

我把這個方法，移花接木，用來指導中老年朋友養生健康長壽，我用了好幾年心血，終於書寫到這裡，就要完成了。簡單說起來，就是第一，要了解有關人體內環境與DNA的相互關係的最新研究結果，現在表觀遺傳學（Epigentics）特別強調的就是，內環境對於人來講，比DNA本身構造還要重要。

最近「世界日報」報導了一個美國的老西醫，一百多歲還在上班，關於長壽他提了幾條建議，其中有一條，是要找好的父母，也就是他有好的遺傳基因，還有千萬不要和人生氣、吃飯要小心、按時睡覺等等，他強調說不要退休，因為如果能夠做自己喜歡做的事情，可以讓人不易衰老。

現在最新的理論，就是「環境比 DNA 更重要」，「內環境決定了 DNA 如何表達」。在這前題下，即是我們瞭解了內環境——我們身體的結構和節律，是與天地日月運行了幾十億年的場，或說太極黃金分割的能場，這只是各種能場當中非常重要的一部分，與它是息息相關的。我們瞭解了它客觀上是由這個場造成的，第二步我們再從主觀上，如何因勢利導，善假於物，找到相應的方位與方法，再進行運作。先在心中有一個非常明確的圖相，你做起來就比較容易。

所以大家不妨回頭再去看一看，比如一天的太極，一月的太極，一年的太極，和整體的一個太極場。而且由於地球的近日點和遠日點，再加上地球本身的黃赤交角，就形成了黃金分割。有了這個清楚的圖相以後，再找到這「取之無禁，用之不竭，是造物者之無盡藏也」的能場來源，你運用起來，就有非常豐富而且強大的養生保健的理論依託與基礎。

而我上面說的這部分內容，就是說先在客觀上瞭解了人體內環境產生的原始模式與源頭，主觀上再加以巧妙利用，「君子善假於物」來指導養生。

而這部分恰恰是在古代的《黃帝內經》當中所缺少的。因為《黃帝內經》是以「地心說」做為基礎，不了解「日心說」，黃赤交角、遠日點、近日點、行星順行、逆行，所以有些道理無法講明，我是結合了現代的各種最先進的天文、地理科學、自然知識的假說來進行總結。《黃帝內經》的養生重點是，除了治已病以外，還有治未病。

我們現在就是從一種治未病的角度來調整，而且「提挈天地，把握陰陽」、「法天則地，合以天光」。這裡我提到重要的有幾點，就是先用道家的講法，「要想不死腸中無屎」，就是說如果你能通過特殊的修練，吃得少、清淡，相對來講就減少體內產生毒素的機會，而且減輕身體的負擔，以及因代謝產生的毒素對你的影響。

天食人以五氣、地食人以五味

我們在總論中提到的，美國最近一個非常有名的實驗，兩組猴子，是二十年的實驗，一組猴子是正常的進食，另一組猴子每天給牠吃七分飽。有人說這不是在虐待動物啊？不是的，這是很科學的、很嚴謹的實驗。就像動物園裡的動物，為了保持野性，一般到禮拜天都不餵食是一樣的道理。這個實驗是要比較在相同的情況下，就是同樣的猴子，同樣的年齡，牠們在進食，就是減少能量攝取與正常攝取能量相比較的時候，看牠身體的反應，而且是長期的反應。二十年下來以後，正常飼養的猴子就變成非常衰老，但那組吃七分飽的猴子，反而顯得很年輕。這個實驗說明什麼呢？就是腸中無屎啊！牠的腸道裡面經常是清潔的。相對來講是不足的，這就激發了牠的潛能，所以這組吃不飽的猴子，牠的生命力就很強。關於這個實驗反應不一，有的人說由於吃得少，牠消化系統的負擔就比較少，而且激發了動物體的生命潛能。但另一派人說，這樣是在虐待動物，或說吃不飽、穿不暖，就像一個人一樣，活著但經常是挨餓的狀態，精神也不好，就是活到老也沒有什麼意思。

前面說過我自己的經驗，我吃得很少，我一天就吃一頓飯，那我是不是不快樂呢？我其實是很快樂，並非忍饑挨餓，我身體也是很輕鬆，如果中午一定要吃，早上一定要吃，我反而覺得昏沉，原因是什麼？《黃帝內經》上講「天食人以五氣，地食人以五味」，我是在吃天地的精氣，是在「提挈天地，把握陰陽。」

這有沒有科學道理呢？人類吃的食物，比如澱粉類就是碳水化合物，組成就是碳、氫、氧，而另一個重要的食物是蛋白質，蛋白質的組成是碳、氮、氫、氧，在血紅蛋白裡面，嘌呤環中是鐵離子，所以血紅蛋白是紅色的。而葉綠素裡的嘌呤環是鎂離子，所以是綠色的。我們身體需要的碳水化合物、蛋白質，在這種情況下，如果通過氣功或者修練，我們身體裡面有鎂離子，也許會把嘌呤環轉換成像葉綠素一樣的話，那就可以從空氣裡攝取二氧化碳，再加上水和氮，就可以產生碳水化合物和蛋白質。比如小麥、大麥各種食物，它實際是葉綠素加二氧化碳，再加陽光照射，再加水，因為空氣裡有這些它需要的東西。空氣裡不光有二氧化碳，還有21％的氧，78％的氮，1％其他的各種——一氧化碳、二氧化碳、水、氫，惰性氣體。

我覺得自己在二十多年丹道氣功修練的時候，在天人相應太極黃金分割共振的時候，就能夠使身體產生那種所需要營養各種複雜的、有待研究的過程。有人會問，你是不是覺得很不快樂？因為你不飽啊！其實他們很難理解進入氣功辟穀狀態的輕快歡愉與飽足感，這種飽叫「氣足不思饑」，再加上「神足不思睡，精足不思色」，這是道家講的，我其實是很快樂，因為我是處在很健康的「天食人以五氣」的狀態，是處在恬惔虛無的狀態下，而且是在做我喜歡做的、治病救人的事情，這件事可以幫助別人，同時令自己在一種「助人為快樂之本」

的享受，這就是修心、修身的秘訣吧！

關於快不快樂，我想到莊子的一段話，莊子在《秋水篇》裡說他和惠子兩個人出去玩。

莊子說：「你看看魚，河裡的魚游得多麼的快樂？」

惠子說：「你又不是魚，你怎麼知道魚快不快樂？」

莊子說：「你又不是我，你怎麼知道我知不知道魚快不快樂？」

這就變成一種辯論。惠子就說：「喔，我知道我不是你，不知道你快樂不快樂，但是你怎麼知道魚快不快樂呢？」

莊子說：「我們回到原點來說，當初在橋上，你問我，你怎麼知道魚快不快樂，那時你就知道我已經知道魚快樂。」

當然我們是在講一個寓言，整體的意思是說，有時候你想去揣摩別人在想什麼，其實是揣摩不了的，因為他的狀態，你不是很清楚，很難感同身受。但是你可以掌控自己的生命。

飲食男女、人之大倫

孟子說：「飲食男女，人之大倫。」我們中國文化當中有一個非常重要的部分，是房中術，房中術的歷史一直可上推到秦以前的春秋、戰國，甚至更久的時間，這裡沒有任何荒淫的成分，而是夫婦之間的養生之道。我特別講到了男跟女相比，男生是弱者，因為女性擔負了傳宗接代、養兒育女的重大責任，男子跟女子在一起的時候，看起來好像雄風猶在，但是實際上就像黑寡婦蜘蛛。黑寡婦雌蜘蛛跟雄性蜘蛛交配以後，雄蜘蛛就會被雌蜘蛛吃下肚。

或說，鹿群在交配期間，一群雌鹿會靜靜地看兩隻雄鹿打鬥，最後全體跟著勝者走。為什麼？牠們要找那個最強壯的來傳宗接代。這不是什麼奇談怪論，而是一種生命結構特殊的原理。

道家講：「要想不老，還精補腦。」還有一句道家的修練口訣秘要是，「順則人，逆則仙，全在其間顛倒顛」，這兩句話的精義是，因為荷爾蒙在是否能夠長壽中負起了重大的作用，房中術說到底，其實就是在男女交合過程中，男方盡量延長交合時間，使女生達到高潮的同時，用特殊的方法不射精，而使精華之「氣」沿行於後背正中的督脈上升至腦，即上丹田。

男性的中老年朋友，如果想要養生長壽，就一定要瞭解古代中國人在長期的社會實踐中，用大智慧發現的怎麼養生的道理。就像《黃帝內經》上說過七損八益，來調節人體陰陽失調所產生的各種疾病。在「馬王堆漢墓醫學書簡」出土之前，各家學者對於《黃帝內經．素問》陰陽應象大論篇第八中「七損八益」的說法，眾說紛紜。但馬王堆的醫學書簡就明白指出「七損八益」講的就是房中術。

據本人研究，若要養生長壽，除了飲食上的調養，夫婦之間的和諧要妙之道，也是極為重要的。魏晉時代的大養生家葛洪說過，「凡服藥千種，三牲之養，而不知房中之術，亦無所益也。」其大意是除非悟得並實踐陰陽之道，否則人世間所有美好食物也無助於使人延年益壽，這二者是相輔相成的。

《黃帝內經．素問》陰陽應象大論篇第八上也說：「能知七損八益，則二者可調；不知用此，則早衰之節也。」就是說不知「七損八益」就無法更有效的養生。

說到這裡，這就是屬於「時時勤拂拭」養生過程的要點，一個是飲食，「要想不死，腸中無屎」，要飲食清淡，腸中無宿便，能夠吸取天地之氣，叫做「天食人以五氣」；再有就是在男女方面怎麼養生互補。這裡奉獻給大家一個，經我摸索多年而得的清腸降脂妙方，經常服用可讓你降低三高，清除宿便，身體如燕。

● **清腸降脂妙方**

紅景天30克、桂枝30克、紅參鬚20克、丹參10克、乾姜20克、白朮60克、瓜蔞30克、遠志10克、威靈仙10克、山楂15克、木香15克、益智仁45克、黃連10克、白芥子10克、茜草15克、大黃30克，可以將上述藥方的中藥藥粉混合，製成膠囊，每天服用二到三顆。依上述比例，可成倍放大，連續服用一、兩個月後會有成效。如果服用後，出現溏便，建議停服兩周後，可再間斷服。

向天地要健康，向黃金分割要長壽

我們前面講恆娘的故事也提到了女性在這裡的重大作用。在男性衰老的時候，其實他就變成一個大小孩，做為母親，做為妻子，這時要經常哄他，男性的壽命平均比女性短，這是世界公認的。但是如果好好呵護的話，妳先生或妳老父親的壽命，就能延長。更重要的是你心情愉悅，不要生氣，要有好的心態，夫妻之間關愛之情是相互的，先生對太太一定要忠心，呵護忍讓；太太對先生要有智慧，以柔克剛。

我三十多年前，在武當山碰到一個道士，我問他說，「你們修道家的太陽經，你覺得道家真的有天堂跟地獄嗎？」他說：「我當初從小修道，其中十年被迫還俗，之後我又回到道觀，而我知道真正的天堂是在家裡，真正的地獄也是在家裡，完全要看你怎麼看，怎麼做。」這就是說，你可以用爭吵打罵把家庭變成地獄，也可以用恩愛互敬，互相理解把家庭變成天堂，這個完全在取決於你自己和你的伴侶及家人。

本書提出一個觀點：善用太極黃金分割養生法，無病超天年，到底人們通過養生，真的能夠超過百歲天年嗎？在一九九八年過世的陝西省延安市清化砭村的丹道壽星吳雲清，出生於清朝道光十八年（一八三九），活了一百五十九歲；中國道家青城山趙百川道長活了一百二十七歲；而台灣楊森將軍的老師李青雲，則活了二百五十六歲，一九三一年中國大公報其中有一篇文章專門報導李青雲長壽的故事，說他是四川省萬縣人，在一九三一高壽二百五十四歲那年，他重返故居，雖然頭髮已花白，望之不出五十歲。楊森將軍按他的方式養生，活到了九十八歲。

之所以引用上述資料，是要說明通過修練方法，人的壽命期限是可以超過天年百歲的。我相信使用本書所論述的「太極黃金分割養生方法」，借天地之力，創造人體最佳內環境，就有可能無病健康、快樂超天年。

本書已近尾聲，簡要總結一下，我們要「把握當下」，因為昨天已經過去，明天尚未到來，但是所有的事情都是在當下，是「可以控制」的，正如老子所說：「合抱之木，生於毫末，九層之台，始於累土，千里之行，始於足下。」我們在把大的太極黃金分割養生的道理與方法，搞清楚以後，還必須注重細節，持之以恆，才有可能成功。

在本書即將結束的時候，我想引用宋代的詞人朱敦儒寫的一首詞，當時北宋被金朝打敗以後，他就逃到江南，他開始時很消沉，因為他一直想積極報國而無辦法，同時國情的衰敗讓他非常失望；但是後來他逐漸想開了，就寫了這首詞自我鼓勵，在困境中積極向上。我非常喜歡這首詞，全文如下：

「日日杯深酒滿，朝朝小圃花開，自歌自舞自開懷，且喜無拘無礙。
青史幾番春夢，黃泉多少奇才，不需計較與安排，領取而今現在。」

意思就是說，每天早上起來，用深深的酒杯把酒裝得很滿，欣賞小花園裡美麗的花草，一邊賞花，一邊喝酒，自歌自舞，把握當下，自得其樂。歷史上諸如秦始皇、漢武帝這些偉大的人物早都到黃泉報到去了，歷史就好像長江後浪推前浪一樣，在不斷地流逝，所以一定要順其自然，不能對事情要求得太理想化。這是在亡國的時候，詞人一定要說些勸自己立志向上，以此排解悲情的話語。

但是我們也不妨把它改一下，如果想要養生長壽，就要把握當下，要利用天人相應太極黃金分割共振扶正養生的方法，先設法把心情調整很健康和諧，同時把飲食男女調節非常好的時候，再來調整你自己失調的太極黃金分割能場，使之與天地太極黃金分割能場產生相應的共振，而且要隨時勤拂拭，持之以恆。

我姑且就把這首詞的下闕改成：「青史幾番春夢，黃泉多少奇才，不需耽憂老與衰，領取太金康泰。」所謂太就是太極，金就是黃金分割，康泰即是健康長壽。我這個詞改得不一定好，但是你用這個辦法，活在當下。把握今天上午，中午，下午，乃至今天晚上，這個月，下個月，今年、明年，直至超天年。

要隨時把握當下，注重細節，恬惔虛無，持之以恆。這樣不斷地把自己的身體內環境設法向良性轉化，跟生命賽跑，改變本來衰弱的體質，改變悲觀失調的心態，向天地要健康，向黃金分割要長壽！最後祝願大家一定能夠做到健康長壽，闔家幸福。

國家圖書館出版品預行編目資料

太極黃金分割四季十二時辰養生法 / 吳奇著. -- 初版
. -- 臺北市 : 商周出版 : 家庭傳媒城邦分公司發行,
2012.08
面； 公分. -- (商周養生館 ; BUD035)
ISBN 978-986-272-214-5(平裝)

1.內經 2.中醫典籍 3.養生

413.11 101013710

商周養生館 BUD035

太極黃金分割四季十二時辰養生法

作　　者／吳奇
內頁圖片提供／吳奇、商周出版
企畫選書人／彭之琬
責任編輯／彭子宸

版　　權／吳亭儀、林易萱、江欣瑜
行銷業務／周佑潔、賴玉嵐、賴正祐、吳藝佳
總 編 輯／黃靖卉
總 經 理／彭之琬
事業群總經理／黃淑貞
發 行 人／何飛鵬
法律顧問／元禾法律事務所 王子文律師
出　　版／商周出版
台北市104民生東路二段141號9樓
電話：(02) 25007008　傳眞：(02)25007759
E-mail：bwp.service@cite.com.tw
Blog：http://bwp25007008.pixnet.net/blog
發　　行／英屬蓋曼群島商家庭傳媒股份有限公司城邦分公司
台北市中山區民生東路二段141號2樓
書虫客服服務專線：02-25007718；25007719
24小時傳眞專線：02-25001990；25001991
服務時間：週一至週五上午09:30-12:00；下午13:30-17:00
劃撥帳號：19863813；戶名：書虫股份有限公司
讀者服務信箱：service@readingclub.com.tw
香港發行所／城邦（香港）出版集團有限公司
香港九龍九龍城土瓜灣道86號順聯工業大廈6樓A室；E-mail：hkcite@biznetvigator.com
電話：(852) 25086231　傳眞：(852) 25789337
馬新發行所／城邦（馬新）出版集團【Cite (M) Sdn. Bhd.】
41, Jalan Radin Anum, Bandar Baru Sri Petaling,
57000 Kuala Lumpur, Malaysia
電話：(603) 90578822 傳眞：(603) 90576622
email:cite@cite.com.my

封面設計／許丁文
排　　版／極翔企業有限公司
印　　刷／韋懋實業股份有限公司
經 銷 商／聯合發行股份有限公司　新北市231新店區寶橋路235巷6弄6號2樓
電話：(02)2917-8022 傳眞：(02)2911-0053

■2012年8月16日初版
■2024年1月23日初版二版1.9刷
定價540元

Printed in Taiwan

城邦讀書花園
www.cite.com.tw

 ISBN 978-986-272-214-5

商周出版

廣　告　回　函
北區郵政管理登記證
北臺字第000791號
郵資已付，免貼郵票

104　台北市民生東路二段141號2樓

英屬蓋曼群島商家庭傳媒股份有限公司城邦分公司　收

請沿虛線對摺，謝謝！

商周出版

書號：BUD035X　　書名：太極黃金分割四季十二時辰養生法

請於此處用膠水黏貼

商周出版

讀者回函卡

感謝您購買我們出版的書籍！請費心填寫此回函卡，我們將不定期寄上城邦集團最新的出版訊息。

不定期好禮相贈！
立即加入：商周出版
Facebook 粉絲團

姓名：________________ 性別：☐男 ☐女

生日：西元________年________月________日

地址：________________

聯絡電話：________________ 傳真：________________

E-mail ：

學歷：☐ 1. 小學 ☐ 2. 國中 ☐ 3. 高中 ☐ 4. 大學 ☐ 5. 研究所以上

職業：☐ 1. 學生 ☐ 2. 軍公教 ☐ 3. 服務 ☐ 4. 金融 ☐ 5. 製造 ☐ 6. 資訊
☐ 7. 傳播 ☐ 8. 自由業 ☐ 9. 農漁牧 ☐ 10. 家管 ☐ 11. 退休
☐ 12. 其他________________

您從何種方式得知本書消息？

☐ 1. 書店 ☐ 2. 網路 ☐ 3. 報紙 ☐ 4. 雜誌 ☐ 5. 廣播 ☐ 6. 電視
☐ 7. 親友推薦 ☐ 8. 其他________________

您通常以何種方式購書？

☐ 1. 書店 ☐ 2. 網路 ☐ 3. 傳真訂購 ☐ 4. 郵局劃撥 ☐ 5. 其他______

您喜歡閱讀那些類別的書籍？

☐ 1. 財經商業 ☐ 2. 自然科學 ☐ 3. 歷史 ☐ 4. 法律 ☐ 5. 文學
☐ 6. 休閒旅遊 ☐ 7. 小說 ☐ 8. 人物傳記 ☐ 9. 生活、勵志 ☐ 10. 其他

對我們的建議：________________

____

____

【為提供訂購、行銷、客戶管理或其他合於營業登記項目或章程所定業務之目的，城邦出版人集團（即英屬蓋曼群島商家庭傳媒（股）公司城邦分公司、城邦文化事業（股）公司），於本集團之營運期間及地區內，將以電郵、傳真、電話、簡訊、郵寄或其他公告方式利用您提供之資料（資料類別：C001、C002、C003、C011 等）。利用對象除本集團外，亦可能包括相關服務的協力機構。如您有依個資法第三條或其他需服務之處，得致電本公司客服中心電話 02-25007718 請求協助。相關資料如為非必要項目，不提供亦不影響您的權益。】

1.C001 辨識個人者：如消費者之姓名、地址、電話、電子郵件等資訊。
2.C002 辨識財務者：如信用卡或轉帳帳戶資訊。
3.C003 政府資料中之辨識者：如身分證字號或護照號碼（外國人）。
4.C011 個人描述：如性別、國籍、出生年月日。

請於此處用膠水黏貼